慢性病砭法调理

主　编　吴新明

副主编　周登威　李道政　钱卫东　林胜勤　钟　鸣

编　委（以姓氏笔画为序）

邓秀红　叶子怡　闫玉红　李　宝　李颖文

杨京华　林美珍　钟展彬　聂广宁　龚小珍

雷丽芳　黎玉明

全国百佳图书出版单位

中国中医药出版社

·北京·

图书在版编目（CIP）数据

慢性病砭法调理 / 吴新明主编 . —北京：中国中
医药出版社，2021.3
ISBN 978-7-5132-6749-6

Ⅰ . ①慢… Ⅱ . ①吴… Ⅲ . ①慢性病—砭刺法
Ⅳ . ① R245.31

中国版本图书馆 CIP 数据核字（2021）第 021687 号

中国中医药出版社出版

北京经济技术开发区科创十三街 31 号院二区 8 号楼
邮政编码 100176
传真 010-64405721
三河市同力彩印有限公司印刷
各地新华书店经销

开本 787×1092 1/16 印张 21.5 字数 381 千字
2021 年 3 月第 1 版 2021 年 3 月第 1 次印刷
书号 ISBN 978-7-5132-6749-6

定价 98.00 元
网址 www.cptcm.com

社 长 热 线 010-64405720
购 书 热 线 010-89535836
维 权 打 假 010-64405753

微信服务号 zgzyycbs
微商城网址 https://kdt.im/LIdUGr
官 方 微 博 http://e.weibo.com/cptcm
天猫旗舰店网址 https://zgzyycbs.tmall.com

如有印装质量问题请与本社出版部联系（010-64405510）

编写说明

砭法在《黄帝内经》中被称为砭石，据称是起源于我国东部地区的一种古老的疗法。由于取材于石器，故而有人认为该疗法甚至要早于针刺。从《黄帝内经》可以看出冶炼技术的提高，使得新兴的针刺技术正在取代之前的砭石疗法。在一段时间内，金属针具和砭石合称"镵石"，是外治法的总称。但是《黄帝内经》经过宋人整理后，里面保存有较多针灸经络内容，砭法的记载只有只言片语，早期中医学的砭法理论和实践都湮没在历史长河中。对痧症的认识，虽然也较早，但是直到宋元时期才有比较可信的刮痧记载，从技术演进的过程来说，这算是砭法的一次复兴。明清时期瘟疫流行，砭石刮痧和中医内科学都参与了瘟疫的救治，积累了丰富的临床经验，这个时期出版了大量痧症专著，算是砭法的二次复兴，但是随着温病学的出现，砭石疗法逐渐淡出中医主流学术视野，在民间流传。清末出现的《砭经》，是目前可见的较为全面扼要总结砭法的理论专著。20世纪80年代，台湾吕季儒在大陆推广刮痧疗法，对砭法的学术复兴起到十分积极的作用，可视为第三次复兴。目前，随着社会的发展和人民群众对养生保健要求的提高，砭法的特殊价值引起中医学界同仁的关注，在理论和实践方面都有一定的发展。

本书的编纂受到《砭经》思想的指导，在实践中，深化了对《黄帝内经》和《难经》等中医经典的理解。当然，在继承和学习中医学遗产的过程中，也有所扬弃，有所改进和增删。目前，作者团队进行的这个阶段性总结工作主要指导思想为面向大众，面向常见病，突出疗效。

　　本书是在发掘整理中医特色诊疗方法过程中，根据《黄帝内经》《难经》和《砭经》有关著作的指导精神，结合实际慢性病康复过程中的具体问题撰写而成。主要目的为普及和传承中医传统技术——砭法，以便读者能够系统性掌握这种流传已久又非常实用的中医疗法，进而学以致用，自我调理常见慢性病。

　　在编写过程中，既重视基本知识的普及，也重视理论规律的阐释，更加重视对具体健康问题的针对性介绍。文字和插图力求做到深入浅出，切于实用。

　　北京宏靖合投资有限公司是一家多年专注于全民大健康产业的投资公司，编写团队在北京宏靖合投资有限公司的大力支持下顺利完成了编写工作，同时得到多方面专家的指导和协助，本书的成稿是编写团队的集体智慧和汗水结晶。

　　本书可供中医临床、教学和研究人员参考使用。

《慢性病砭法调理》编委会

2020 年 10 月

目　录

第一章 │ 砭法和经络的基础知识

第二章 │ 经络检查和砭法干预操作标准流程

第三章 │ 呼吸系统疾病

第四章 │ 循环系统疾病

第八章 ｜ 泌尿系统疾病

第九章 ｜ 内分泌和代谢疾病

第十章 ｜ 风湿和免疫系统疾病

第十一章 │ 皮肤科疾病

第十二章 │ 妇科疾病

第十三章 │ 儿科疾病

第十四章 │ 耳鼻喉科疾病

第十五章 ｜ 老年科疾病

第一章
砭法和经络的基础知识

砭法主要依据中医的经络理论对人体的健康状态进行评估和干预，现简要介绍人体十四经络的基本常识。

第一节　十四经络循行

一、手太阴肺经

本经自中焦的胃脘部起始，向下联络大肠，回过来沿着胃的上口，贯穿膈肌，入属肺脏，从肺系（气管、喉咙）横行出于胸壁外上方（中府），走向腋下，沿上臂前边内侧，行于手少阴心经和手厥阴心包经的外面，下至肘中（尺泽），再沿前臂桡侧下行，至寸口（桡动脉搏动处），沿大鱼际外缘出拇指之桡侧端（少商）。它的支脉从腕后桡骨茎突上方（列缺）分出，经手背虎口部至食指桡侧端（商阳）。脉气由此与手阳明大肠经相接。

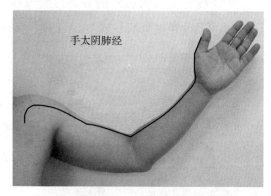

图 1-1　手太阴经肺经体表走向

关联的器官：鼻、咽喉、皮肤、支气管、肺、上肢的内侧前缘、手大指。

由于这里介绍的砭法操作不涉及头面部，故而相应循行线路略去，下同。

二、手阳明大肠经

本经自食指桡侧端（商阳）起始，沿食指桡侧上行，出走于两骨（第一、二掌骨）之间，进入两筋（伸拇长、短肌腱）之中（阳溪），沿着前臂桡侧，向上进入肘弯外侧（曲池），再沿上臂后边外侧上行，至肩部（肩髃），向后与督脉在大椎穴处相会，然后向前进入锁骨上窝，联络肺脏，向下贯穿膈肌，入属大肠。它的支脉，从锁骨上窝走向颈部，通过面颊，进入下齿中，回过来挟着口唇两旁，在人中处左右交叉，上挟鼻孔两旁（迎香）。脉气由此与足阳明胃经相接。

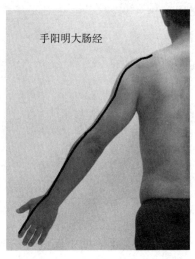

手阳明大肠经

图 1-2　手阳明大肠经体表走向

关联器官：口（上齿）、肩、皮肤、鼻、咽喉、大肠、上肢后侧外缘、食指。

三、足阳明胃经

起于鼻翼旁（迎香穴），挟鼻上行，左右侧交会于鼻根部，旁行入目内眦，与足太阳经相交，向下沿鼻柱外侧，入上齿中，还出，挟口两旁，环绕嘴唇，在颏唇沟承浆穴处左右相交，退回，沿下颌骨后下缘到大迎穴处，沿下颌角上行，过耳前，经过上关穴（客主人），沿发际，到额前。

本经脉分支从大迎穴前方下行到人迎穴，沿喉咙向下后行至大椎，折向前行，入缺盆，下行穿过膈肌，属胃，络脾。直行向下一支是从缺盆出体表，沿乳中线下行，挟脐两旁（旁开 2 寸），下行至腹股沟外的气街穴。本经脉又一分支从胃下口幽门处分出，沿腹腔内下行到气街穴，与直行之脉会合，而后下行大腿前侧，至膝膑沿下肢胫骨前缘下行至足背，入足第二趾外侧端（厉兑穴）。本经脉另一分支从膝下 3 寸处（足三里穴）分出，下行入中趾外侧端。又一分支从足背上冲阳穴分出，前行入足大趾内侧端（隐白穴），交于足太阴脾经。

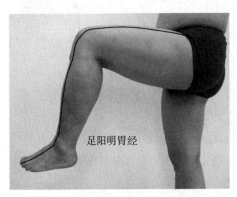

足阳明胃经

图 1-3　足阳明胃经体表走向

关联器官：口腔（齿）、鼻、乳腺、膝、胃。

四、足太阴脾经

起于足大趾内侧端（隐白穴），沿内侧赤白肉际上行，过内踝的前缘，沿小腿内侧正中线上行，在内踝上 8 寸处，交出足厥阴肝经之前上行，沿大腿内侧前缘进入腹部，属脾，络胃，向上穿过膈肌，沿食道两旁，连舌本，散舌下。本经脉分支从胃别出，上行通过膈肌，注入心中，交于手少阴心经。

关联器官：脾、胃、膈、食管、舌、子宫、心。

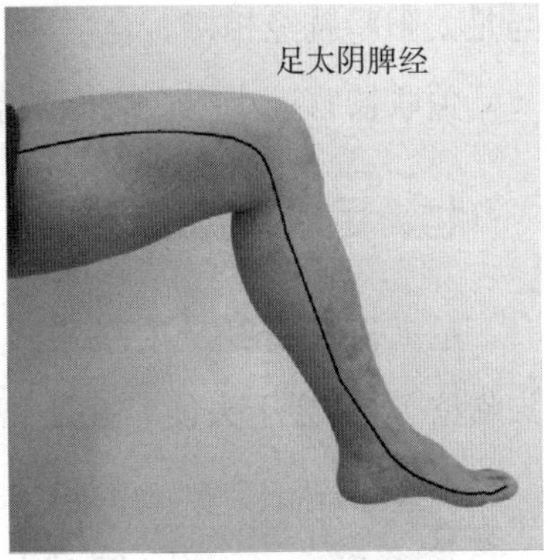

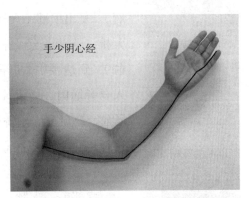

图 1-4　足太阴脾经体表走向

五、手少阴心经

本经自心中起始，出来属于心系（心脏周围脉管），向下贯穿膈肌，联络小肠。它的分支，从心系向上，挟着食道上端两旁，连系目系（眼球与脑相连的组织）。它外行的主干，从心系上肺，斜走出于腋下（极泉），沿上肢内侧后缘，下行至肘节（少海），沿前臂尺侧，到手掌后豌豆骨突起处（神门），进入掌中，沿小指桡侧出其末端（少冲）。脉气由此与手太阳小肠经相连。

图 1-5　手少阴心经体表走向

关联器官：心、心包、膈、小肠、食道、目、上肢内侧下缘、小指。

六、手太阳小肠经

手太阳小肠经自手小指尺侧端（少泽）起始，沿手掌尺侧缘上行，出尺骨茎突，沿前臂后边尺侧直上，出尺骨鹰嘴和肱骨内上髁之间（小海），向上沿上臂后边内侧，出行到肩关节后面，绕行肩胛，在大椎穴与督脉相会，向前进入缺盆（锁骨上窝），深入体腔，联络心包，沿着食道下行，贯穿膈肌，到达胃部，入属小肠。它的分支，从锁骨上窝沿颈上颊，到外眼角，折回来进入耳中（听宫）。另一条支脉，从面颊部分出，行至眶下，到达鼻根部的内眼角，然后斜行到颧部（颧髎）。脉气由此

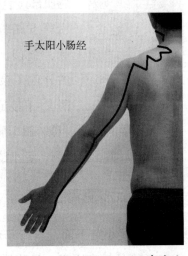

图 1-6　手太阳小肠经体表走向

与足太阳膀胱经相接。

关联器官：小指、肩、缺盆、心包、耳、牙、眼、小肠。

七、足太阳膀胱经

足太阳膀胱经从内眼角开始（睛明），上行额部（攒竹、眉冲、曲差；会神庭、头临泣），交会于头顶（五处、承光、通天；会百会）。

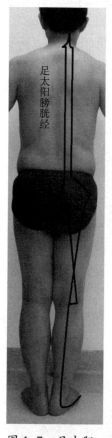

它的支脉：从头顶分出到耳上角（曲鬓、率谷、浮白、头窍阴、完骨）。

其直行主干：从头顶入内络于脑（络却、玉枕；会脑户、风府），复出项部（天柱）分开下行：一支沿肩胛内侧，夹脊旁（会大椎、陶道；经大杼、风门、肺俞、厥阴俞、心俞、督俞、膈俞），到达腰中（肝俞、胆俞、脾俞、胃俞、三焦俞、肾俞），进入脊旁筋肉，络于肾，属于膀胱（气海俞、大肠俞、关元俞、小肠俞、膀胱俞、中膂俞、白环俞）。一支从腰中分出，夹脊旁，通过臀部（上髎、次髎、中髎、下髎、会阳、承扶），进入腘窝中（殷门、委中）。

背部另一支脉：从肩胛内侧分别下行，通过肩胛（附分、魄户、膏肓、神堂、譩譆、膈关、魂门、阳纲、意舍、胃仓、肓门、志室、胞肓、秩边），经过髋关节部（会环跳穴），沿大腿外侧后边下行（浮郄、委阳），会合于腘窝中（委中），由此向下通过腓肠肌部（合阳、承筋、承山），出外踝后方（飞扬、跗阳、昆仑），沿第五跖骨粗隆（仆参、申脉、金门、京骨），到小趾的外侧（束骨、足通谷、至阴），下接足少阴肾经。

图1-7 足太阳膀胱经体表走向

关联器官：头、鼻、眼、脑、脊椎关节、膀胱、下肢后面、足外侧、足小趾。

八、足少阴肾经

起于足小趾下面，斜行于足心（涌泉），出行于舟状骨粗隆之下，沿内踝后缘，分出进入

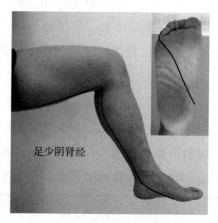

足少阴肾经

图1-8 足少阴肾经体表走向

足跟，向上沿小腿内侧后缘，至腘内侧，上股内侧后缘入脊内（长强），穿过脊柱，属肾，络膀胱。本经脉直行于腹腔内，从肾上行，穿过肝和膈肌，进入肺，沿喉咙，到舌根两旁。本经脉一分支从肺中分出，络心，注于胸中，交于手厥阴心包经。

关联器官：耳、腰椎、关节、肝、膈肌、肾、心。

九、手厥阴心包经

本经自胸中起，出来属于心包络，向下贯穿膈肌，联络上、中、下三焦。它的分支，从胸中出走胁部，在腋下三寸的部位（天池）又向上行至腋窝下面。沿上臂前边，行走在手太阴肺经和手少阴心经之间，进入肘中（曲泽），下行前臂两筋（桡侧腕屈肌腱与掌长肌腱）的中间，进入掌中，沿中指出其末端（中冲）；它的另一条支脉，从掌中分出，出无名指尺侧端（关冲）。脉气由此与手少阳三焦经相接。

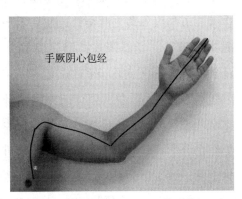

图 1-9　手厥阴心包经体表走向

关联器官：心血管、心脏、胃、三焦、手心、中指。

十、手少阳三焦经

本经自无名指尺侧端（关冲）起始，上出于四、五两指之间，沿手背行至腕部（阳池），向上行经尺、桡两骨之间，通过肘尖部，沿着上臂后边，到肩部，在大椎穴处与督脉相会，从足少阳胆经后面，前行进入缺盆（锁骨上窝），分布在膻中（两乳之间），脉气散布联络心包，向下贯穿膈肌，统属于上、中、下三焦。它的分支，从膻中部位分出，向上浅出于锁骨上窝，经颈至耳后，上行出耳上角，然后屈曲向下到达面颊，直至眼眶下部。它的另一条支脉，从耳后（翳风）进入耳中，出行至耳前，经过客主人前边，在面颊部与前条支脉相交，到达外眼角

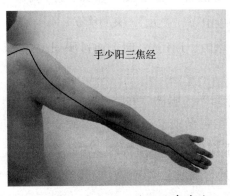

图 1-10　手少阳三焦经体表走向

（丝竹空、瞳子髎）。脉气由此与足少阳胆经相接。

关联器官：耳、眼、头、三焦。

十一、足少阳胆经

起于眼外角（瞳子髎），向上达额角部，下行至耳后（风池穴），由颈侧经肩进入锁骨上窝。直行脉再走到腋下，沿胸腹侧面，在髋关节与眼外角支脉会合，然后沿下肢外侧中线下行，经外踝前，沿足背到足第四趾外侧端（窍阴穴）。有三分支；一支从耳（风池穴）穿过耳中，经耳前到眼角外；一支从外眼角分出，下走大迎穴，与手少阳三焦经会合于目眶下，下经颊车和颈部进入锁

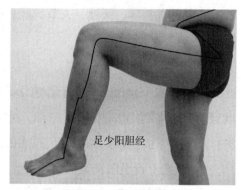

图 1-11　足少阳胆经体表走向

骨上窝，继续下行胸中，穿过膈肌，络肝属胆，沿胁肋到耻骨上缘阴毛边际（气冲穴），横入髋关节（环跳穴）；一支从足背（临泣穴）分出，沿第一、二跖骨间到大拇趾甲后（大敦穴），交于足厥阴肝经。

关联器官：眼、头、关节、颈项、腰、胁肋部、胆、下肢外侧面。

十二、足厥阴肝经

从大趾背毫毛部开始（大敦），向上沿着足背内侧（行间、太冲），离内踝一寸（中封），上行小腿内侧（会三阴交；经蠡沟、中都、膝关），离内踝八寸处交出足太阴脾经之后，上膝腘内侧（曲泉），沿着大腿内侧（阴包、足五里、阴廉），进入阴毛中，环绕阴部，至小腹（急脉、冲门、府舍、曲骨、中极、关元），夹胃旁边，属于肝，络于胆（章门、期门）；向上通过膈肌，分布胁肋部，沿气管之后，向上进入颃颡（喉头部），连接目系（眼球后的脉络联系），上行出于额部，与督脉交会于头顶。它的支脉，从"目系"下向颊里，环绕唇内。它的支脉，从肝分出，通过膈肌，向上流注于肺（接手太阴肺经）。

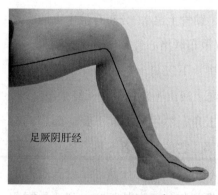

图 1-12　足厥阴肝经体表走向

关联器官：足大趾、足胫内侧、外生殖器、膈肌、气管、喉、唇、眼、肝、胆、肺。

十三、任脉

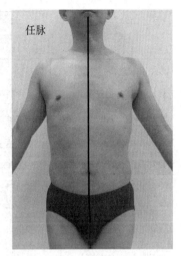

任脉起于小腹内胞宫，下出会阴毛部，经阴阜，沿腹部正中线向上经过关元等穴，到达咽喉部（天突穴），再上行到达下唇内，环绕口唇，交会于督脉之龈交穴，再分别通过鼻翼两旁，上至眼眶下（承泣穴），交于足阳明经。

关联器官：前阴、胞中、咽喉、口唇、鼻、目。

十四、督脉

督脉起于小腹内胞宫，体表出于曲骨穴，向下走会阴部，向后行于腰背正中至尾骶部的长强穴，沿脊柱上行，经项后部至风府穴，进入脑内，沿头部正中线，上行至颠顶百会穴，经前额下行鼻柱至鼻尖的素髎穴，过人中，至上齿正中的龈交穴。

图 1-13 任脉体表走向

关联器官：脊柱、五脏六腑、头、目、鼻、口。

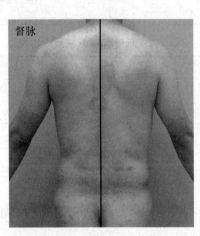

图 1-14 督脉体表走向

第二节　十四经主要经穴

十二正经和任督二脉一共有三百多个穴位，现选择主要常用穴位介绍如下：

表 1–1　十二经的五腧穴表

经络	穴位				
	井	荥	输	经	合
阴经	木	火	土	金	水
手太阴肺经（金）	少商	鱼际	太渊	经渠	尺泽
足少阴肾经（水）	涌泉	然谷	太溪	复溜	阴谷
足厥阴肝经（木）	大敦	行间	太冲	中封	曲泉
手少阴心经（火）	少冲	少府	神门	灵道	少海
足太阴脾经（土）	隐白	大都	太白	商丘	阴陵泉
手厥阴心包经（君火）	中冲	劳宫	大陵	间使	曲泽
阳经	金	水	木	火	土
手阳明大肠经（金）	商阳	二间	三间	阳溪	曲池
足太阳膀胱经（水）	至阴	足通谷	束骨	昆仑	委中
足少阳胆经（木）	足窍阴	侠溪	足临泣	阳辅	阳陵泉
手太阳小肠经（火）	少泽	前谷	后溪	阳谷	小海
足阳明胃经（土）	厉兑	内庭	陷谷	解溪	足三里
手少阳三焦经（相火）	关冲	液门	中渚	支沟	天井

表 1–2　任脉和督脉主要穴位表

经络	穴位	
任脉	中脘	神阙
督脉	大椎	

一、手太阴肺经穴

1. 尺泽　在肘横纹中，肱二头肌腱桡侧凹陷处。

2. 经渠　前臂掌面桡侧，桡骨茎突与桡动脉之间凹陷处，腕横纹上 1 寸。

3. 太渊　腕掌侧横纹桡侧，桡动脉搏动处。

4. 鱼际　手拇指本节（第一掌指关节）后凹陷处，约当第一掌骨中点桡侧，赤白肉际处。

5. 少商　在手拇指末节桡侧，距指甲角 0.1 寸（指寸）。

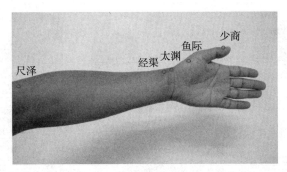

图 1-15　手太阴肺经主要穴位

二、手阳明大肠经穴

1. 商阳　在手食指末节桡侧，距指甲角 0.1 寸（指寸）。

2. 二间　微握拳，在手食指本节（第二掌指关节）前，桡侧凹陷处。

3. 三间　微握拳，在手食指本节（第二掌指关节）后，桡侧凹陷处。

4. 合谷　在手背，第一、二掌骨间，当第二掌骨桡侧的中点处。

5. 曲池　在肘横纹外侧端，屈肘，当尺泽与肱骨外上髁连线中点。

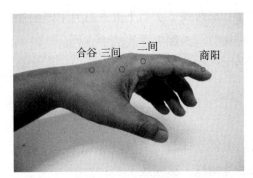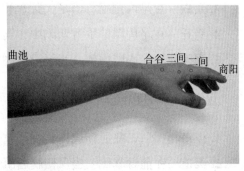

图 1-16　手阳明大肠经主要穴位

三、足阳明胃经穴

1. 足三里　在小腿前外侧，当犊鼻下 3 寸，距胫骨前缘一横指（中指）。

2. 解溪　在足背与小腿交界处的横纹中央凹陷中，当拇长伸肌腱与趾长伸肌腱之间。

3. 陷谷　在足背，当第二、三跖骨结合部前方凹陷处。

4. 内庭　在足背，当第二、三趾间，趾蹼缘后方赤白肉际处。

5. 厉兑　在足第二趾末节外侧，距趾甲角 0.1 寸（指寸）。

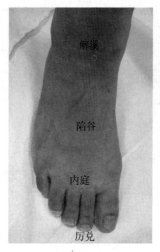
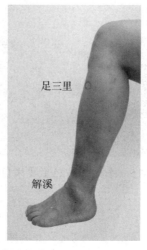
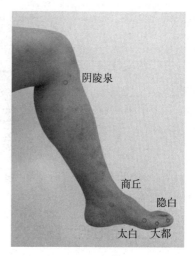

图 1-17　足阳明胃经主要穴位　　　　图 1-18　足太阴脾经主要穴位

四、足太阴脾经穴

1. 隐白　在足大趾末节内侧，距趾甲角 0.1 寸（指寸）。

2. 大都　在足内侧缘，当足大趾本节（第一跖趾关节）前下方赤白肉际凹陷处。

3. 太白　在足内侧缘，当足大趾本节（第一跖趾关节）后下方赤白肉际凹陷处。

4. 商丘　在足内踝前下方凹陷中，当舟骨结节与内踝尖连线的中点处。

5. 阴陵泉　在小腿内侧，当胫骨内侧髁后下方凹陷处。

五、手少阴心经穴

1. 少海　屈肘，在肘横纹内侧端与肱骨内上髁连线的中点处。

2. 灵道　在前臂掌侧，当尺侧腕屈肌腱的桡侧缘，腕横纹上 1.5 寸。

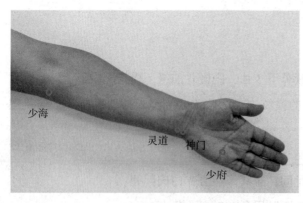
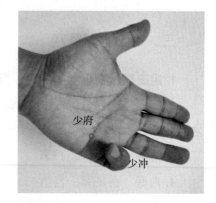

图 1-19　手少阴心经主要穴位

3.神门　在腕部，腕掌侧横纹尺侧端，尺侧腕屈肌腱的桡侧凹陷处。

4.少府　在手掌面，第四、五掌骨之间，握拳时，当小指尖处。

5.少冲　在手小指末节桡侧，距指甲角 0.1 寸（指寸）。

六、手太阳小肠经穴

1.少泽　在手小指末节尺侧，距指甲角 0.1 寸（指寸）。

2.前谷　在手尺侧，微握拳，当小指本节（第五掌指关节）前的掌指横纹头赤白肉际。

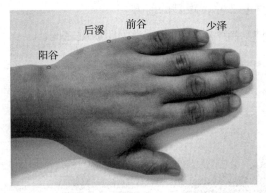
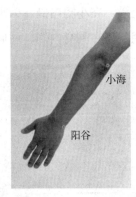

图 1-20　手太阳小肠经主要穴位

3.后溪　在手掌尺侧，微握拳，当小指本节（第五掌指关节）后的远侧掌横纹头赤白肉际。

4.阳谷　在手腕尺侧，当尺骨茎突与三角骨之间的凹陷处。

5.小海　在肘内侧，当尺骨鹰嘴与肱骨内上髁之间凹陷处。

七、足太阳膀胱经穴

1.委中　在腘横纹中点，当股二头肌腱与半腱肌肌腱的中间。

2.昆仑　在足部外踝后方，当外踝尖与跟腱之间的凹陷处。

3.束骨　在足外侧，足小趾本节（第五跖趾关节）的后方，赤白肉际处。

4.足通谷　在足外侧，足小趾本节（第五跖趾关节）的

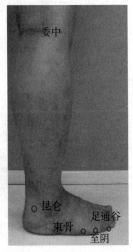

图 1-21　足太阳膀胱经主要穴位

前方，赤白肉际处。

5. 至阴 在足小趾末节外侧，距趾甲角 0.1 寸（指寸）。

八、足少阴肾经穴

1. 涌泉 在足底部，卷足时足前部凹陷处，约当足底第二、三趾趾缝纹头端与足跟连线的前 1/3 与后 2/3 交点上。

2. 然谷 在足内侧缘，足舟骨粗隆下方，赤白肉际。

3. 太溪 在足内侧，内踝后方，当内踝尖与跟腱之间的凹陷处。

4. 复溜 在小腿内侧，太溪直上 2 寸，跟腱的前方。

5. 阴谷 在腘窝内侧，屈膝时，当半腱肌肌腱与半膜肌肌腱之间。

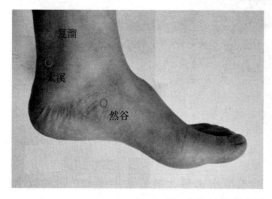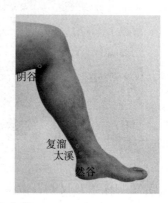

图 1-22　足少阴肾经主要穴位

九、手厥阴心包经穴

1. 曲泽 在肘横纹中，当肱二头肌腱的尺侧缘。

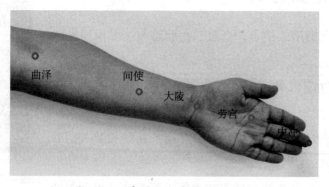

图 1-23　手厥阴心包经主要穴位

2. 间使 在前臂掌侧，当曲泽与大陵的连线上，腕横纹上 3 寸，掌长肌腱与桡侧腕屈肌腱之间。

3. 大陵 在腕掌横纹的中点处，当掌长肌腱与桡侧腕屈肌腱之间。

4. 劳宫 在手掌心，当第二、三掌骨之间偏于第三掌骨，握拳屈指时中指尖处。

5. 中冲 在手中指末节尖端中央。

十、手少阳三焦经穴

1. 关冲 在手环指末节尺侧，距指甲角 0.1 寸（指寸）。

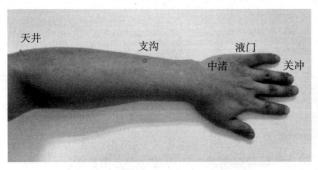

图 1-24 手少阳三焦经主要穴位

2. 液门 在手背部，当第四、五指间，指蹼缘后方赤白肉际处。

3. 中渚 在手背部，当环指本节（掌指关节）的后方，第四、五掌骨间凹陷处。

4. 支沟 在前臂背侧，当阳池与肘尖的连线上，腕背横纹上 3 寸，尺骨与桡骨之间。

5. 天井 在臂外侧，屈肘时，当肘尖直上 1 寸凹陷处。

十一、足少阳胆经穴

1. 阳陵泉 在小腿外侧，当腓骨头前下方凹陷处。

2. 阳辅 在小腿外侧，当外踝尖上 4 寸，腓骨前缘稍前方。

3. 足临泣 在足背外侧，当足四趾本节（第四跖趾关节）后方，小趾伸肌腱的外侧凹陷处。

4. 侠溪 在足背外侧，当第四、五趾间，趾蹼缘后方赤白肉际处。

5. 足窍阴 在足第四趾末节外侧，距趾甲角 0.1 寸（指寸）。

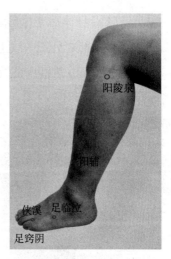

图 1-25 足少阳胆经主要穴位

十二、足厥阴肝经穴

1. 大敦　在足大趾末节外侧，距趾甲角 0.1 寸（指寸）。

2. 行间　在足背侧，当第一、二趾间，趾蹼缘的后方赤白肉际处。

3. 太冲　在足背侧，当第一跖骨间隙的后方凹陷处。

4. 中封　在足背侧，当足内踝前，商丘与解溪连线之间，胫骨前肌腱的内侧凹陷处。

5. 曲泉　在膝内侧，屈膝，当膝关节内侧面横纹内侧端，股骨内侧髁的后缘，半腱肌、半膜肌止端的前缘凹陷处。

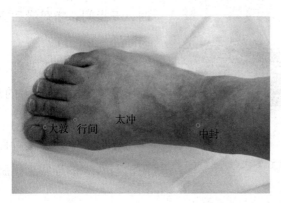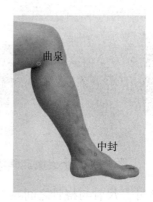

图 1-26　足厥阴肝经主要穴位

十三、督脉穴

经脉沿身体后正中线循行。本经穴，1 名 1 穴，计 28 穴，分布于头、面、项、背、腰、骶部之后正中线上。主治神经系统、呼吸系统、消化系统、泌尿生殖系统、运动系统病证，热性病证及本经所过部位之病证。

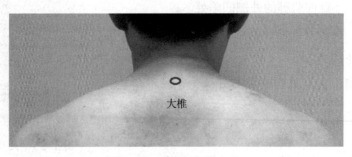

图 1-27　督脉主要穴位

大椎　在后正中线上，第七颈椎棘突下凹陷中。

主治热病，疟疾，咳嗽，喘逆，骨蒸潮热，项强，肩背痛，腰脊强，角弓反张，小儿惊风，癫狂痫证，五劳虚损，七伤乏力，中暑，霍乱，呕吐，黄疸，风疹。

十四、任脉穴

经脉沿身体前正中线循行。本经穴1名1穴，计24穴，分布于面、颈、胸、腹的前正中线上。主治神经系统、呼吸系统、消化系统、泌尿生殖系统病证，寒性病证及本经所经过之部位的病证。

神阙　在腹中部，脐中央。

主治中风虚脱，四肢厥冷，风痫，形困体乏，绕脐腹痛，水肿鼓胀，脱肛，泄利，便秘，小便不禁，男子不育，妇女不孕。

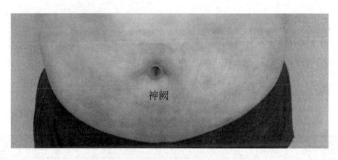

图 1-28　任脉主要穴位

第二章
经络检查和砭法干预操作标准流程

第一节　检查和评估

一、问诊

了解人体一般情况，记录主诉和当前主要问题。

根据主要经络虚实证候表进行初步判断。

表 2–1　经络虚实证候表

	实证	虚证
肺经	手心热，咳嗽，呼吸不畅，咽喉痛，肩背痛，痔疮，小便淋沥不尽，频繁哈欠	倦怠乏力，少气懒言，面色苍白，容易外感，皮毛干枯，呼吸气短，手足畏寒，情绪低落，甚至悲伤
大肠经	皮肤瘙痒，红疹，腹痛，肠鸣，腹泻，肩背疼痛	便秘，腹部胀痛，痔疮，肩背部畏寒怕冷，活动不便，乃至僵硬，疼痛
胃经	发热，食欲旺盛且排便迅速，时常感到饥饿，前额疼痛，鼻衄，胃痛，反酸	身冷，食欲不振，胃中寒，腹胀满，倦怠乏力
脾经	恶心，呕吐，腹痛，大便不成形，腹泻，水肿，黄疸	失眠，乏力，腹中寒冷疼痛，膝关节寒冷肿痛，脚大趾疼痛麻木
心经	面色红赤，心烦，失眠多梦，口苦口干，胸闷，肩、臂内后缘疼痛	面色苍白，神情倦怠，乏力，胸闷气喘，五心烦热
小肠经	小腹胀痛，肩颈耳后疼痛，耳聋，目黄，颊肿	腹泻，耳鸣，身寒，颈、颌、肩、肘、臂外后廉痛，落枕
膀胱经	尿频，痔疮，疟疾，癫狂，目黄，泪出，鼻塞流涕，衄	头、项背部、腰部、臀部、腘窝部、小腿后侧、脚发凉且疼痛
肾经	尿色深赤或浑浊，口热，舌干，咽肿，咳嗽上气，咽干咽痛，心烦，耳鸣	腹泻，腰骶部和大腿内侧疼痛，阳痿，手足厥冷，疲倦嗜睡，足心热，足跟痛

续表

	实证	虚证
心包	手心热，臂肘挛急，腋肿，胸胁支满，心悸，面赤，头昏，头痛	失眠多梦，健忘心烦，心痛，语言不畅，掌心热，中指挛痛
三焦经	偏头痛，耳鸣耳聋，咽喉肿痛，上肢与肩部酸痛，不欲饮食	畏寒，自汗，目锐眦痛，颊痛，耳后、肩、肘、臂外皆痛，小指次指不用，神疲，倦怠
胆经	偏头痛，颔痛，目锐眦痛，缺盆中肿痛，腋下肿，瘰疬，汗出振寒，右侧上腹部疼痛，口苦，眩晕，耳鸣	头昏，身寒冷重滞，肤色晦暗，胸胁、胁肋部、髋关节、膝外至胫、小腿外侧下段、外踝前皆痛，小趾次趾挛痛
肝经	易怒，焦虑，烦躁不安，胸闷，呕逆，腰痛，乳房红肿热痛，咽喉肿痛，头部正顶痛，眩晕	月经量少，闭经，不孕，乳癖，视物昏花，疝气，遗尿，小便淋沥不尽，面色发青，筋松软无力，手足指趾枯槁

另外，络脉在传统经络学中也称为"别"。前人有如下证候分类认识：

手太阴之别，实则见手掌后小指侧高骨部位及手掌发热，虚则见哈欠、遗尿；手少阴之别，实则见胸膈胀满不适，虚则不能言语；手厥阴之别，实则见心痛，虚则见心烦。

手太阳之别，实则关节松弛，肘痿废失用，虚则皮肤上长小疣；手阳明之别，实则生龋齿、耳聋，虚则出现牙齿寒冷，胸膈发热；手少阳之别，实则肘关节挛急，虚则肘关节缓纵不收。

足太阳之别，实则鼻塞，头项肩背疼痛，虚则流清涕或鼻出血；足少阳之别，实则气逆而为厥，虚则下肢痿软；足阳明之别，实则见喉痹而不能发音，或发癫狂证，虚则下肢弛缓不用，小腿部肌肉枯萎。

足太阴之别，实则腹中拘急疼痛，虚则腹胀如鼓；足少阴之别，实则大小便不通，虚则见腰部疼痛；足厥阴之别，实则见阴茎挺直而长，虚则见阴部瘙痒。

督脉之别，实则脊柱强直，虚则头部沉重，摇晃不停；任脉之别，实则腹部皮痛，虚则腹部皮肤瘙痒。

上述络脉的虚实认识可以补充对十二正经虚实辨证的不足，作为临床参考。

二、望诊

根据望诊，对经络的虚实状态进行初步评估。以十四经络所过的皮肤颜色判断经络虚实寒热：络脉色青为寒证、痛证，色红为实热证，肿胀鼓突并且颜色黑暗为顽症，局部颜色相对其他常态颜色为淡一般为虚证。

三、触诊

根据触诊，对经络的虚实状态进行初步评估。切按时，经络循行之皮肤冰凉低温，多属虚证，经络所过之处皮肤发热，局部温度升高，按之疼痛，多属实。

第二节　砭法操作的基本补泻原则

根据《砭经》的提示，我们复原并创制了三种砭具，即"规矩""权衡"与"准绳"，分别承担点按、刮拭和热熨的功能。

在操作之前，使用上述检查评估检查方法对人体虚实状态进行正确判断，将为补泻调理提供重要依据。掌握如下基本补泻原则，在各种保健需要的调理过程中，显得十分重要。

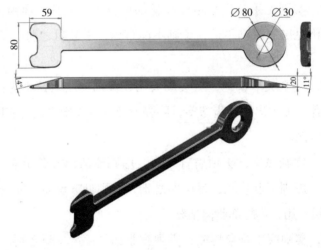

图 2-1　规矩

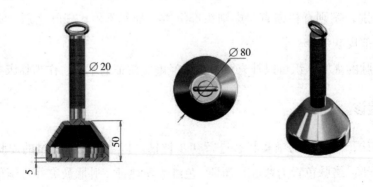

图 2-2　权衡

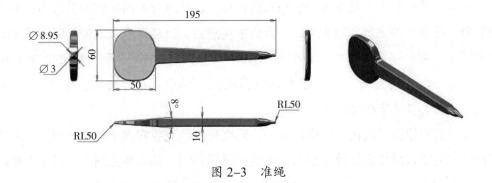

图 2-3 准绳

一、根据经络流注方向进行循经刮拭行迎随补泻

刮拭之前务必涂油膏润摩皮肤，避免皮肤损伤。油补法用以散寒祛风、活血通络的油膏，泻法用清热解毒、凉血润燥的油膏。对于寒热虚实性质不明显或者夹杂的情况，可以使用平性油膏。油膏的作用十分重要，目的在于减少阻力，滋润肌肤，避免划伤人体表皮，同时油膏本身可以对经络虚实和阴阳失衡进行调整。

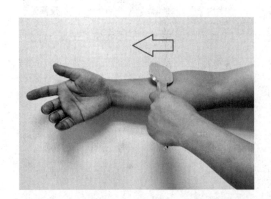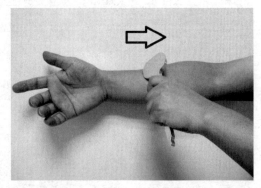

图 2-4 循经迎随补泻法

手三阴经，从胸走手，故而从胸向手指尖循经刮拭为补法，反向为泻法。
手三阳经，从手走头，故而从手指向头颈部刮拭为补法，反向为泻法。
足三阳经，从头走足，故而从颈项部向足部刮拭为补法，反向为泻法。
足三阴经，从足走胸腹，故而从足趾向膝关节刮拭为补法，反向为泻法。

二、根据十二经五腧穴的五行属性进行点穴行呼吸补泻

总原则虚证用补法。虚则补其母，补母经母穴、自经母穴，同时，泻其克我经的克我穴和本经的克我穴，这根源于舍岩针法的两补两泻。

呼吸和脉搏是人体基本生理状态判断指标，也是进行补泻操作的关键指征和调控对象。呼吸补泻的操作过程中，术者集中注意力，以砭具点按穴位，嘱咐受术者自然呼吸，观察受术者呼吸的频率和相位，人体呼气时按下，吸气时抬起为补法，连续重复操作 36 次呼吸。多次反复操作的目的在于强化连接呼吸和心跳两个生理基础过程，达成卫气营血的调和。

实证的总原则是泻法。实则泻其子，补克我经的克我穴和本经的克我穴，泻子经的子穴和本经的子穴。使用砭具点穴进行呼吸补泻，基本要点同上，只是点按的相位与之相反，并且重复 24 次呼吸。术者集中注意力，以砭具点按穴位，嘱咐受术者自然呼吸，观察受术者呼吸的频率和相位，人体吸气按下、呼气时抬起为就是砭法的泻法，连续重复操作 24 次呼吸。

以下为选穴的基本组合配伍表，需要熟记。

表 2-2　选穴基本组合配伍表

十二经	虚证				实证			
	补		泻		补		泻	
肺	太白	太渊	少府	鱼际	少府	鱼际	阴谷	尺泽
大肠	足三里	曲池	阳谷	阳溪	阳谷	阳溪	通谷	二间
胃	阳谷	解溪	足临泣	陷谷	足临泣	陷谷	商阳	厉兑
脾	少府	大都	大敦	隐白	大敦	隐白	经渠	商丘
心	大敦	少冲	阴谷	少海	阴谷	少海	太白	神门
小肠	足临泣	后溪	通谷	前谷	通谷	前谷	足三里	小海
膀胱	商阳	至阴	足三里	委中	足三里	委中	足临泣	束骨
肾	经渠	复溜	太白	太溪	太白	太溪	大敦	涌泉
心包	大敦	中冲	阴谷	曲泽	阴谷	曲泽	太白	大陵
三焦	足临泣	中渚	通谷	液门	通谷	液门	足三里	天井
胆	通谷	侠溪	商阳	足窍阴	商阳	足窍阴	阳谷	阳辅
肝	阴谷	曲泉	经渠	中封	经渠	中封	少府	行间

三、任督脉熨法

根据望诊和腹诊的结果，选定阳性体征，如压痛、结节、条索、温度变化区域、皮肤色晕、色斑等，所在相应的任脉腹部分宫（神阙为中心），或者根据督脉的节段、膀胱经侧线脏腑俞穴所在区域进行热熨。

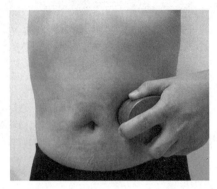
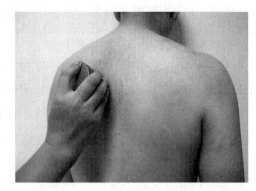

图 2-5　熨法

　　腹部五脏分区方法：以肚脐（神阙穴）为基点，将腹部分为九个区，可用两纵两横来划分。第一条横线连接两侧肋弓的最低点，第二条横线连接两侧髂嵴的最上缘，两条纵线是左、右肋缘中点至腹股沟韧带的中点。四正为心、肾、肝、肺，中央和四隅为脾。熨法调理时，可在相应的脏腑分宫皮肤进行熨烫和回旋按揉，用以温补该脏腑，达到固本培元、扶正祛邪的目的。

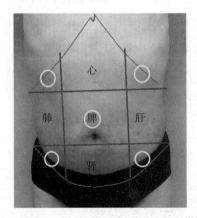
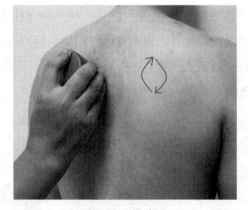

图 2-6　腹部五脏分区法　　　　　　图 2-7　熨背法

　　在背部正中线的督脉、两侧的华佗夹脊穴、两侧的膀胱经侧线进行熨烫和回旋按摩，可以达到温阳散寒、祛风通络的目的。

四、规范操作原则

　　1. 虚证　病证所在经络为虚证，首先对该经络进行迎随补泻的补法操作，其次使用砭具进行点穴行呼吸补泻法的补法操作，然后在腹部相应的宫位进行熨法温补（心包可用离位，胃经、胆经和膀胱经分别隶属脾宫、肝宫和肾宫），最后在背部对

相应脏腑俞穴进行熨法温补，以局部皮部变红、
人体感到热气深入脏腑、前期症状体征等得到
缓解为度。

2. 实证　病证所属经络为实证，首先对该
经络进行迎随补泻的泻法操作，其次使用砭具
进行点穴行呼吸补泻法的泻法操作，然后在腹
部克我一行所在宫位进行熨法，最后在督脉和
膀胱经侧线相关区域进行有节奏的拍击和按摩，
以局部皮肤发红发热为度。

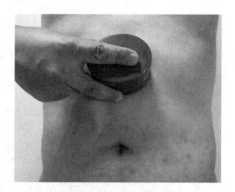

图 2-8　熨腹法

3. 检查评估性调理　根据检查评估结果确定某条经络虚实情况，针对该经络，
按照补泻操作具体技术规范进行操作；根据检查评估结果，如果发现人体有多条经
络左右同时存在虚实失衡的情况，应在背后督脉、华佗夹脊穴和膀胱经进行温和有
力、持续均匀的上下刮拭，经过 3 ～ 5 分钟的检查评估性调理，就找到出痧最为明显
区域，相应背俞穴所对应的脏腑，就是本次调理的重点，应该优先选择为调理对象；
根据检查评估结果，如果发现人体有多条经络左右同时存在虚实失衡的情况，经过
检查评估性调理发现患者背部出现全部脊柱节段的弥漫性出痧情况，判断仍有困难
的，可以在背部均匀、全面刮拭调理，然后对腹部和背部进行热熨。

4. 干预调整　上述补泻操作完毕后，询问被调理者在调理前后的症状变化，并
且再度对被调理者状态进行询问。对照前后变化结果，找出有效的干预方法，并且
对无效干预进行记录、总结和反思，加以改进。

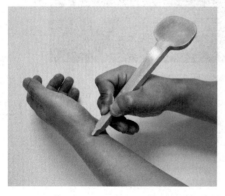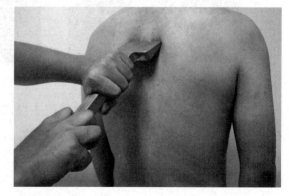

图 2-9　点按穴位

第三节　砭法补泻操作

一、肝经病证

1. 肝经虚证

（1）在一侧肝经循行路线的体表皮肤涂抹润滑油，用砭具从足大趾向膝关节部进行刮拭，进行迎随补泻的补法操作，反复操作，约5分钟。全部操作过程以皮肤微微发红为度，如遇到条索、结节，可适度局部重点刮拭，以局部出痧和软化为度。

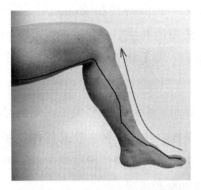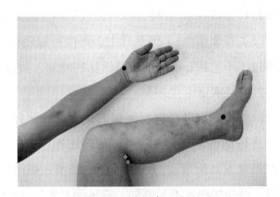

图 2-10　肝经虚证经络刮拭法　　　　图 2-11　肝经虚证点按法

（2）用砭具在阴谷、曲泉两穴点按，行呼吸补泻的补法，点按经渠、中封两穴，行呼吸补泻的泻法，约3分钟，以被调理者呼吸调匀、自然平稳为度。

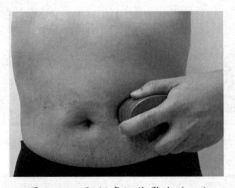

图 2-12　肝经虚证热熨法（一）

（3）用砭具在腹部脐左肝脏分区处行熨法10分钟，以人体腹内有热流感、前期症状缓解而表皮不至于灼伤为度。注意保持熨砭温度，适时加温，对所熨皮肤进行适时适度回旋按揉，保证持续、温和的热熨过程。

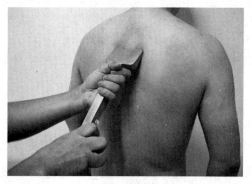

图 2-13　肝经虚证督脉刮拭法

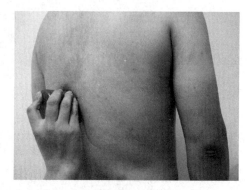

图 2-14　肝经虚证热熨法（二）

（4）在背部督脉全线，进行和缓有力的刮拭，约 5 分钟，重点对肝俞附近的皮肤进行热熨 5 ～ 10 分钟，以穴区皮下热气内透为度，注意保持熨砭的温度。

（5）在操作（1）的基础上，再度行迎随补泻法中的补法。在另一侧肝经循行路线所过（不包括躯干部）皮肤涂抹润滑油，顺行刮拭，反复操作，约 5 分钟。

2. 肝经实证

（1）在一侧肝经循行路线的体表皮肤涂抹润滑油，用砭具从膝关节内侧向足大趾部进行刮拭，进行迎随补泻的泻法操作，反复操作，约 5 分钟。全部操作过程以皮肤微微发红为度，如遇到条索、结节，可适度局部重点刮拭，以局部出痧和软化为度。缓缓操作，不要急躁，避免受术者过度疼痛和紧张。

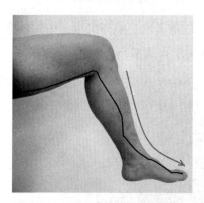

图 2-15　肝经实证经络刮拭法

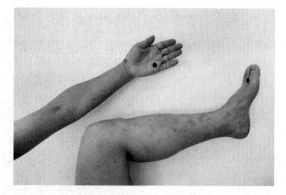

图 2-16　肝经实证穴位点按法

（2）用砭具在经渠、中封两穴点按，行呼吸补泻的补法，在少府、行间穴点按，行呼吸补泻的泻法，3 ～ 4 分钟，以受术者呼吸调匀、自然平稳为度。

（3）用砭具在腹部脐右肺脏分区处行熨法 10 分钟，以受术者有腹内热流感、前期症状缓解而表皮不至于灼伤为度。注意保持熨砭温度，适时加温，对所熨皮肤进行适时适度回旋按揉，保证持续、温和的热熨过程。

（4）在背部督脉全线，进行轻快的刮拭，约 5 分钟，重点对肺俞附近的皮肤进行热熨，5～10 分钟，以穴区皮下热气内透为度。注意保持熨砭的温度。

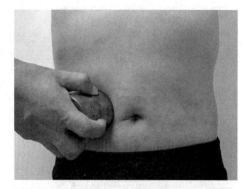

图 2-17 肝经实证热熨法（一）

（5）在操作（1）的基础上，再度行迎随补泻法中的泻法。在另一侧肝经循行路线所过（不包括躯干部）皮肤涂抹润滑油，逆向刮拭，反复操作，约 5 分钟。

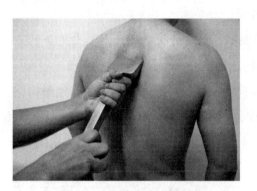

图 2-18 肝经实证督脉刮拭法

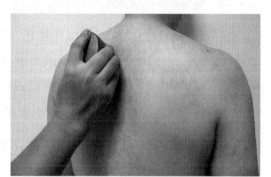

图 2-19 肝经实证热熨法（二）

二、心经病证

1. 心经虚证

（1）在一侧心经循行路线的体表皮肤涂抹润滑油，用砭具从腋窝向小手指尖进行刮拭，进行迎随补泻的补法操作，反复操作，约 5 分钟。全部操作过程以皮肤微微发红为度，如遇到条索、结节，可适度局部重点刮拭，以局部出痧和硬结变软为度。

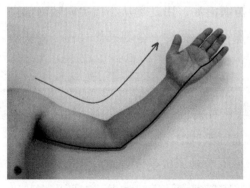

图 2-20 心经虚证经络刮拭法

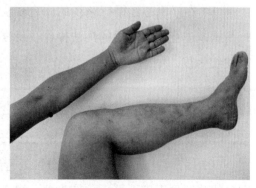

图 2-21 心经虚证穴位点按法

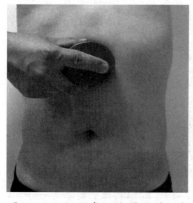

图2-22 心经虚证热熨法（一）

（2）用砭具在大敦、少冲两穴点按，行呼吸补泻的补法，在阴谷、少海穴点按，行呼吸补泻的泻法，约3分钟，以受术者呼吸调匀、自然平稳为度。

（3）用砭具在腹部脐上心脏分区行熨法10分钟，以受术者腹内有热流感、前期症状缓解而表皮不至于灼伤为度。注意保持熨砭温度，适时加温，对所熨皮肤进行适时适度回旋按揉，保证持续、温和的热熨过程。

（4）在背部督脉全线，进行和缓有力的刮拭，约5分钟，重点对心俞附近的皮肤进行热熨，5～10分钟，以穴区皮下热气内透为度。注意保持熨砭的温度。

（5）在操作（1）的基础上，再度行迎随补泻法中的补法。在另一侧心经循行路线所过皮肤涂抹润滑油，顺行刮拭，反复操作，约5分钟。

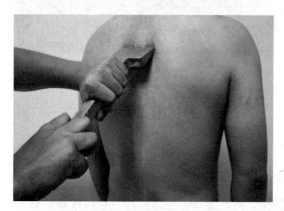

图2-23 心经虚证督脉刮拭法

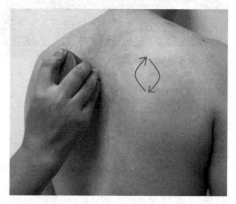

图2-24 心经虚证热熨法（二）

2. 心经实证

（1）在一侧心经循行路线的体表皮肤涂抹润滑油，用砭具从小指尖向腋窝部进行刮拭，进行迎随补泻的泻法操作，反复操作，约5分钟。全部操作过程以皮肤微微发红为度，如遇到条索、结节，可适度局部重点刮拭，以局部出痧和硬结软化为度。

（2）用砭具在阴谷、少海两穴点按，行呼吸补泻的补法，在太白、神门两穴点按，行呼吸补泻的泻法，3～4分钟，以受术者呼吸调匀、自然平稳为度。

（3）用砭具在腹部脐下肾脏分区处行熨法10分钟，以受术者腹内有热流感、前期症状缓解而表皮不至于灼伤为度。注意保持熨砭温度，适时加温，对所熨皮肤进

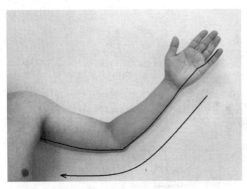

图 2-25 心经实证刮拭法

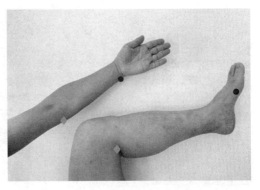

图 2-26 心经实证穴位点按法

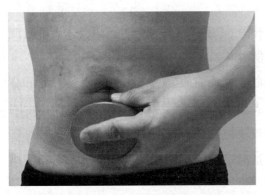

图 2-27 心经实证热熨法（一）

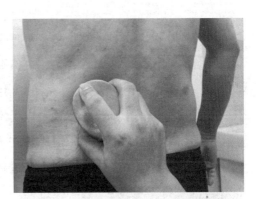

图 2-28 心经实证热熨法（二）

行适时适度回旋按揉，保证持续、温和的热熨过程。

（4）在背部督脉全线进行轻快的刮拭，约 5 分钟，重点对肾俞附近的皮肤进行热熨，5～10 分钟，以穴区皮下热气内透为度。注意保持熨砭的温度。

（5）在操作（1）的基础上，再度行迎随补泻法中的泻法。在另一侧心经循行路线所过皮肤涂抹润滑油，逆向刮拭，反复操作，约 5 分钟。

三、脾经病证

1. 脾经虚证

（1）在一侧脾经循行路线的体表皮肤涂抹润滑油，用砭具从膝关节内侧向大拇趾进行刮拭，进行迎随补泻的补法操作，反复操作，约 5 分钟。全部操作过程以皮肤微微发红为度，如遇到条索、结节，可适度局部重点刮拭，以局部出痧和硬结软化为度。

（2）用砭具在少府、大都两穴点按，行呼吸补泻的补法，在大敦、隐白两穴点

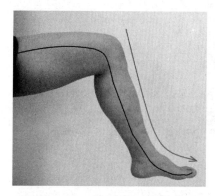

图 2-29　脾经虚证刮拭法

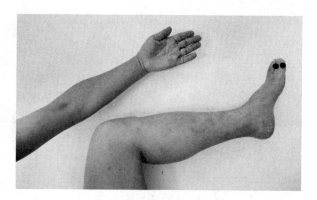

图 2-30　脾经虚证点按法

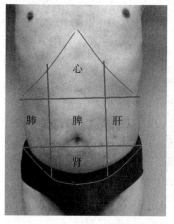

图 2-31　脾经虚证热熨部位

按，行呼吸补泻的泻法，3～4分钟，以受术者呼吸调匀、自然平稳为度。

（3）用砭具在腹部脐周脾脏分区处行熨法10分钟，以受术者腹内有热流感、前期症状缓解而表皮不至于灼伤为度。注意保持熨砭温度，适时加温，对所熨皮肤进行适时适度回旋按揉，保证持续、温和的热熨过程。

（4）在背部督脉和华佗夹脊全线进行和缓有力的刮拭，约5分钟，重点对脾俞附近的皮肤进行热熨，5～10分钟，以穴区皮下热气内透为度。注意保持熨砭的温度。

（5）在操作（1）的基础上，再度行迎随补泻法中的泻法。在另一侧脾经循行路线所过（不包括躯干部）皮肤涂抹润滑油，顺向刮拭，反复操作，约5分钟。

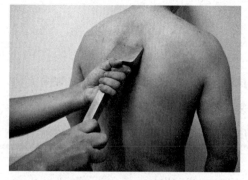

图 2-32　脾经虚证背部刮拭法

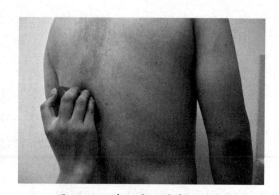

图 2-33　脾经虚证背部热熨法

2.脾经实证

（1）在一侧脾经循行路线的体表皮肤涂抹润滑油，用砭具从足大趾向膝内侧进行刮拭，进行迎随补泻的泻法操作，反复操作，约5分钟。全部操作过程以皮肤微微发红为度，如遇到条索、结节，可适度局部重点刮拭，以局部出痧和硬结软化为度。

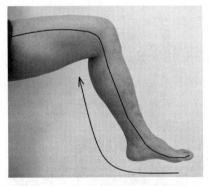

图2-34　脾经实证循经刮拭法

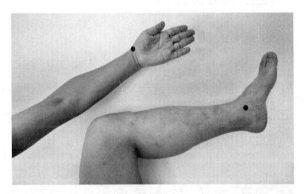

图2-35　脾经实证穴位点按法

（2）用砭具在大敦、隐白两穴点按，行呼吸补泻的补法，在经渠、商丘两穴点按，行呼吸补泻的泻法，3～4分钟，以受术者呼吸调匀、自然平稳为度。

（3）用砭具在腹部肝、心、肺、肾分区旁的四隅宫位处行熨法10分钟，以受术者腹内有热流感、前期症状缓解而表皮不至于灼伤为度。注意保持熨砭温度，适时加温，对所熨皮肤进行适时适度回旋按揉，保证持续、温和的热熨过程。

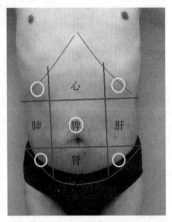

图2-36　脾经实证腹部热熨部位

（4）在背部督脉全线进行轻快的刮拭，约5分钟，重点对肝俞附近的皮肤进行热熨，5～10分钟，以穴

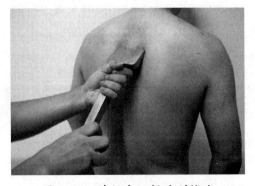

图2-37　脾经实证督脉刮拭法

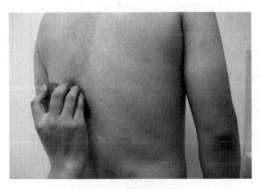

图2-38　脾经实证背部热熨法

区皮下热气内透为度。注意保持熨砭的温度。

（5）在操作（1）的基础上，再度行迎随补泻法中的泻法。在另一侧脾经循行路线所过皮肤（不包括躯干部）涂抹润滑油，逆向刮拭，反复操作，约5分钟。

四、肺经病证

1. 肺经虚证

（1）在一侧肺经循行路线的体表皮肤涂抹润滑油，用砭具从锁骨下外侧向前臂内前缘直至手拇指尖进行刮拭，进行迎随补泻的补法操作，反复操作，约5分钟。全部操作过程以皮肤微微发红为度，如遇到条索、结节，可适度局部重点刮拭，以局部出痧和硬结软化为度。

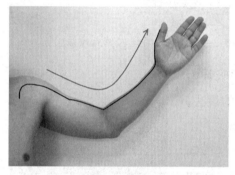 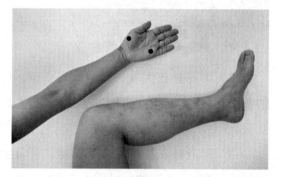

图 2-39 肺经虚证循经刮拭法　　图 2-40 肺经虚证穴位点按法

（2）用砭具在太白、太渊两穴点按，行呼吸补泻的补法，在少府、鱼际两穴点按，行呼吸补泻的泻法，3～4分钟，以受术者呼吸调匀、自然平稳为度。

（3）用砭具在腹部脐右侧肺脏分区处行熨法10分钟，以受术者腹内有热流感、前期症状缓解而表皮不至于灼伤为度。注意保持熨砭温度，适时加温，对所熨皮肤进行适时适度回旋按揉，保证持续、温和的热熨过程。

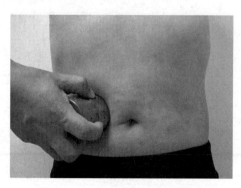

图 2-41 肺经虚证腹部热熨法

（4）在背部督脉和华佗夹脊全线进行和缓有力的刮拭，约5分钟，重点对肺俞附近的皮肤进行热熨，5～10分钟，以穴区皮下热气内透为度。注意保持熨砭的温度。

（5）在操作（1）的基础上，再度行迎随补泻法中的补法。在另一侧肺经循行路线所过皮肤涂抹润滑油，顺向刮拭，反复操作，约5分钟。

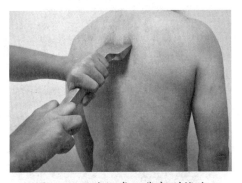

图 2-42　肺经虚证背部刮拭法

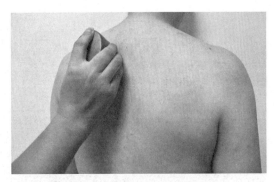

图 2-43　肺经虚证背部热熨法

2. 肺经实证

（1）在一侧肺经循行路线的体表皮肤涂抹润滑油，用砭具从大拇指指尖向肩前部进行刮拭，进行迎随补泻的泻法操作，反复操作，约 5 分钟。全部操作过程以皮肤微微发红为度，如遇到条索、结节，可适度局部重点刮拭，以局部出痧和硬结软化为度。

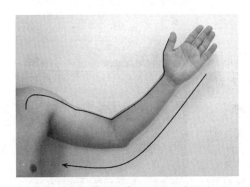

图 2-44　肺经实证循经刮拭法

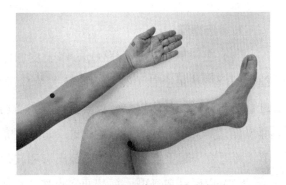

图 2-45　肺经实证穴位点按法

（2）用砭具在少府、鱼际两穴点按，行呼吸补泻的补法，在阴谷、尺泽两穴点按，行呼吸补泻的泻法，3～4 分钟，以受术者呼吸调匀、自然平稳为度。

（3）用砭具在腹部肝、心、肺、肾四脏分区四隅宫位处行熨法 10 分钟，以受术者腹内有热流感、前期症状缓解而表皮不至于灼伤为度。注意保持熨砭温度，适时加温，对所熨皮肤进行适时适度回旋按揉，保证持续、温和的热熨过程。

（4）在背部督脉全线进行轻快的刮拭，约 5 分钟，重点对心俞附近的皮肤进行热熨，5～10 分钟，以穴

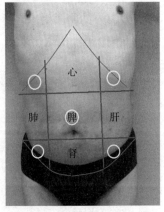

图 2-46　肺经实证腹部热熨部位

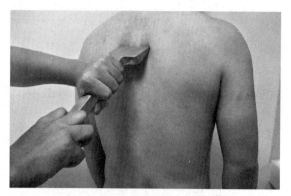

图 2-47 肺经实证背部刮拭法

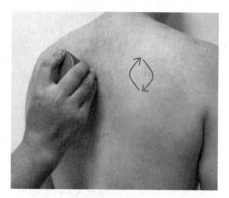

图 2-48 肺经实证背部热熨法

区皮下热气内透为度。注意保持熨砭的温度。

（5）在操作（1）的基础上，再度行迎随补泻法中的泻法。在另一侧肺经循行路线所过皮肤涂抹润滑油，逆向刮拭，反复操作，约 5 分钟。

五、肾经病证

1. 肾经虚证

（1）在一侧肾经循行路线的体表皮肤涂抹润滑油，用砭具从足小趾下经足心向膝关节部进行刮拭，进行迎随补泻的补法操作，反复操作，约 5 分钟。全部操作过程以皮肤微微发红为度，如遇到条索、结节，可适度局部重点刮拭，以局部出痧和软化为度。

（2）用砭具在经渠、复溜两穴点按，行呼吸补泻的补法，在太白、太溪两穴点按，行呼吸补泻的泻法，约 3 分钟，以受术者呼吸调匀、自然平稳为度。

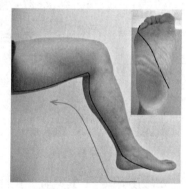

图 2-49 肾经虚证循经刮拭法

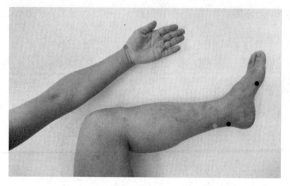

图 2-50 肾经虚证穴位点按法

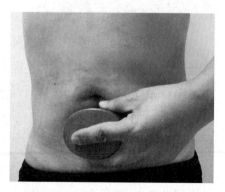

图 2-51 肾经虚证腹部热熨法

（3）用砭具在腹部脐下肾脏分区处行熨法 10 分钟，以受术者腹内有热流感、前期症状缓解而表皮不至于灼伤为度。注意保持熨砭温度，适时加温，对所熨皮肤进行适时适度回旋按揉，保证持续、温和的热熨过程。

（4）在背部督脉全线进行和缓有力的刮拭，约 5 分钟，重点对肾俞附近的皮肤进行热熨，5 ～ 10 分钟，以穴区皮下热气内透为度。注意保持熨砭的温度。

（5）在操作（1）的基础上，再度行迎随补泻法中的补法。在另一侧肾经循行路线所过（不包括躯干部）皮肤涂抹润滑油，顺行刮拭，反复操作，约 5 分钟。

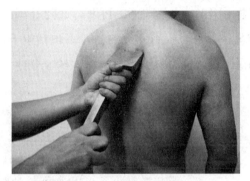
图 2-52　肾经虚证背部刮拭法

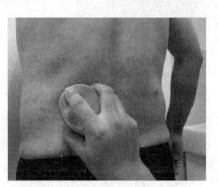
图 2-53　肾经虚证背部热熨法

2. 肾经实证

（1）在一侧肾经循行路线的体表皮肤涂抹润滑油，用砭具从膝关节内侧向足大趾部进行刮拭，进行迎随补泻的泻法操作，反复操作，约 5 分钟。全部操作过程以皮肤微微发红为度，如遇到条索、结节，可适度局部重点刮拭，以局部出痧和软化为度。

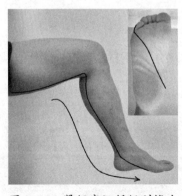
图 2-54　肾经实证循经刮拭法

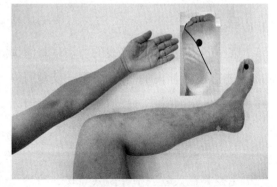
图 2-55　肾经实证穴位点按法

（2）用砭具在太白、太溪两穴点按，行呼吸补泻的补法，在大敦、涌泉两穴点按，行呼吸补泻的泻法，3 ～ 4 分钟，以受术者呼吸调匀、自然平稳为度。

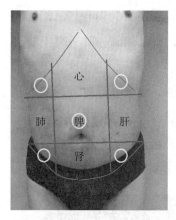

图 2-56 肾经实证腹部热熨部位

（3）用砭具在腹部脐周脾脏分区处行熨法 10 分钟，以受术者腹内有热流感、前期症状缓解而表皮不至于灼伤为度。注意保持熨砭温度，适时加温，对所熨皮肤进行适时适度回旋按揉，保证持续、温和的热熨过程。

（4）在背部督脉全线进行轻快的刮拭，约 5 分钟，重点对脾俞附近的皮肤进行热熨，5～10 分钟，以穴区皮下热气内透为度。注意保持熨砭的温度。

（5）在操作（1）的基础上，再度行迎随补泻法中的泻法。在另一侧肝经循行路线所过（不包括躯干部）皮肤涂抹润滑油，逆向刮拭，反复操作，约 5 分钟。

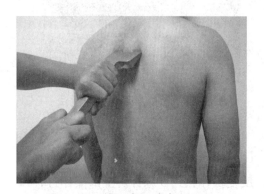

图 2-57 肾经实证背部刮拭法

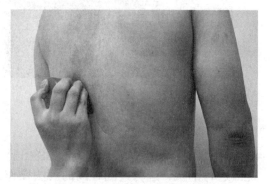

图 2-58 肾经实证背部热熨法

六、心包病证

1. 心包虚证

（1）在一侧心包经循行路线的体表皮肤涂抹润滑油，用砭具从腋窝向手中指尖进行刮拭，进行迎随补泻的补法操作，反复操作，约 5 分钟。全部操作过程以皮肤微微发红为度，如遇到条索、结节，可适度局部重点刮拭，以局部出痧和硬结变软为度。

（2）用砭具在大敦、中冲两穴点按，行呼吸补泻的补法，在阴谷、曲泽两穴点按，行呼吸补泻的泻法，约 3 分钟，以受术者呼吸调匀、自然平稳为度。

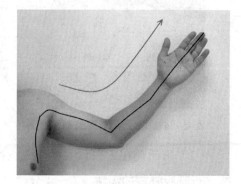

图 2-59 心包虚证循经刮拭法

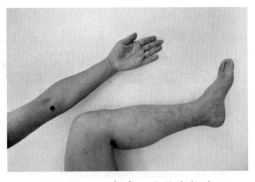

图 2-60 心包虚证穴位点按法

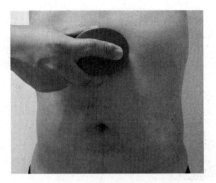

图 2-61 心包虚证腹部热熨法

（3）用砭具在腹部脐上心脏分区处行熨法 10 分钟，以受术者腹内有热流感、前期症状缓解而表皮不至于灼伤为度。注意保持熨砭温度，适时加温，对所熨皮肤进行适时适度回旋按揉，保证持续、温和的热熨过程。

（4）在背部督脉全线进行和缓有力的刮拭，约 5 分钟，重点对厥阴俞附近的皮肤进行热熨，5～10 分钟，以穴区皮下热气内透为度。注意保持熨砭的温度。

（5）在操作（1）的基础上，再度行迎随补泻法中的补法。在另一侧心包经循行路线所过皮肤涂抹润滑油，顺行刮拭，反复操作，约 5 分钟。

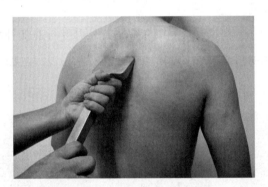

图 2-62 心包虚证背部刮拭法

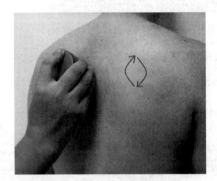

图 2-63 心包虚证背部热熨法

2. 心包实证

（1）在一侧心包经循行路线的体表皮肤涂抹润滑油，用砭具从中指尖向腋窝部进行刮拭，进行迎随补泻的泻法操作，反复操作，约 5 分钟。全部操作过程以皮肤微微发红为度，如遇到条索、结节，可适度局部重点刮拭，以局部出痧和硬结软化为度。

（2）用砭具在阴谷、曲泽两穴点按，行呼吸补泻的补法，在太白、大陵两穴点按，行呼吸补泻的泻法，3～4 分钟，以受术者呼吸调匀、自然平稳为度。

（3）用砭具在腹部脐下肾脏分区处行熨法 10 分钟，以受术者腹内有热流感、前

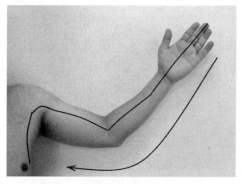

图 2-64　心包实证循经刮拭法

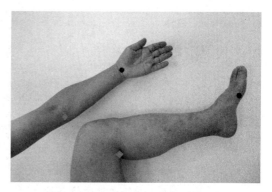

图 2-65　心包实证穴位点按法

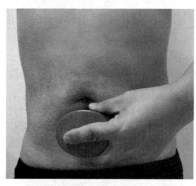

图 2-66　心包实证腹部热熨法

期症状缓解而表皮不至于灼伤为度。注意保持熨砭温度，适时加温，对所熨皮肤进行适时适度回旋按揉，保证持续、温和的热熨过程。

（4）在背部督脉全线进行轻快的刮拭，约 5 分钟，重点对肾俞附近的皮肤进行热熨，5 ~ 10 分钟，以穴区皮下热气内透为度。注意保持熨砭的温度。

（5）在操作（1）的基础上，再度行迎随补泻法中的泻法。在另一侧心包经循行路线所过皮肤涂抹润滑油，逆向刮拭，反复操作，约 5 分钟。

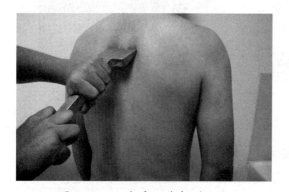

图 2-67　心包实证背部刮拭法

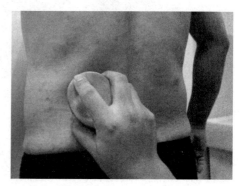

图 2-68　心包实证背部热熨法

七、胆经病证

1. 胆经虚证

（1）在一侧胆经循行路线的体表皮肤涂抹润滑油，用砭具从足趾沿着身体侧面到颈部侧面缓缓刮拭，进行迎随补泻的补法操作，反复操作，约 10 分钟。全部操作过程以皮肤微微发红为度，如遇到条索、结节，可适度局部重点刮拭，以局部出痧和软化为度。

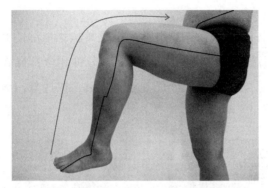
图 2-69　胆经虚证循经刮拭法

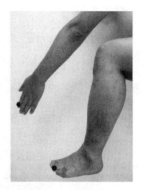
图 2-70　胆经虚证穴位点按法

（2）用砭具在通谷、侠溪两穴点按，行呼吸补泻的补法，在商阳、足窍阴两穴点按，行呼吸补泻的泻法，约 3 分钟，以受术者呼吸调匀、自然平稳为度。

（3）用砭具在腹部脐左肝脏分区处行熨法 10 分钟，以受术者腹内有热流感、前期症状缓解而表皮不至于灼伤为度。注意保持熨砭温度，适时加温，对所熨皮肤进行适时适度回旋按揉，保证持续、温和的热熨过程。

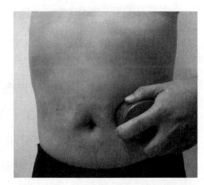
图 2-71　胆经虚证腹部热熨法

（4）在背部督脉全线进行和缓有力的刮拭，约 5 分钟，重点对肝俞、胆俞附近的皮肤进行热熨，5～10 分钟，以穴区皮下热气内透为度。注

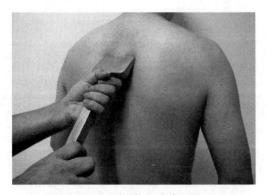
图 2-72　胆经虚证背部刮拭法

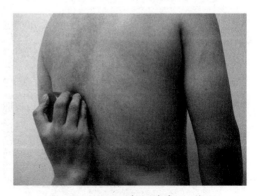
图 2-73　胆经虚证背部热熨法

意保持熨砭的温度。

（5）在操作（1）的基础上，再度行迎随补泻法中的补法。在另一侧胆经循行路线所过（不包括躯干部）皮肤涂抹润滑油，顺行刮拭，反复操作，约 10 分钟。

2. 胆经实证

（1）在一侧胆经循行路线的体表皮肤涂抹润滑油，用砭具从颈项部侧面向足趾部进行刮拭，进行迎随补泻的泻法操作，反复操作，约 10 分钟。全部操作过程以皮肤微微出痧为度，如遇到条索、结节，可适度局部重点刮拭，以局部出痧和软化为度。

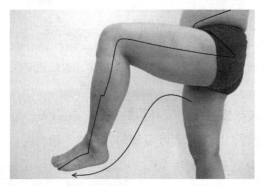 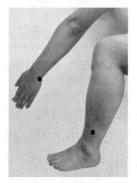

图 2-74　胆经实证循经刮拭法　　图 2-75　胆经实证穴位点按法

（2）用砭具在商阳、足窍阴两穴点按，行呼吸补泻的补法，在阳谷、阳辅两穴点按，行呼吸补泻的泻法，3 ～ 4 分钟，以受术者呼吸调匀、自然平稳为度。

（3）用砭具在腹部脐右肺脏分区处行熨法 10 分钟，以受术者腹内有热流感、前期症状缓解而表皮不至于灼伤为度。注意保持熨砭温度，适时加温，对所熨皮肤进行适时适度回旋按揉，保证持续、温和的热熨过程。

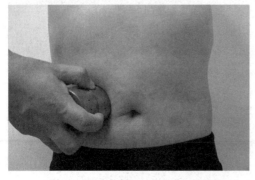 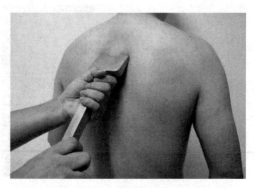

图 2-76　胆经实证腹部热熨法　　图 2-77　胆经实证背部刮拭法

（4）在背部督脉全线进行轻快的刮拭，约5分钟，重点对肺俞、大肠俞附近的皮肤进行热熨，5～10分钟，以穴区皮下热气内透为度。注意保持熨砭的温度。

（5）在操作（1）的基础上，再度行迎随补泻法中的泻法。在另一侧胆经循行路线所过（不包括头面部）皮肤涂抹润滑油，逆向刮拭，反复操作，约5分钟。

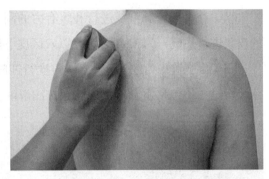

图 2-78　胆经实证背部热熨法

八、小肠经病证

1. 小肠经虚证

（1）在一侧小肠经循行路线（不包括头面）的体表皮肤涂抹润滑油，用砭具从手指外后侧沿着上肢后侧面向颈侧面缓缓刮拭，进行迎随补泻的补法操作，反复操作，约10分钟。全部操作过程以皮肤微微发红为度，如遇到条索、结节，可适度局部重点刮拭，以局部出痧和软化为度。

（2）用砭具在足临泣、后溪两穴点按，行呼吸补泻的补法，在通谷、前谷两穴点按，行呼吸补泻的泻法，约3分钟，以受术者呼吸调匀、自然平稳为度。

（3）用砭具在腹部脐上心脏分区处行熨法10分钟，以受术者腹内有热流感、前期症状缓解而表皮不至于灼伤为度。注意保持熨砭温度，适时加温，对所熨皮肤进行适时适度回旋按揉，保证持续、温和的热熨过程。

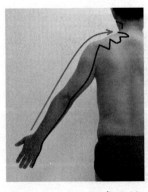

图 2-79　小肠经虚证循经刮拭法

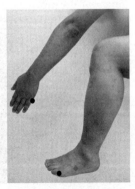

图 2-80　小肠虚证穴位点按法

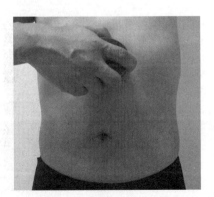

图 2-81　小肠虚证腹部热熨法

（4）在背部督脉全线进行和缓有力的刮拭，约5分钟，重点对心俞、小肠俞附近的皮肤进行热熨，5～10分钟，以穴区皮下热气内透为度。注意保持熨砭的温度。

（5）在操作（1）的基础上，再度行迎随补泻法中的补法。在另一侧小肠经循行路线所过（不包括躯干部）皮肤涂抹润滑油，顺行刮拭，反复操作，约10分钟。

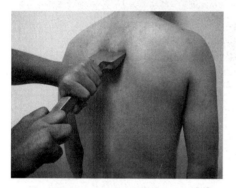

图 2-82　小肠虚证背部刮拭法

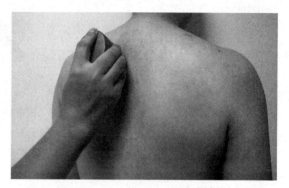

图 2-83　小肠虚证背部热熨法

2. 小肠经实证

（1）在一侧小肠经循行路线的体表皮肤涂抹润滑油，用砭具从颈项部侧面向手指部进行刮拭，进行迎随补泻的泻法操作，反复操作，约5分钟。全部操作过程以皮肤微微出痧为度，如遇到条索、结节，可适度局部重点刮拭，以局部出痧和软化为度。

（2）用砭具在通谷、前谷两穴点按，行呼吸补泻的补法，在足三里、小海两穴点按，行呼吸补泻的泻法，3～4分钟，以受术者呼吸调匀、自然平稳为度。

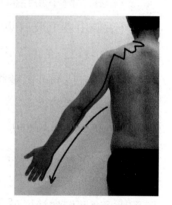

图 2-84　小肠实证循经刮拭法

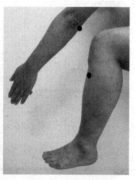

图 2-85　小肠实证穴位点按法

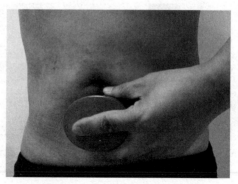

图 2-86　小肠实证腹部热熨法

（3）用砭具在腹部脐下肾脏分区处行熨法 10 分钟，以受术者腹内有热流感、前期症状缓解而表皮不至于灼伤为度。注意保持熨砭温度，适时加温，对所熨皮肤进行适时适度回旋按揉，保证持续、温和的热熨过程。

（4）在背部督脉全线进行轻快的刮拭，约 5 分钟，重点对肾俞、膀胱俞附近的皮肤进行热熨，5 ～ 10 分钟，以穴区皮下热气内透为度。注意保持熨砭的温度。

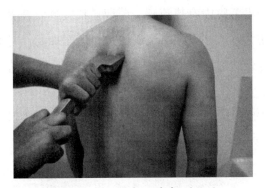
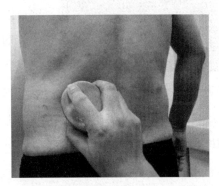

图 2-87　小肠实证背部刮拭法　　　图 2-88　小肠实证背部热熨法

（5）在操作（1）的基础上，再度行迎随补泻法中的泻法。在另一侧小肠经循行路线所过（不包括头面部）皮肤涂抹润滑油，逆向刮拭，反复操作，约 5 分钟。

九、胃经病证

1. 胃经虚证

（1）在一侧胃经循行路线（头面部除外）的体表皮肤涂抹润滑油，用砭具从足趾沿着身体躯干前面向颈部前面缓缓刮拭，进行迎随补泻的补法操作，反复操作，约 10 分钟。全部操作过程以皮肤微微发红为度，如遇到条索、结节，可适度局部重

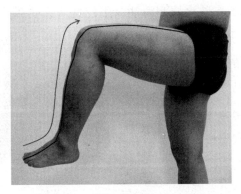
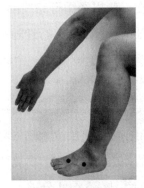

图 2-89　胃经虚证循经刮拭法　　　图 2-90　胃经虚证穴位点按法

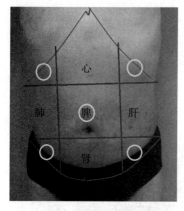

图 2-91 胃经虚证腹部热熨法

点刮拭，以局部出痧和软化为度。

（2）用砭具在阳谷、解溪两穴点按，行呼吸补泻的补法，在足临泣、陷谷两穴点按，行呼吸补泻的泻法，约 3 分钟，以受术者呼吸调匀、自然平稳为度。

（3）用砭具在腹部脐周脾脏分区处行熨法 10 分钟，以受术者腹内有热流感、前期症状缓解而表皮不至于灼伤为度。注意保持熨砭温度，适时加温，对所熨皮肤进行适时适度回旋按揉，保证持续、温和的热熨过程。

（4）在背部督脉全线进行和缓有力的刮拭，约 5 分钟，重点对脾俞、胃俞附近的皮肤进行热熨，5 ～ 10 分钟，以穴区皮下热气内透为度。注意保持熨砭的温度。

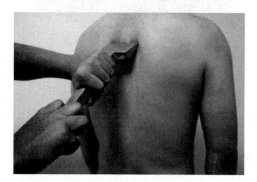

图 2-92 胃经虚证背部刮拭法

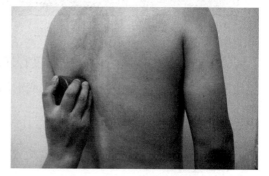

图 2-93 胃经虚证背部热熨法

（5）在操作（1）的基础上，再度行迎随补泻法中的补法。在另一侧胃经循行路线所过（不包括头面部）皮肤涂抹润滑油，顺行刮拭，反复操作，约 10 分钟。

2. 胃经实证

（1）在一侧胃经循行路线的体表皮肤涂抹润滑油，用砭具从颈项部沿着躯干部前面向足趾部进行刮拭，行迎随补泻的泻法操作，反复操作，约 10 分钟。全部操作过程以皮肤微微出痧为度，如遇到条索、结节，可适度局部重点刮拭，以局部出痧和软化为度。

（2）用砭具在足临泣、陷谷两穴点按，行呼吸补泻的补法，在商阳、厉兑两穴点按，行呼吸补泻的泻法，3 ～ 4 分钟，以受术者呼吸调匀、自然平稳为度。

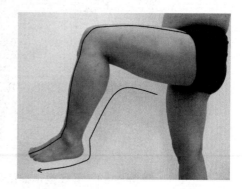

图 2-94 胃经实证循经刮拭法

（3）用砭具在腹部脐左侧肝脏分区处行熨法10分钟，以受术者腹内有热流感、前期症状缓解而表皮不至于灼伤为度。注意保持熨砭温度，适时加温，对所熨皮肤进行适时适度回旋按揉，保证持续、温和的热熨过程。

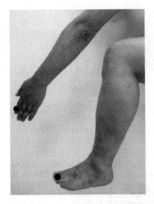 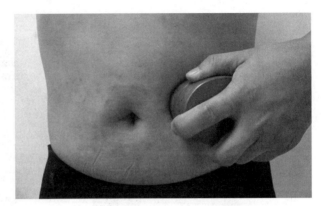

图 2-95　胃经实证穴位
点按法

图 2-96　胃经实证腹部热熨法

（4）在背部督脉全线进行轻快的刮拭，约5分钟，重点对肝俞、胆俞附近的皮肤进行热熨，5～10分钟，以穴区皮下热气内透为度。注意保持熨砭的温度。

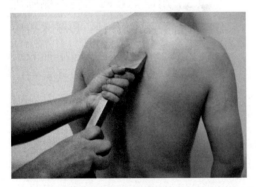 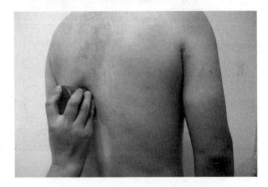

图 2-97　胃经实证背部刮拭法

图 2-98　胃经实证背部热熨法

（5）在操作（1）的基础上，再度行迎随补泻法中的泻法。在另一侧胃经循行路线所过（不包括头面部）皮肤涂抹润滑油，逆向刮拭，反复操作，约5分钟。

十、大肠经病证

1. 大肠经虚证

（1）在一侧大肠经循行路线（不包括头面）的体表皮肤涂抹润滑油，用砭具从手指沿着前臂外侧面向肩部颈部缓缓刮拭，行迎随补泻的补法操作，反复操作，约10分钟。全部操作过程以皮肤微微发红为度，如遇到条索、结节，可适度局部重点刮拭，以局部出痧和软化为度。

（2）用砭具在足三里、曲池两穴点按，行呼吸补泻的补法，在阳谷、阳溪两穴点按，行呼吸补泻的泻法，约3分钟，以受术者呼吸调匀、自然平稳为度。

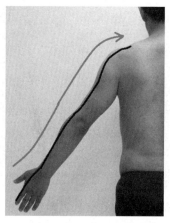

图 2-99　大肠经虚证循经刮拭法

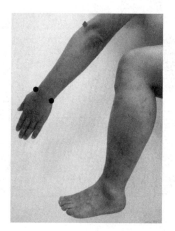

图 2-100　大肠经虚证穴位点按法

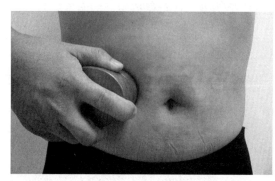

图 2-101　大肠经虚证腹部热熨法

（3）用砭具在腹部脐右侧肺脏分区处行熨法 10 分钟，以受术者腹内有热流感、前期症状缓解而表皮不至于灼伤为度。注意保持熨砭温度，适时加温，对所熨皮肤进行适时适度回旋按揉，保证持续、温和的热熨过程。

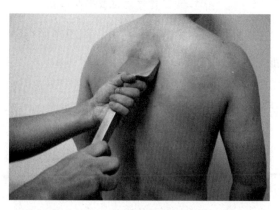

图 2-102　大肠经虚证背部刮拭法

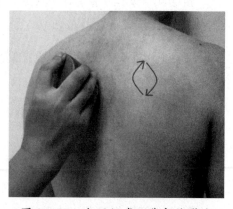

图 2-103　大肠经虚证背部热熨法

（4）在背部督脉全线进行和缓有力的刮拭，约5分钟，重点对肺俞、大肠俞附近的皮肤进行热熨，5～10分钟，以穴区皮下热气内透为度。注意保持熨砭的温度。

（5）在操作（1）的基础上，再度行迎随补泻法中的补法。在另一侧大肠经循行路线所过（不包括头面部）皮肤涂抹润滑油，顺行刮拭，反复操作，约10分钟。

2. 大肠经实证

（1）在一侧大肠经循行路线的体表皮肤涂抹润滑油，用砭具从颈肩部向手指部进行刮拭，行迎随补泻的泻法操作，反复操作，约5分钟。全部操作过程以皮肤微微出痧为度，如遇到条索、结节，可适度局部重点刮拭，以局部出痧和软化为度。

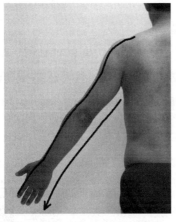 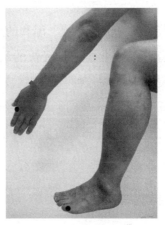

图 2-104　大肠经实证循经刮拭法　　　　图 2-105　大肠经实证穴位点按法

（2）用砭具在阳谷、阳溪两穴点按，行呼吸补泻的补法，在通谷、二间两穴点按，行呼吸补泻的泻法，3～4分钟，以受术者呼吸调匀、自然平稳为度。

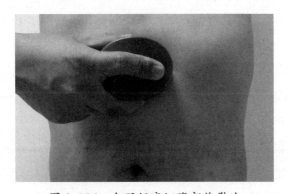

图 2-106　大肠经实证腹部热熨法

（3）用砭具在腹部脐上心脏分区行熨法10分钟，以受术者腹内有热流感、前期症状缓解而表皮不至于灼伤为度。注意保持熨砭温度，适时加温，对所熨皮肤进行

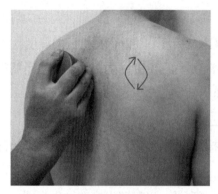

图 2-108 大肠实证背部热熨法

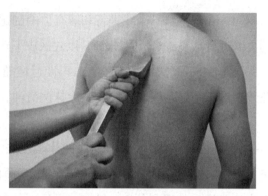

图 2-107 大肠经实证背部刮拭法

适时适度回旋按揉，保证持续、温和的热熨过程。

（4）在背部督脉全线进行轻快的刮拭，约 5 分钟，重点对心俞、小肠俞附近的皮肤进行热熨，5～10 分钟，以穴区皮下热气内透为度。注意保持熨砭的温度。

（5）在操作（1）的基础上，再度行迎随补泻法中的泻法。在另一侧大肠经循行路线所过（不包括头面部）皮肤涂抹润滑油，逆向刮拭，反复操作，约 5 分钟。

十一、膀胱经病证

1. 膀胱经虚证

（1）在一侧膀胱经循行路线（头面部除外）的体表皮肤涂抹润滑油，用砭具从足趾沿着下肢后面向颈背部缓缓刮拭，行迎随补泻的补法操作，反复操作，约 10 分钟。全部操作过程以皮肤微微发红为度，如遇到条索、结节，可适度局部重点刮拭，以局部出痧和软化为度。

（2）用砭具在商阳、至阴两穴点按，行呼吸补泻的补法，在足三里、委中两穴点按，行呼吸补泻的泻法，约 3 分钟，以受术者呼吸调匀、自然平稳为度。

（3）用砭具在腹部脐下肾脏分区行熨法 10 分钟，以受术者腹内有热流感、前期症状缓解而表皮不至于灼伤为度。注意保持熨砭温度，适时加温，对所熨皮肤进行适时适度回旋按揉，保证持续、温和的热熨过程。

（4）在背部督脉全线进行和缓有力的刮拭，约 5 分钟，重点对

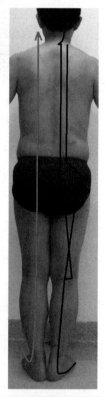

图 2-109 膀胱经虚证循经刮拭法

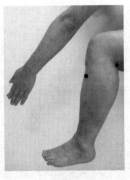

图 2-110 膀胱经虚
证穴位点按法

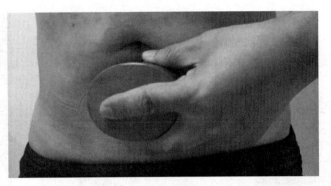

图 2-111 膀胱经虚证腹部热熨法

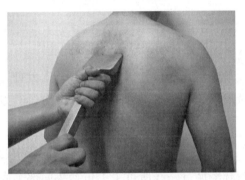

图 2-112 膀胱经虚证背部刮拭法

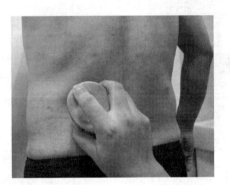

图 2-113 膀胱经虚证腹部热熨法

肾俞、膀胱俞附近的皮肤进行热熨，5～10分钟，以穴区皮下热气内透为度。注意保持熨砭的温度。

（5）在操作（1）的基础上，再度行迎随补泻法中的补法。在另一侧胃经循行路线所过（不包括头面部）皮肤涂抹润滑油，顺行刮拭，反复操作，约10分钟。

2. 膀胱经实证

（1）在一侧膀胱经循行路线（头面部除外）的体表皮肤涂抹润滑油，用砭具从颈项部沿着背部向下肢后面延伸至足小趾部进行刮拭，行迎随补泻的泻法操作，反复操作，约10分钟。全部操作过程以皮肤微微出痧为度，如遇到条索、结节，可适度局部重点刮拭，以局部出痧和软化为度。

（2）用砭具在足三里、委中两穴点按，行呼吸补泻的补法，在足临泣、束骨两穴点按，行呼吸补泻的泻法，3～4分钟，以受术者呼吸调匀、自然平稳为度。

（3）用砭具在腹部脐周脾脏分区行熨法10分钟，以受术者腹内有热流感、前期症状缓解而表皮不至于灼伤为度。注意保持熨砭温度，适时加温，对所熨皮肤进行

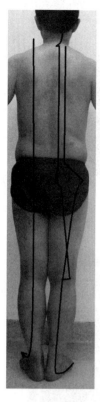

图 2-114 膀胱经实证循经刮拭法

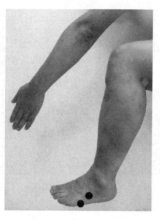

图 2-115 膀胱经实证穴位点按法

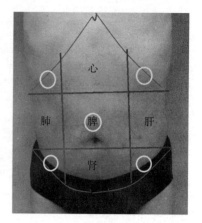

图 2-116 膀胱经实证腹部热熨法

适时适度回旋按揉，保证持续、温和的热熨过程。

（4）在背部督脉全线进行轻快的刮拭，约5分钟，重点对脾俞、胃俞附近的皮肤进行热熨，5～10分钟，以穴区皮下热气内透为度。注意保持熨砭的温度。

（5）在操作（1）的基础上，再度行迎随补泻法中的泻法。在另一侧膀胱经循行路线所过（不包括头面部）皮肤涂抹润滑油，逆向刮拭，反复操作，约5分钟。

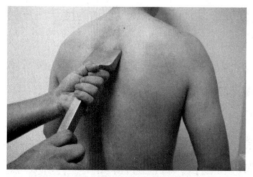

图 2-117 膀胱经实证背部刮拭法

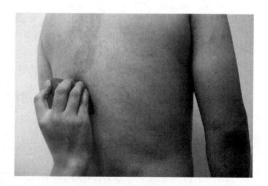

图 2-118 膀胱经实证背部热熨法

十二、三焦经病证

1. 三焦经虚证

（1）在一侧三焦经循行路线（不包括头面）的体表皮肤涂抹润滑油，用砭具从手指沿着前臂外侧正中向肩颈部缓缓刮拭，行迎随补泻的补法操作，反复操作，约

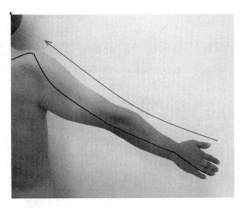

图 2-119　三焦经虚证循经刮拭法

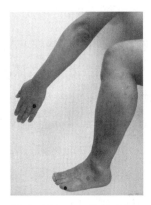

图 2-120　三焦经虚证
穴位点按法

10 分钟。全部操作过程以皮肤微微发红为度，如遇到条索、结节，可适度局部重点刮拭，以局部出痧和软化为度。

（2）用砭具在足临泣、中渚两穴点按，行呼吸补泻的补法，在通谷、液门两穴点按，行呼吸补泻的泻法，约 3 分钟，以受术者呼吸调匀、自然平稳为度。

（3）用砭具在腹部脐上心脏分区行熨法 10 分钟，以受术者腹内有热流感、前期症状缓解而表皮不至于灼伤为度。注意保持熨砭温度，适时加温，对所熨皮肤进行适时适度回旋按揉，保证持续、温和的热熨过程。

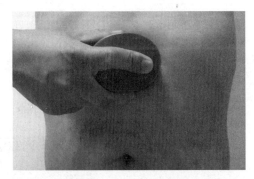

图 2-121　三焦经虚证腹部热熨法

（4）在背部督脉全线进行和缓有力的刮拭，约 5 分钟，重点对厥阴俞、三焦俞附近的皮肤进行热熨，5～10 分钟，以穴区皮下热气内透为度。注意保持熨砭的

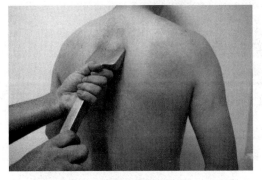

图 2-122　三焦经虚证背部刮拭法

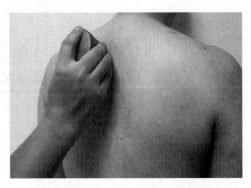

图 2-123　三焦经虚证背部热熨法

温度。

（5）在操作（1）的基础上，再度行迎随补泻法中的补法。在另一侧三焦经循行路线所过（不包括头面部）皮肤涂抹润滑油，顺行刮拭，反复操作，约10分钟。

2. 三焦经实证

（1）在一侧三焦经循行路线（头面部除外）的体表皮肤涂抹润滑油，用砭具从颈肩部向手指部进行刮拭，行迎随补泻的泻法操作，反复操作，约5分钟。全部操作过程以皮肤微微出痧为度，如遇到条索、结节，可适度局部重点刮拭，以局部出痧和软化为度。

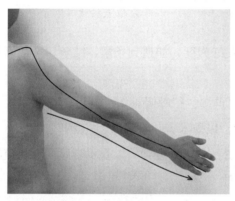 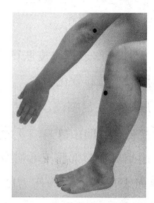

图 2-124　三焦经实证循经刮拭法　　图 2-125　三焦经实证穴位点按法

（2）用砭具在通谷、液门两穴点按，行呼吸补泻的补法，在足三里、天井两穴点按，行呼吸补泻的泻法，3～4分钟，以受术者呼吸调匀、自然平稳为度。

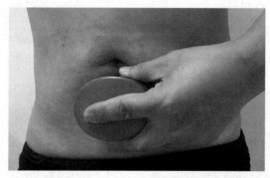

图 2-126　三焦经实证腹部热熨法

（3）用砭具在腹部脐下肾脏分区行熨法10分钟，以受术者腹内有热流感、前期症状缓解而表皮不至于灼伤为度。注意保持熨砭温度，适时加温，对所熨皮肤进行适时适度回旋按揉，保证持续、温和的热熨过程。

（4）在背部督脉全线进行轻快的刮拭，约 5 分钟，重点对肾俞、膀胱俞附近的皮肤进行热熨，5 ～ 10 分钟，以穴区皮下热气内透为度。注意保持熨砭的温度。

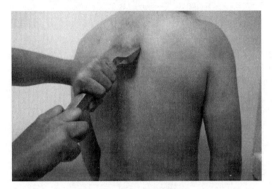 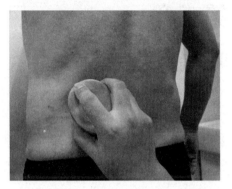

图 2-127　三焦经实证背部刮拭法　　　　图 2-128　三焦经实证背部热熨法

（5）在操作（1）的基础上，再度行迎随补泻法中的泻法。在另一侧三焦经循行路线所过（不包括头面部）皮肤涂抹润滑油，逆向刮拭，反复操作，约 5 分钟。

第四节　砭法禁忌

1.国家法律规定的甲乙类传染病、严重精神疾病、血友病等，各种急性病或者某些疾病的急性发作期，不属于砭法的调理范围。

2.骨结核、骨肿瘤、骨折等骨科疾病，也不属于砭法的调理范围。

3.妇女妊娠期、3 岁以下婴幼儿、肿瘤晚期严重恶病质者禁用砭法。

4.烧烫伤、毒蛇咬伤、酒精中毒或者精神类药物中毒、严重精神疾病不能配合施术者，或者其他不适合进行砭法操作的疾病。

5.某些皮肤疾病导致特定皮肤部位不能刮拭、点穴和熨砭操作者。

尽早识别并且规避这些禁忌证，并且推荐这些人去相应的专科治疗，寻求专业的治疗手段，需要相应技术人员具有基本的鉴别能力。

第三章
呼吸系统疾病

第一节　慢性支气管炎

1. 概述

慢性支气管炎简称慢支，多见于中老年人，所以又有"老慢支"之称。据资料统计，我国 50 岁以上的人患病率可高达 15%。患者有反复发作的慢性咳嗽、咳痰史，喘息可常年存在，有加重期，有肺气肿及肺心病体征，两肺常可闻及水泡音。多发生在秋冬寒冷季节，天气转暖后则逐渐缓解，与过敏无关。在治疗上以抗感染为主，炎症消除后，喘息则自然缓解。

2. 西医认识

慢性支气管炎的发病主要是由于老年人机体机能减退，抵抗力差，对外界刺激及致病微生物的防御能力明显下降，加上长期吸烟，损害呼吸道黏膜，或者病原微生物反复感染，严重者可发展成慢性阻塞性肺疾病或慢性肺心病。只有正确认识，积极做好调理和预防的准备，才能减轻慢支患者在秋冬寒冷季节发病的症状，避免并发症的出现，防止疾病进展。

3. 中医认识

慢支归属中医"咳嗽""喘证""痰饮"等范畴。慢支的主要病位在肺，早期多由肺气不和，失于宣降，痰湿内生，而致咳嗽、咯痰，日久迁延不愈，亦常累及他脏。多属本虚标实之证，实责之痰、气、瘀，虚责之肺、脾、肾。咳喘无力，气少不足以息，动则益甚，体倦懒言，声音低怯，痰多清稀，面色㿠白，或自汗畏风，易于感冒，舌淡苔白，脉虚弱，则为肺经虚证；若无，则为肺经实证。

4. 检查评估要点

根据上述主要机理认识，重点检查肺、脾、肾等经络循行的部位，通过望诊、闻诊、问诊、触诊，初步判断上述经络的虚实。

若见肩背痛，恶风寒，汗出，小便频数且多哈欠，则为肺经实证；若见肩背痛寒，少气不足以息，溺色变，则为肺经虚证。

若见肺经络脉色青为寒证、痛证，色红为实热证，肿胀鼓突并且颜色黑暗为顽症，局部颜色淡一般为虚证。脾经、肾经，亦同此。

切按时，若肺脉经络所过之处皮肤冰凉低温，多属虚证；肺脉经络所过之处皮肤发热，局部温度升高，按之疼痛，多属实。脾经、肾经，亦同此。

5. 砭法调理

根据上述综合检查评估结果，结合人体实际，找出本次调理应该优先处理的经络。

若检查评估为肺经虚证，按照肺经虚证给予补法处理。脾经、肾经同此。

若检查评估结果发现为多条经络同时存在虚实失衡问题，应选择当下优先调理的某条经络，可参考上文提到的处理原则中论及的调理方法进行操作。

由于实际情况随着时间、地点、性别、年龄和其他因素都会有种种细微差异，因此，调理的具体方法在上述基本原则基础上需要进行细致的变化，以适应实际问题的需要。

这里重点介绍具体问题的基本机理，而实际中，受术者经常不是只有一种健康问题，而导致症状、体征的变化组合多种多样，应该根据操作前的检查评估结果进行实际判断，不可把上文的介绍进行绝对化而盲目照搬。这一原则在其他以下各种慢性病的处理中，均为适用，可视为是基本原则的重要补充。后均仿此，不再赘述。

6. 注意事项

治疗完毕嘱咐受术者适当休息。并且建议对受术者的生活起居、饮食内容、情志心理进行适度调节，以辅助康复。根据受术者在调理后的反馈，进行有针对性的后续调理工作。

症状、体征减轻的，可以连续进行 5 天，每天 1 次，作为一个调理周期，第二次操作过程中，务必严格执行先检查评估，再有针对性地选择经络进行补泻调理，不能机械地套用上次的经验。后续的多次治疗，都应严格执行先检查评估，后调理干预的原则。

如果施术后出现乏力困倦，或者出现了症状反复等问题，可以间隔 1～2 日后，再度检查评估，选择经络优先处理进行砭法干预。注意手法轻柔适度，和缓持续，避免过度刺激，引起不适。严格做到无检查则不调理的操作规范。砭出有方，有的放矢，基于人体虚实的实际情况而动态调整砭法方案。反复进行 3～5 次，作为一个调理周期。

根据受术者的实际情况，动态调整调理部位、频率和次数。注意同一个部位出痧之后，应该在 5～7 天痧点完全消散后，再考虑在同一部位操作。否则将引起受术者的剧烈疼痛，除非绝对必要，一般来说，建议在其他部位进行操作。

以下各种问题处理时仿照此例，不再重复列述。

第二节　慢性肺源性心脏病

1. 概述

慢性肺源性心脏病简称"慢性肺心病"。该病是指由肺组织、胸廓或肺血管的慢性病变引起的肺循环阻力增高，导致肺动脉高压和右心室肥大或有右心衰竭的一类心脏病。临床上以反复咳喘、咳痰、水肿、发绀等为主要特征。早期心肺功能尚能代偿，晚期出现呼吸循环衰竭，并伴有多种并发症。慢性肺心病是我国比较常见的一种心脏病。

2. 西医认识

本病是由于肺组织、胸廓或肺血管病变，引起肺动脉高压，进而发生右心室肥大，最后导致右心衰竭。其进展缓慢，病程较长。病久后，其他重要器官如脑、肝、肾、胃肠及内分泌系统、血液系统等均可发生病理改变，引起多脏器的功能损害。

3. 中医认识

本病多因咳嗽、哮喘等肺系疾病，日久不愈，渐至肺、脾、肾及心脏受损，出现胸中胀满、咳喘咳嗽上气、四肢浮肿、唇青舌紫等症，属于中医"肺胀"等范畴。本病发病缓慢，病程长，其病因有脏腑虚损和外感时邪两方面。内伤咳嗽、支饮、哮喘、肺痨等慢性肺系疾患，迁延失治，痰浊潴留，气还肺间，日久导致肺虚，是发病的基础；肺虚卫外不固，外感六淫之邪乘虚侵袭，可诱使本病发作，致病情日益加重。病变首先在肺，继则影响脾、肾，后期病及于心。

4. 检查评估要点

根据上述主要机理认识，重点检查肺、心、胆、肾、胃等经络循行的部位，通过望诊、闻诊、问诊、触诊初步判断上述经络的虚实。

若见肩背痛、恶风寒、汗出、小便频数而且哈欠多，则为肺经实证；若见肩背痛寒、少气不足以息、溺色变，则为肺经虚证。

若见口热、舌干、咽肿、咳嗽上气、咽干咽痛、烦心、心痛、黄疸，则为肾经实证；若见腹泻、腰骶部和大腿内侧疼痛、下肢痿软无力且自觉寒冷、疲倦嗜睡、脚心热且疼痛，则为肾经虚证。

若见肺经络脉色青为寒证、痛证，色红为实热证，肿胀鼓突并且颜色黑暗为顽症，局部颜色淡一般为虚证。脾经、肾经，亦同此。

切按时，若肺脉经络所过之处皮肤冰凉低温，多属虚证；肺脉经络所过之处皮肤发热，局部温度升高，按之疼痛，多属实。心经、胆经、肾经、胃经亦同此。

5. 砭法调理

根据上述综合检查评估结果，结合人体实际，找出本次调理应该优先处理的经络。

若检查评估为肺经虚证，按照肺经虚证给予补法处理。

若检查评估为肾经虚证，按照肾经虚证给予补法处理。

6. 注意事项

同上。

第三节 支气管哮喘

1. 概述

支气管哮喘简称"哮喘"，是由多种细胞，特别是肥大细胞、嗜酸性粒细胞和 T 淋巴细胞参与的慢性气道炎症，在易感者中可引起反复发作的喘息、气促、胸闷或咳嗽等症状，多在夜间或凌晨发生，此类症状常伴有广泛而多变的通气受限，但可部分地自然缓解或经调理缓解，且伴有气道对多种刺激因子反应性增高。

2. 西医认识

本病的病因病理目前尚不完全清楚，但已肯定大多与过敏反应有关。按其发病原因的不同，可分为外源性哮喘和内源性哮喘两类，二者可以互相影响而混合存在。哮喘的发作是内源性和外源性因素混合存在的结果，既有生物活性物质的释放，亦有自主神经或非自主神经的功能障碍。如非特异性刺激兴奋迷走神经感受器，通过反射途径引起支气管痉挛；过敏原－抗体复合物刺激肥大细胞释放生物活性物质直接作用于平滑肌，也可间接刺激神经感受器而使支气管痉挛。

3. 中医认识

支气管哮喘属于中医学的"哮病"范畴。中医学认为哮喘是宿痰内伏于肺，与遗传、体质、环境、外感、饮食、劳倦等因素有关。哮喘的病因以肺虚、脾虚、肾虚为本，以风、寒、热、湿、痰、瘀为标，发作期以实证表现为主，缓解期以虚证表现居多。哮喘患者多因先天禀赋不足，故大多自幼发病，随着年龄增长，肾之精气渐充，可使部分患儿逐渐痊愈；若反复发病，或调理失当，以致肾气更虚，摄纳失常，故时至中年即较难治愈。本病长年累月反复发作，可累及心、肾导致肺胀而出现心悸、水肿等危候；亦可因哮喘严重发作发生喘脱救治不及时而死亡。砭法适用于该病在急性期发作之外的缓解阶段。

4. 检查评估要点

根据上述主要机理认识，重点检查肺、心包、脾、肾等经络循行的部位，通过望诊、闻诊、问诊、触诊初步判断上述经络的虚实。

若见肩背痛、恶风寒、汗出、小便频数而且哈欠多，则为肺经实证；若见肩背痛寒、少气不足以息、溺色变，则为肺经虚证。

若见手心热、臂肘挛急、腋肿甚则胸胁支满、心悸、面赤、目黄，则为心包经实证；若见烦心、心痛、掌中热，则为心包经虚证。

若见肺经络脉色青为寒证、痛证，色红为实热证，肿胀鼓突并且颜色黑暗为顽症，局部颜色淡一般为虚证。脾经、肾经、心包经亦同此。

切按时，若肺脉经络所过之处皮肤冰凉低温，多属虚证；肺脉经络所过之处皮肤发热，局部温度升高，按之疼痛，多属实。脾经、肾经、心包经，亦同此。

5. 砭法调理

根据上述综合检查评估结果，结合人体实际，找出本次调理应该优先处理的经络。

若检查评估为肺经实证，按照肺经实证给予泻法处理。

若检查评估为心包经实证，按照心包经实证给予泻法处理。

6. 注意事项

同前。

第四节 支气管扩张

1. 概述

支气管扩张指支气管及其周围肺组织的慢性炎症损坏管壁，以致形成不可逆的支气管扩张与变形。本症有先天性与继发性两种，以继发性较为多见，且多见于儿童和青年。临床症状表现为慢性咳嗽、咳大量脓痰和反复咯血。本病过去颇多见，在呼吸系统疾病中，其发病率仅次于肺结核。

2. 西医认识

感染是主要病因，许多支气管扩张症来源于儿童早期的呼吸道损害，病人就记忆所及就有肺病的特点，小时有肺炎、百日咳、麻疹或结核病史。支气管堵塞是一个重要因素，但最终原因是因堵塞后引流不畅，分泌物潴留感染所致。

3. 中医认识

支气管扩张症在中医学中无相应病名，按其发病的不同程度和阶段，可归入中医"咳嗽""肺痈""咯血"范畴。支气管扩张，根据其发病过程的不同阶段，中医学认为其病因为外因和内因两个方面。外因指外感风、湿、热、火之邪，内因多指肺体亏虚、饮食不当及七情内伤。临床上内因与外因又互为因果，可致恶性循环：正气虚弱容易感受外邪；内有痰热，感受风寒又易化热，使痰热更盛。感受外邪，在邪正相争中正气消耗，使正气更虚，故支气管扩张之病缠绵难愈。本病为内外合邪而成，主要是肺内热毒蕴结，血败肉腐而成痈。急性感染期因风热之邪侵犯卫表，肺卫同病，实热内蒸，热伤肺气，肺失清肃，邪热壅肺，蒸液成痰，气分之热毒浸淫及血，热伤血脉，血为之凝滞，热壅血瘀，酿成脓痈。痰热与瘀血壅阻肺络，肉腐血败，脓血排出，痰瘀热毒得以外泄之机，正气得以恢复，则病情得以好转、缓解。砭法适合在受术者未出现咳血的慢性迁延期使用，如果发生咳血，应尽快移交有关专业医护人员处理。

4. 检查评估要点

根据上述主要机理认识，重点检查肺、心包、肝、肾、脾、胃等经络循行的部位，通过望诊、闻诊、问诊、触诊初步判断上述经络的虚实。

若见肩背痛、恶风寒、汗出、中风、小便频数而且哈欠多，则为肺经实证；若见肩背痛寒、少气不足以息、溺色变，则为肺经虚证。

若见易怒，焦虑，烦躁不安，胸闷，呕逆，腰痛，乳房红肿热痛，咽喉肿痛，头部正顶痛，眩晕，则为肝经实证；若见月经量少，闭经，不孕，乳癖，视物昏花，疝气，遗尿，小便淋沥不尽，面色发青，筋松软无力，手足指枯槁，则为肝经虚证。

若见肺经络脉色青为寒证、痛证，色红为实热证，肿胀鼓突并且颜色黑暗为顽症，局部颜色淡一般为虚证。

切按时，若肺经所过之处皮肤冰凉低温，多属虚证；肺经所过之处皮肤发热，局部温度升高，按之疼痛，多属实。

5. 砭法调理

根据上述综合检查评估结果，结合人体实际，找出本次调理应该优先处理的

经络。

若检查评估为肺经虚证，按照肺经虚证给予补法处理。

若检查评估为肝经实证，按照肝经实证给予泻法处理。

6. 注意事项

同上。

第五节　流行性感冒

1. 概述

流行性感冒简称"流感"，是流感病毒引起的急性呼吸道传染病。流感一年四季均有，但以冬春季节流行较多。其临床特征是呼吸道症状较轻而发热与乏力等全身中毒症状较重。婴幼儿、老年人易并发肺炎。病程 3 ～ 7 天。流感病毒分甲、乙、丙三型，甲型病毒经常发生抗原变异而引起流感反复流行和大流行。流感病毒主要借飞沫传播，传播速度取决于人群分布的密度。

2. 西医认识

现代医学认为流感是由流感病毒甲、乙、丙三型（每型中又有抗原性不同的亚型）引起的急性呼吸道传染病。凡大流行多由甲型及亚型病毒引起；小流行及散发多由乙型病毒引起；散发多由丙型病毒引起。本病的传染源为人体和隐性感染者，病人从潜伏期末，即开始排毒，病初 2 ～ 3 天传染性最强，主要经飞沫传播。人群对本病普遍易感，青壮年及学龄儿童发病较多，病后可获一定的免疫力，但不持久。老年、婴幼儿及体弱者易继发细菌性肺炎。

3. 中医认识

流感属中医学"时行病""时行感冒"范畴。本病多因气候变化，寒温失调，人抵抗力减弱时，风邪或时行病毒侵袭人体而发病。其途径或从口鼻而入，或从皮毛而入。口鼻为邪气入肺系之途径，邪从口鼻而入，则出现一系列鼻道和肺系症状。皮毛是人体抵抗外邪的屏障，若外邪入侵，皮毛防御功能减弱，则由皮毛而犯肺卫，临床上产生一系列肺卫症状。本病的病变部位主要在肺卫，正气抗邪有力，以实证居多。由于感邪性质的不同，临床有风寒、风热等不同证候。时行病毒多有兼夹，所兼之邪气与季节气候的变化有关，因此流感发生在不同季节，临床表现又有差异。病后随体质之异又有不同的转归，在病程中还可出现寒热的转化或错杂，感邪较重者可入里化热，合并他病。砭法操作者应该做好适当的防护，有关操作适宜在早期介入。

4. 检查评估要点

根据上述主要机理认识，重点检查肺、心、胆、胃等经络循行的部位，通过望诊、闻诊、问诊、触诊初步判断上述经络的虚实。

若见肩背痛、恶风寒、汗出、小便频数而且哈欠多，则为肺经实证；若见肩背痛寒、少气不足以息、溺色变，则为肺经虚证。

若见肺经络脉色青为寒证、痛证，色红为实热证，肿胀鼓突并且颜色黑暗为顽症，局部颜色淡一般为虚证。脾经、肾经，亦同此。

切按时，若肺脉经络所过之处皮肤冰凉低温，多属虚证；肺脉经络所过之处皮肤发热，局部温度升高，按之疼痛，多属实。胃经、胆经、心经，亦同此。

5. 砭法调理

根据上述综合检查评估结果，结合人体实际，找出本次调理应该优先处理的经络。

若检查评估为肺经实证，按照肺经实证给予泻法处理。

6. 注意事项

同上。

第六节 慢性阻塞性肺气肿

1. 概述

慢性阻塞性肺气肿简称"慢阻肺""肺气肿"，是慢性支气管炎、支气管哮喘、肺结核及吸烟、感染、大气污染等有害因素的刺激等原因逐渐引起的细支气管狭窄，终末细支气管远端（包括呼吸性细支气管、肺泡管、肺泡囊和肺泡）气腔过度充气，并伴气腔壁膨胀、破裂而产生。肺气肿实际上是一种病理检查评估结果。肺气肿的这种改变使肺的弹性回缩力减低，呼气时由于胸膜腔压力增加而使气道过度萎陷，造成不可逆的气道阻塞。

2. 西医认识

阻塞性肺气肿为终末细支气管远端部分过度膨胀，并伴有气腔壁的破坏。近年来，该病的发病率显著增高，这归结于大气污染、吸烟和肺部慢性感染等诱发慢性支气管炎，进一步演变为本病。慢阻肺早期可无症状，或仅在劳动、运动时感到乏力和气短，逐渐难以承担原来的基本活动和工作。随着病情进展，呼吸困难程度随之加重，以至稍微活动甚或完全休息时仍感气短。此外尚可有体重下降，食欲减退，上腹胀满。除气短外还有咳嗽、咳痰等症状。典型慢阻肺患者胸廓前后径增大，呈桶状胸，呼吸运动减弱，语音震颤减弱，叩诊呈过清音，心脏浊音界缩小，肝浊音界下移等。冬季发病患者应使用抗菌祛痰药物，稳健地改善患者一般状况，进行合理的呼吸训练和氧疗等，这是较为常用的方法。

3. 中医认识

中医学认为肺气肿属中医学的"肺胀"范畴。本病系多种慢性肺系疾患反复发作、迁延不愈的结果，肺、脾、肾三脏虚损，从而导致肺管不利，肺气壅滞，气道不畅，胸部胀满不能敛降。临床表现见喘息气促，咳嗽，咳痰，胸部膨满，憋闷如塞，或唇甲发绀，心悸浮肿等症，重者可出现昏迷、喘脱等危重证候。砭法操作适用于该病慢性迁延阶段。

4. 检查评估要点

根据上述主要机理认识，重点检查肺、心、肾、脾、胃等经络循行的部位，通过望诊、闻诊、问诊、触诊初步判断上述经络的虚实。

若见肩背痛、畏寒、自汗出、小便频数而且哈欠多，则为肺经实证；若见肩背痛寒、少气、喘气、小便清长，则为肺经虚证。

若见心烦、心下急痛、大便不成形、水肿、黄疸，则为脾经实证；若见不能平卧、站立困难、股膝内肿胀并且寒冷、足大趾不能活动，则为脾经虚证。

若见肺经络脉色青为寒证、痛证，色红为实热证，肿胀鼓突并且颜色黑暗为顽症，局部颜色淡一般为虚证。

切按时，若肺脉经络所过之处皮肤冰凉低温，多属虚证；肺脉经络所过之处皮肤发热，局部温度升高，按之疼痛，多属实。脾经、肾经、胃经、心经亦同此。

5. 砭法调理

根据上述综合检查评估结果，结合人体实际，找出本次调理应该优先处理的经络。

若检查评估为肺经实证，按照肺经实证给予泻法处理。

若检查评估为脾经虚证，按照脾经虚证给予补法处理。

6. 注意事项

同上。

第七节 肺脓肿

1. 概述

肺脓肿是多种病原菌感染所引起的肺组织化脓性病变。早期为肺组织的感染性炎症，继而坏死形成脓肿。肺脓肿可分为原发性肺脓肿和继发性肺脓肿，前者多与吸入有关，好发于肺下叶背段及上叶后段，右侧比左侧更为常见，亦称吸入性肺脓肿；继发性肺脓肿以败血症引起的血源性肺脓肿较多见，也可来源于邻近脏器的直接侵入，肝阿米巴脓肿或膈下脓肿可入侵肺部，引起肺脓肿。病程超过3个月，迁延不愈者为慢性肺脓肿。临床上以高热、咳嗽、咳痰为主要症状，脓肿溃破与支气管相通后则咳出大量臭脓痰。

2. 西医认识

现代医学认为本病的病因及发病机制是多种病原菌感染导致肺部产生化脓性炎症、组织坏死液化而成。其原因主要为肺部的细菌性感染。在发病过程中，厌氧菌与需氧菌之间有相互诱导促进作用。需氧菌消耗氧，使局部组织氧化还原电势降低，可为厌氧菌提供代谢所需的超氧化物歧化酶、过氧化物酶等，从而促进厌氧菌生长。其中最常见的病原菌为葡萄球菌、链球菌、肺炎球菌、梭形菌和螺旋体等。

3. 中医认识

本病属于中医学的"肺痈"范畴。中医学认为，本病多由风热犯肺，或痰热素盛，以致热伤肺阴，蒸液成痰，热壅血瘀，肉腐血败，成痈化脓而成。外感风热之邪，侵袭肺卫，或感受风寒之邪，日久不愈，郁而化热，邪热壅遏于肺，肺络瘀滞，热瘀互结而成肺痈。溃脓期，肺热炽盛，血败肉腐，咳嗽，咳吐大量腥臭脓痰；恢复期肺气阴两伤，咳嗽，痰量减少。本证病位在肺，病理性质主要属实、属热。该病属邪热郁肺，蒸液成痰，邪阻肺络，血滞为瘀，而致痰热与瘀血郁结，蕴酿成痈，血败肉腐化脓，肺损络伤，脓疡溃破外泄。其病理主要表现为邪盛的实热证候，脓疡溃后，方见阴伤气耗之象。成痈化脓的病理基础主要在于血瘀。血瘀则生热，血败肉腐而成脓。

4. 检查评估要点

根据上述主要机理认识，重点检查肺、心包、脾、胃等经络循行的部位，通过望诊、闻诊、问诊、触诊初步判断上述经络的虚实。

若见肩背痛、恶风寒、汗出、小便频数而且哈欠多，则为肺经实证；若见肩背痛寒、少气不足以息、溺色变，则为肺经虚证。

若见手心热、臂肘挛急、腋肿甚则胸胁支满、心悸、面赤、目黄，则为心包经实证；若见心烦、心痛、掌中热，则为心包经虚证。

若见肺经络脉色青为寒证、痛证，色红为实热证，肿胀鼓突并且颜色黑暗为顽症，局部颜色淡一般为虚证。脾经、肾经，亦同此。

切按时，若肺脉经络所过之处皮肤冰凉低温，多属虚证；肺脉经络所过之处皮肤发热，局部温度升高，按之疼痛，多属实。脾经、胃经、心包经亦同此。

5. 砭法调理

根据上述综合检查评估结果，结合人体实际，找出本次调理应该优先处理的经络。

若检查评估为肺经实证，按照肺经实证给予泻法处理。

若检查评估为心包经实证，按照心包经实证给予泻法处理。

6. 注意事项

同上。

第八节　间质性肺疾病

1. 概述

间质性肺疾病（ILD）是一组主要累及肺间质、肺泡和（或）细支气管的肺部弥漫性疾病。ILD 并不是一种独立的疾病，它包括二百多个病种。尽管每一种疾病的临床表现、实验室和病理学改变有各自的特点，然而，它们具有一些共同特点（临床表现、呼吸病理生理学和胸部 X 线特征）。表现为渐进性劳力性气促、限制性通气功能障碍并弥散功能降低、低氧血症和影像学上的双肺弥漫性病变。病程多缓慢进展，逐渐丧失肺泡毛细血管功能单位，最终发展为弥漫性肺纤维化和"蜂窝肺"，导致呼吸功能衰竭而死亡。

2. 西医认识

现代医学认为，间质性肺疾病患者由于广泛的肺间质纤维化，肺体积缩小，弹性降低，肺的收缩和膨胀受到限制，削弱了其换气的效能。本病早期的病理改变为肺泡壁增厚，随着病情的发展，肺泡壁内出现增生的成纤维细胞、网织纤维和单核细胞，到慢性阶段，肺泡壁中的细胞成分减少，结构致密，为纤维组织代替，增生的毛细血管被纤维组织破坏，数量减少，肺小血管内膜增生，管壁增厚，到晚期肺间质中的纤维组织收缩，平滑肌成分轻至中度增生，肺呈实变，体积缩小。

3. 中医认识

中医学认为，间质性肺疾病早期的病变相对较轻，属"喘证""咳嗽"范畴，日久肺气亏损，气虚无以生化，血可因之而虚少；肺主治节，朝百脉，助心脉而行血，若肺气虚损，无力行血，则血凝于脉中，产生瘀血。肾藏精，精生髓，髓生血，肺金不足，则阴精亏虚，血生化乏源；阳气亏虚，血液运行无力，均可导致血瘀，从而发为"肺痿""喘证""肺痹"等证。本病病位在肺、肾，病机为本虚标实，临证以虚实夹杂多见，痰浊、瘀血既是病理产物，又是病情加重的因素，治疗应该扶正祛邪并用。

4. 检查评估要点

根据上述主要机理认识，重点检查肺、肾、心、胆、脾等经络循行的部位，通过望诊、闻诊、问诊、触诊初步判断上述经络的虚实。

若见肩背痛、恶风寒、汗出、中风、小便频数而且哈欠多，则为肺经实证；若见肩背痛寒、少气不足以息、溺色变，则为肺经虚证。

若见口热、舌干、咽肿、咳嗽上气、咽干咽痛、烦心、心痛、黄疸，则为肾经实证；若见腹泻、腰骶部和大腿内侧疼痛、下肢痿软无力且自觉寒冷、疲倦嗜睡、脚心热且疼痛，则为肾经虚证。

若见肺经络脉色青为寒证、痛证，色红为实热证，肿胀鼓突并且颜色黑暗为顽症，局部颜色淡一般为虚证。脾经、肾经，亦同此。

切按时，若肺脉经络所过之处皮肤冰凉低温，多属虚证；肺脉经络所过之处皮肤发热，局部温度升高，按之疼痛，多属实。脾经、肾经、胆经、心经亦同此。

5. 砭法调理

根据上述综合检查评估结果，结合人体实际，找出本次调理应该优先处理的经络。

若检查评估为肺经实证，按照肺经实证给予泻法处理。

若检查评估为肾经虚证，按照肾经虚证给予补法处理。

6. 注意事项

同上。

第九节 胸腔积液

1. 概述

胸膜腔是位于肺和胸壁之间的一个潜在的腔隙。在正常情况下脏层胸膜和壁层胸膜表面上有一层很薄的液体，在呼吸运动时起润滑作用。胸膜腔和其中的液体并非处于静止状态，在每一次呼吸周期中胸膜腔形状和压力均有很大变化，使胸腔内液体持续滤出和吸收，并处于动态平衡。任何因素使胸膜腔内液体形成过快或吸收过缓，即产生胸腔积液，简称胸水。

2. 西医认识

现代医学认为，其病因一般为：胸膜毛细血管内静水压增高，胸膜毛细血管壁通透性增加，产生胸腔积液。胸膜毛细血管内胶体渗透压降低，壁层胸膜淋巴引流障碍，亦可产生胸腔积液。肿瘤压迫、阻断淋巴引流，使胸液中蛋白质积聚，从而导致胸腔积液。门静脉性肝硬化伴有低蛋白血症，血中胶体渗透压降低，可产生漏出液。当有腹水时，又可通过膈肌先天性缺损或经淋巴管而引起胸腔积液。此外，变态反应性疾病、心血管疾患或胸外伤等亦可引起胸腔积液。

3. 中医认识

胸水属中医"悬饮"范畴，中医学认为本病的发生发展，与正气虚衰关系极大。原有其他慢性疾病，卫外虚弱，外邪侵袭，肺失宣降，饮停胸胁，发为本病。久病体虚或年老体衰，正气虚弱，肺气亏虚，肺不能宣发，脾气亏虚，则不能转输，肾气亏虚，则不能蒸腾，三焦失于气化，以致水液不运，停滞胸胁，发为本病。或因劳倦内伤，伤及脾肾之阳，不能温化水湿，以致水停为饮；或因气候湿冷，冒雨涉水，坐卧湿地，使水湿之邪侵袭卫表，肺气不得宣布，由表及里，阻碍脾胃之气化功能，导致水津失运，蓄积成饮，停滞胸胁；或因恣食生冷之物，中阳暴遏，脾不能运，湿从内生，饮停胸胁；或因恼怒伤肝，肝郁化火，肝木克脾土，脾失健运，或忧思伤脾，脾失健运，均可导致水湿内停，聚而为饮，停于胸胁。疾病初起，外邪侵袭，卫表被束，肺气不宣，邪郁少阳，则见寒热往来，胸胁满痛。如失治误治，或外邪过盛，由表及里，肺不能通调水道，则水停胁下。饮郁日久，阻遏阳气，或疾病后期阳衰，则气短乏力，体倦神疲。饮郁日久，气滞化火伤阴，可见潮热、盗汗、颧红。

4. 检查评估要点

根据上述主要机理认识，重点检查肺、脾、胆、肾、胃等经络循行的部位，通过望诊、闻诊、问诊、触诊初步判断上述经络的虚实。

若见肩背痛、恶风寒、汗出、小便频数而且哈欠多，则为肺经实证；若见肩背痛寒、少气不足以息、溺色变，则为肺经虚证。

若见心烦、心下急痛、大便不成形、腹痛腹泻、小便不通、黄疸，则为脾经实证；若见不能卧、站立困难、膝关节寒冷肿痛、脚大趾疼痛麻木，则为脾经虚证。

若见肺经络脉色青为寒证、痛证，色红为实热证，肿胀鼓突并且颜色黑暗为顽症，局部颜色淡一般为虚证。脾经、肾经，亦同此。

切按时，若肺脉经络所过之处皮肤冰凉低温，多属虚证；肺脉经络所过之处皮肤发热，局部温度升高，按之疼痛，多属实。脾经、肾经、胆经、胃经亦同此。

5. 砭法调理

根据上述综合检查评估结果，结合人体实际，找出本次调理应该优先处理的经络。

若检查评估为肺经实证，按照肺经实证给予泻法处理。

若检查评估为脾经虚证，按照脾经虚证给予补法处理。

6. 注意事项

同上。

第十节　原发性支气管癌

1. 概述

原发性支气管癌又称肺癌，是最常见的肺部原发性恶性肿瘤。其临床表现取决于肿瘤的部位、大小、类型及并发症。早期无症状或症状不明显，到中、晚期才出现呼吸系统症状，一般可见咳嗽、咯血、胸闷、气急、发热、消瘦和恶病质等症状。目前，肺癌在男性癌肿死因中居第一位，女性居第二位。男女患病比例为 2.3 ∶ 1。多发生在 45～75 岁，发病率在 40 岁以后迅速上升，70 岁以后略有下降。因其严重威胁人民的健康和生命，故引起各国广泛重视。

2. 西医认识

肺癌的病因和发病机理尚未明确，一般认为与下列因素有关：①吸烟，特别是与吸纸烟的关系密切。吸烟的量越多，吸烟时间越长，开始吸烟的年龄越早，肺癌的死亡率越高。因纸烟中含有多种致癌物质，其中苯并芘为致癌的重要物质。②大气污染因素，主要是工业废气和致癌物质。苯并芘的主要来源为煤和石油的燃烧，如内燃机的废气、沥青等。③职业性致癌因素和理化性致癌因子，如烟草加热产物、石棉、砷、铬、铬酸盐、镍、铍、煤焦油、沥青烟尘、芥子气、二氯甲醚、氯甲甲醚、放射性物质（如铀、镭）及微生物等。长期接触上述物质者肺癌的患病率明显增加，且以鳞癌和小细胞未分化癌最常见。④其他，如病毒、真菌毒素（黄曲霉素）、维生素 A 缺乏、机体免疫功能降低、内分泌失调及家族遗传等因素，这些对肺癌的发生可能起综合作用。

3. 中医认识

中医学原无肺癌这一病名，现称为肺癌。临床病象以咳嗽、胸痛、气急、咯痰或痰中带血或血痰为主要特征。其病位在肺，可累及五脏六腑。病性多属正虚邪实，以正虚为发病基础。外因与感受外邪、诸种毒气有关，内因与七情、饮食、肺脏本身病变及其他脏腑禀赋薄弱等有关。多见于年老及肺、脾、肾三脏虚弱之人。其发病必先有正气内虚，故该病以正虚为本。机体在脏腑阴阳气血失调基础上所产生的痰湿、瘀血、毒聚、气郁等病理因素均属标实，故本病多属正虚邪实。

4. 检查评估要点

根据上述主要机理认识，重点检查肺、心、脾、肾、胃等经络循行的部位，通过望诊、闻诊、问诊、触诊初步判断上述经络的虚实。

若见肩背痛、恶风寒、汗出、哈欠频繁，则为肺经实证；若见肩背痛、乏力、喘咳、溺色变，则为肺经虚证。

若见心烦、心下急痛、大便不成形、腹痛腹泻、小便不通、黄疸，则为脾经实证；若见不能卧、站立困难、膝关节寒冷肿痛、脚大趾疼痛麻木，则为脾经虚证。

若见肺经络脉色青为寒证、痛证，色红为实热证，肿胀鼓突并且面色黑暗为顽症，局部颜色淡一般为虚证。

切按时，若肺脉经络所过之处皮肤冰凉低温，多属虚证；肺脉经络所过之处皮肤发热，局部温度升高，按之疼痛，多属实。他经亦同此。

5. 砭法调理

根据上述综合检查评估结果，结合人体实际，找出本次调理应该优先处理的经络。

若检查评估为肺经实证，按照肺经实证给予泻法处理。

若检查评估为脾经虚证，按照脾经虚证给予补法处理。

6. 注意事项

同上。

第四章
循环系统疾病

第一节　心律失常

1. 概述

心律失常是指各种原因引起的心脏传导系统发生冲动起源和冲动传导异常的常见病证。心律失常一年四季均可发病，但以冬季居多。其病程长短不一，预后与心律失常的病因、诱因、演变趋势和是否导致严重的血流动力学障碍有关，发生于无器质性心脏病基础上的心律失常，大多预后良好；若虽有器质性心脏病，但心律失常未引起血流动力学障碍，又不易演变为严重心律失常者，预后一般尚佳；若基础心脏病严重，尤其伴有心功能不全或急性心肌缺血者，预后往往较差。

2. 西医认识

引起心律失常的原因很多，除心肌病变外，电解质紊乱，尤其是高血钾或低血钾，某些药物（如洋地黄类药物、奎尼丁、锑剂等）的过量或毒性作用，其他如情绪激动、吸烟过度、饮浓茶、咖啡或酗酒等，均可导致心律失常。此外，外科疾患在麻醉、手术过程中或术后发生心律失常者，亦不少见。心律失常的类型比较多，需要在专业医师指导下，查明心律失常的具体类型，选择对症药物缓解症状，另外还需要查明引发心律失常的病因，同时进行对因治疗。

3. 中医认识

中医称心律失常为"心动悸"，系指多种原因致使心脏体用受损，心神失主，心脉瘀阻，脉象参伍不调的心脏病证。"心动悸"始见于《伤寒论》："伤寒，脉结代，心动悸，炙甘草汤主之。"临床主要病象为患者自觉心悸怔忡，惊惕不安，甚则不能自止，脉象参伍不调，心电图示心律失常。其病位在心，与肝、胆、脾、胃、肾等脏腑关系密切。病性有虚实之分，初病多属实证，病久常虚实夹杂相兼为患。中医认为，心动悸多由于内外各种病因致使心脏体用受损，引起心神失宁、心脉运行瘀阻所致。

4. 检查评估要点

根据上述主要机理认识，重点检查心包、胆、脾、胃等经络循行的部位，通过望诊、闻诊、问诊、触诊初步判断上述经络的虚实。

若见手心热、臂肘挛急、腋肿、胸胁支满、心悸、面赤、头昏、头痛，则为心包经实证；若见失眠多梦、健忘心烦、心痛、语言不利、掌心热、中指挛痛，则为心包经虚证。

若见偏头痛、颌痛、目锐眦痛、缺盆中肿痛、腋下肿、瘰疬、汗出振寒、右侧上腹部疼痛、口苦、眩晕、耳鸣，则为胆经实证；若见头昏，身寒冷重滞，肤色晦暗，胸胁、胁肋部、髋关节、膝外至胫、小腿外侧下段及外踝前皆痛，小趾次趾挛痛，则为胆经虚证。

若见心包经络脉色青为寒证、痛证，色红为实热证，肿胀鼓突并且颜色黑暗为顽症，局部颜色淡一般为虚证。余经同此。

切按时，若心包脉经络所过之处皮肤冰凉低温，多属虚证；心包脉经络所过之处皮肤发热，局部温度升高，按之疼痛，多属实。余经同此。

5. 砭法调理

根据上述综合检查评估结果，结合人体实际，找出本次调理应该优先处理的经络。

若检查评估为心包经实证，按照心包经实证给予泻法处理。

若检查评估为胆经虚证，按照胆经虚证给予补法处理。

6. 注意事项

同上。

第二节　慢性心力衰竭

1. 概述

慢性心力衰竭是指在适当的静脉充盈压时，由于心脏舒或／和缩功能障碍，心脏不能排出足够的血液以维持人体组织需要的临床综合征。其本质特征是心排血量不足所致的心源性循环充血（包括体循环或／和肺循环）。就血液动力学改变而言，心房平均压升高，即为充血性心力衰竭。

2. 西医认识

（1）基本原因：从病理生理角度可归纳为下列几方面，如原发性心肌收缩 / 舒张功能受损、心室后负荷（收缩期压力负荷）过重、心室前负荷（舒张期容量负荷）过重、心室舒张顺应性降低、高动力循环等。

（2）诱发因素：大多数心衰的发生均有诱因，常见的有感染、严重的快速型或缓慢型心律失常、过度体力劳动或情绪激动等。

（3）发病机理：心衰的血流动力学改变基本上是心排血量的降低。心排血量取决于下列几种因素，如心肌收缩力减弱、心室舒张顺应性障碍、心脏前负荷增高、心脏后负荷增高、心率过快或过慢、心脏结构欠完整、心脏舒缩功能失调，导致心排血量减少。

3. 中医认识

充血性心力衰竭，系指心脏受损，真气衰竭，心脉瘀阻，水饮内停所引起的危急病证。心衰的临床主要病象是心悸、喘促不得卧、水肿、肝积及唇甲青紫等，所以以往多将本病列入"心悸""喘促""水肿"等范畴。其病位在心，与肺、脾、肾关系密切，甚者可致五脏俱损。病性多属本虚标实、虚实夹杂。心衰主要与心"主血脉""藏血脉之气"有关。凡心脏被外邪侵犯或脏真受损，皆可致血脉运行瘀阻，水饮、痰湿内停而变生诸症。一般病之初起，病变多以心肺受损为主，病久则可累及脾、肝、肾诸脏。

4. 检查评估要点

砭法干预主要考虑在非急性期内进行。根据上述主要机理认识，重点检查心包、肝、脾、胃、肾等经络循行的部位，通过望诊、闻诊、问诊、触诊初步判断上述经络的虚实。

若见手心热、臂肘挛急、腋肿、胸胁支满、心悸、面赤、头昏、头痛，则为心包经实证；若见失眠多梦、健忘心烦、心痛、语言不利、掌心热、中指挛痛，则为心包经虚证。

若见发热，食欲旺盛，且排便迅速，时常感到饥饿，前额疼痛，鼻衄，胃痛，反酸，则为胃经实证；若见身冷，食欲不振，胃中寒，腹胀满，倦怠乏力，则为胃经虚证。

若见心包经络脉色青为寒证、痛证，色红为实热证，肿胀鼓突并且颜色黑暗为顽症，局部颜色淡一般为虚证。余经同此。

切按时，若心包脉经络所过之处皮肤冰凉低温，多属虚证；心包脉经络所过之处皮肤发热，局部温度升高，按之疼痛，多属实。余经同此。

5. 砭法调理

根据上述综合检查评估结果，结合人体实际，找出本次调理应该优先处理的经络。

若检查评估为心包经实证，按照心包经实证给予泻法处理。

若检查评估为胃经虚证，按照胃经虚证给予补法处理。

6. 注意事项

砭法操作在夜间急性发作时不宜使用。其余事项同上。

第三节　心脏神经官能症

1. 概述

心脏神经官能症是神经官能症的特殊类型，临床以气短（常伴有叹息性呼吸）、心悸、心前区隐痛为主要症状，多在劳累或精神紧张后发生或加重。

2. 西医认识

心血管系统受神经和内分泌系统的调节，其中神经系统的调节起主导作用。高级神经中枢通过交感神经和迷走神经控制并调节心血管系统的功能活动。交感神经和迷走神经相互拮抗又相互协调以保持心率的相对稳定。心脏神经官能症是由于中枢神经系统功能失调，影响自主神经功能，使交感神经和迷走神经的功能失常所致。本病病因可分为宿因和诱因两方面。主要宿因是个体中枢神经比较敏感或脆弱。不同个体神经系统的功能状态不同，对客观刺激的耐受程度也各异。同样的条件和环境，某些人较易发生神经功能失调而患心脏神经官能症。主要诱因是精神因素，如焦虑、紧张、情绪激动、精神创伤和过度劳累。此外，缺乏对心脏病的正确认识，看到亲友中有较严重的心脏病或听说心脏病患者猝死，或医务人员有意无意地暗示，或体力活动较少，循环系统缺乏适当的锻炼，以致稍事活动、劳累即引起心脏搏动较为强烈或过早搏动，导致人体过分注意心脏，均可诱发本病。

3. 中医认识

本病女性略多见，好发于 20 ～ 40 岁。心脏神经官能症属中医"惊悸""怔忡""郁证"范畴，系由七情失调或劳逸失当所致，与体质禀赋也有密切的关系。中医学认为，本病的发生与精神因素、气血不足、心阳虚弱、阴虚火旺及心血瘀阻有关。心为君主之官，主血脉，神明出焉。脾为后天之本，气血化生之源。若久病体虚，或失血过多，或思虑过度，劳伤心脾，均可致心脾气血亏虚，心失所养，心神不宁，发为惊悸怔忡。大病久病之后，心气不足，甚则心阳虚弱，不能温养心脏，则神不安、志不宁，发为惊悸怔忡。心属火，肾属水，阴阳相交，水火共济。若房劳过度，遗泄频繁，伤及肾阴，使肾水不足，不能上济心火，虚火妄动，扰乱神明，可导致本病。郁怒忧思，气滞生痰，或嗜食肥甘，烟酒过度，致痰浊内生，日久化热化火，痰火扰动心神，则心悸怔忡。心气或心阳虚弱，无力推动血液运行，或气郁不舒，血行不畅，日久心脉痹阻，营血瘀阻，也可导致本病。

4. 检查评估要点

根据上述主要机理认识，重点检查心包、肝、胆、脾、胃、肾等经络循行的部位，通过望诊、闻诊、问诊、触诊初步判断上述经络的虚实。

若见偏头痛、颔痛、目锐眦痛、缺盆中肿痛、腋下肿、瘰疬、汗出振寒、右侧上腹部疼痛、口苦、眩晕、耳鸣，则为胆经实证；若见头昏，身寒冷重滞，肤色晦暗，胸胁、胁肋部、髋关节、膝外至胫、小腿外侧下段及外踝前皆痛，小趾次趾挛痛，则为胆经虚证。

若见胆经络脉色青为寒证、痛证，色红为实热证，肿胀鼓突并且颜色黑暗为顽症，局部颜色淡一般为虚证。余经同此。

切按时，若胆脉经络所过之处皮肤冰凉低温，多属虚证；胆脉经络所过之处皮肤发热，局部温度升高，按之疼痛，多属实。余经同此。

5. 砭法调理

根据上述综合检查评估结果，结合人体实际，找出本次调理应该优先处理的经络。

若检查评估为胆经虚证，按照胆经虚证给予补法处理。

6. 注意事项

在非急性发作时期，砭法操作可以配合正规治疗方法使用。其余事项同上。

第四节　风湿性心脏瓣膜病

1. 概述

风湿性心脏瓣膜病简称"风心病"，是指风湿热引起的慢性心瓣膜损害，形成瓣膜口的狭窄或关闭不全，或狭窄与关闭不全同时存在，导致血流动力学改变，最后心功能代偿不全，形成充血性心力衰竭。病多见于 20～40 岁的青中年人。随着我国风湿热发病率下降，新病例减少，病人高发年龄后移。其中 2/3 为女性，约 2/3 有风湿热史，发生狭窄病变时间多在风湿热首发后两年以上。

2. 西医认识

本病的病因为急性风湿热、风湿性心脏炎，使瓣膜及其基底部发生炎性渗出而粘连，这种渗出物如能完全吸收，则不致留下永久性粘连，但如风湿反复活动，渗出物不易吸收而形成赘生物，使瓣膜纤维化及粘连，形成瓣膜狭窄及关闭不全。治疗本病要求患者积极控制和预防风湿活动。慢性风湿性心瓣膜病患者根本解决瓣膜病变的方法有赖于外科手术治疗。内科治疗本病主要是针对心功能不全和房颤进行恢复心功能及除颤。

3. 中医认识

中医学认为，本病为风寒湿邪或风湿热邪侵入人体，留注肌肉、经络、关节，产生痹证。痹病日久耗损正气，或反复感受外邪，邪由经络关节侵及血脉，遂由血脉内舍脏腑。因心主血脉，血脉之邪，心先受之，故发生心痹。本病的基本病因为风寒湿邪，多虚实夹杂。其本虚为气虚、阳虚或阴虚；标实为水饮内停，瘀血内阻。病变脏腑主要在心，与肺、脾、肾关系密切。

4. 检查评估要点

根据上述主要机理认识，重点检查心包、肝、胆、脾、胃、肾等经络循行的部位，通过望诊、闻诊、问诊、触诊初步判断上述经络的虚实。

若见面色红赤，心烦，失眠多梦，口苦口干，胸闷，肩、臂内后缘疼痛，则为心经实证；若见面色苍白，神情倦怠，乏力，胸闷气喘，五心烦热，则为心经虚证。

若见手心热，咳嗽，呼吸不畅，咽喉痛，肩背痛，痔疮，小便淋沥不尽，频繁哈欠，则为肺经实证；若见倦怠乏力，少气懒言，面色苍白，容易外感，皮毛干枯，呼吸气短，手足畏寒，情绪低落，甚至悲伤，则为肺经虚证。

若见心经络脉色青为寒证、痛证，色红为实热证，肿胀鼓突并且颜色黑暗为顽症，局部颜色淡一般为虚证。余经同此。

切按时，若心经所过之处皮肤冰凉低温，多属虚证；心经所过之处皮肤发热，局部温度升高，按之疼痛，多属实。余经同此。

5. 砭法调理

若检查评估为心经实证，按照心经实证给予泻法处理。

若检查评估为肺经虚证，按照肺经虚证给予补法处理。

6. 注意事项

砭法操作不宜单独使用。在非发作期，可以作为辅助手段配合正规治疗。

其余事项同上。

第五节　原发性高血压

1. 概述

高血压病是指以动脉收缩压和／或舒张压增高，常伴有心、脑、肾和视网膜等器官功能性或器质性改变为特征的全身性疾病。病因未明的高血压称原发性高血压，亦名原发性高血压病。病因明确，血压升高只是某些疾病的一种表现，称为继发性（症状性）高血压。本篇着重阐述原发性高血压。正常血压与高血压之间很难划明界限。1978年世界卫生组织（WHO）高血压专家委员会确定的高血压标准为：在静息时，若成人收缩压≥150mmHg和／或舒张压≥90mmHg可检查评估为高血压。若收缩压在141～149mmHg和／或舒张压在91～94mmHg，称"临界性高血压"。以前对高血压多注重于舒张压升高，对收缩压重视不够，现认为无论收缩压或舒张压增高均可潜在导致心、脑、肾等脏器并发症的发生，两者具有同等重要的临床意义。高血压是常见的心血管病之一，可引起严重的心、脑、肾并发症，是脑卒中、冠心病的主要危险因素。

2. 西医认识

凡是能直接或间接导致心输出量和／或外周阻力增高者，均可引起血压升高。此外，主动脉顺应性、血容量的改变等对血压也有调节作用。原发性高血压的发病机制复杂，以下因素在高血压发病机制中具有重要作用，如心输出量改变、肾脏分泌因素、钠摄入量增加、神经精神因素等。肥胖、饮酒过多、低钾摄入、体镁减少以及具有血管扩张作用的激肽释放酶－激肽系统和前列腺素代谢严重异常等因素都与高血压的发生有着一定的关系。

3. 中医认识

根据原发性高血压的主要症状，本病属于中医"眩晕"或"头痛"范围，是多因肝肾阴阳失调，水不涵木，致使肝阳上亢，甚则化火生风的一种全身性病证。原发性高血压眩晕、头痛常与情志失调、饮食不节、内伤虚损等因素有关，总以肝肾阴阳失调、心脑等脏器受损为其病机关键。肝肾不足为下虚，肝阳上亢为上实，故其病性多为下虚上实，虚实夹杂。此外，尚可兼夹风、火、痰、瘀等证候。

4. 检查评估要点

根据上述主要机理认识，重点检查心包、肝、胆、脾、胃、肾等经络循行的部位，通过望诊、闻诊、问诊、触诊初步判断上述经络的虚实。

若见手心热、臂肘挛急、腋肿、胸胁支满、心悸、面赤、头昏、头痛，则为心包经实证；若见失眠多梦、健忘心烦、心痛、语言不利、掌心热、中指挛痛，则为心包经虚证。

若见尿色深赤或浑浊、口热、舌干、咽肿、咳嗽上气、咽干咽痛、烦心、耳鸣，则为肾经实证；若见腹泻、腰骶部和大腿内侧疼痛、阳痿、手足厥冷、疲倦嗜睡、足心热、足跟痛，则为肾经虚证。

若见心包经络脉色青为寒证、痛证，色红为实热证，肿胀鼓突并且颜色黑暗为顽症，局部颜色淡一般为虚证。余经同此。

切按时，若心包脉经络所过之处皮肤冰凉低温，多属虚证；心包脉经络所过之处皮肤发热，局部温度升高，按之疼痛，多属实。余经同此。

5. 砭法调理

根据上述综合检查评估结果，结合人体实际，找出本次调理应该优先处理的经络。

若检查评估为心包经实证，按照心包经实证给予泻法处理。

若检查评估为肾经虚证，按照肾经虚证给予补法处理。

6. 注意事项

在非急性发作时期，砭法操作可以配合正规治疗方法使用。

其余事项同上。

第六节　低血压病

1. 概述

血压受多种因素影响而有一定生理范围的波动，一般而言，健康成年人收缩压变化不超过 2.67kPa（20mmHg），舒张压变化不超过 0.67kPa（5mmHg），若收缩压 ≤ 12kPa（90mmHg），舒张压 ≤ 8kPa（60mmHg），即为低血压。但老年人由于动脉硬化，血管弹性减低，只有维持较高的收缩压才能保证脑及内脏器官的正常血液供应，故其收缩压 ≤ 13.33kPa（100mmHg）时即为低血压。低血压临床上可分为无症状低血压、有症状低血压和体位性（直立性）低血压，前二者在体位变化时血压无明显变化，后者则因体位改变而发生低血压。

2. 西医认识

低血压根据其产生的原因不同，大致上可分为生理性低血压和病理性低血压。生理性低血压是指部分健康人群中，其血压测值已达到低血压标准，但无任何自觉症状，经长期随访，除血压偏低外，人体各系统器官无缺血和缺氧等异常，也不影响寿命。病理性低血压，除血压降低外，常伴有不同程度的症状以及某些疾病。原发性低血压病的发病机制迄今未明，多数学者认为可能属于中枢神经系统张力障碍性疾病，由于中枢神经系统兴奋与抑制过程的平衡失调，血管舒缩中枢的抑制过程加强，血管收缩与舒张动态平衡发生障碍，血管舒张占优势，最终导致动脉血压降低。此外，内分泌功能失调，也可能参与低血压病的形成。遗传因素、气候、地理环境、风俗习惯、职业等与低血压的产生也可能有关。

3. 中医认识

本病属中医学"眩晕""虚劳""晕厥""心悸"等范畴。低血压，临床表现以头晕为主，依兼证之不同要分清病变脏腑。兼见腰膝酸软、腰痛、小便余沥者，其病多属肾；兼见纳差乏力、脘腹坠胀、面色萎黄，其病多在脾；兼见心悸气短、健忘多梦者，其病多在心。气虚者多见气短乏力、脘腹坠胀、面色萎黄等症；血虚者多见心悸、健忘多梦、神疲、面色苍白等症。气血两虚者可兼见上述证候。

4. 检查评估要点

根据上述主要机理认识，重点检查心包、肝、胆、脾、胃、肾等经络循行的部位，通过望诊、闻诊、问诊、触诊初步判断上述经络的虚实。

若见恶心、呕吐、腹痛、大便不成形、腹泻、水肿、黄疸，则为脾经实证；若见失眠、乏力、腹中寒冷疼痛、膝关节寒冷肿痛、脚大趾疼痛麻木，则为脾经虚证。

若见尿色深赤或浑浊、口热、舌干、咽肿、咳嗽上气、咽干咽痛、心烦、耳鸣，则为肾经实证；若见腹泻、腰骶部和大腿内侧疼痛、阳痿、手足厥冷、疲倦嗜睡、足心热、足跟痛，则为肾经虚证。

若见脾经络脉色青为寒证、痛证，色红为实热证，肿胀鼓突并且颜色黑暗为顽症，局部颜色淡一般为虚证。余经同此。

切按时，若脾脉经络所过之处皮肤冰凉低温，多属虚证；脾脉经络所过之处皮肤发热，局部温度升高，按之疼痛，多属实。余经同此。

5. 砭法调理

根据上述综合检查评估结果，结合人体实际，找出本次调理应该优先处理的经络。

若检查评估为肾经实证，按照肾经实证给予泻法处理。

若检查评估为脾经虚证，按照脾经虚证给予补法处理。

6. 注意事项

在非急性发作时期，砭法操作可以配合正规治疗方法使用。

其余事项同上。

第七节　心肌病

1. 概述

心肌病是指原因不明的以心肌病变为主要表现的心肌疾病，即过去所称之原发性心肌病，简称心肌病。本病多数发病缓慢，初期以心腔增大或心肌肥厚为主，自觉症状不明显，经过一段时间以后逐渐出现临床症状，主要有心悸、气短、胸痛、浮肿、各种心律失常、心功能不全及各脏器栓塞表现。

2. 西医认识

心肌病通常分为原发性心肌病和继发性心肌病，其中原发性心肌病包括扩张型心肌病、肥厚型心肌病、限制型心肌病、致心律失常性右室心肌病和未定型心肌病。原发性心肌病的发病原因尚不十分清楚。继发性心肌病指心肌病是全身性疾病的一部分。严重的细菌、病毒等感染，细菌或病毒直接侵犯心肌，或者其毒素影响心肌，引起心肌病，即所谓的心肌炎后心肌病。糖尿病、家族性糖原累积症、心脏淀粉样变、甲状腺机能亢进、甲状腺机能减退、肢端肥大症等原因也能导致心肌病变。红斑性狼疮、类风湿关节炎、硬皮病等引起结缔组织损害。冠状动脉粥样硬化、冠状动脉痉挛引起心肌缺血性改变，导致心肌病变。其他还有过敏性原因和中毒性原因。

3. 中医认识

本病一般属中医学"心悸""怔忡""胸痹""喘证""水肿""厥证"等范畴。本病的内因在于先天禀赋特异体质，外因则在于感受外邪、毒邪，邪气乘虚侵袭，深入腠理，深入血脉，内舍于心，留而不去，痹阻脉络，心脉阻滞而为病；或因饮食所伤，劳倦思虑，致使脾胃受损，气血生化无源，心失所养；或脾失健运，致使水湿内停，聚而成痰，痰浊上承而发病。诸多因素致使气滞血瘀，心脉痹阻，或伤及气阴，气阴两虚，日久及阳，心肾阳虚，水气凌心射肺，进一步发展则为阳虚欲脱之危象。总之，本病以脾肾阳虚，心阳不振为本，毒邪、瘀血、水饮、痰浊为标，其病位在心，波及脾、肺、肾诸脏。

4. 检查评估要点

根据上述主要机理认识，重点检查心包、肝、胆、脾、胃、肾等经络循行的部位，通过望诊、闻诊、问诊、触诊初步判断上述经络的虚实。

若见手心热、臂肘挛急、腋肿、胸胁支满、心悸、面赤、头昏、头痛，则为心包经实证；若见失眠多梦、健忘心烦、心痛、语言不利、掌心热、中指挛痛，则为心包经虚证。

若见恶心、呕吐、腹痛、大便不成形、腹泻、水肿、黄疸，则为脾经实证；若见失眠、乏力、腹中寒冷疼痛、膝关节寒冷肿痛、脚大趾疼痛麻木，则为脾经虚证。

若见偏头痛、颔痛、目锐眦痛、缺盆中肿痛、腋下肿、瘰疬、汗出振寒、右侧上腹部疼痛、口苦、眩晕、耳鸣，则为胆经实证；若见头昏，身寒冷重滞，肤色晦暗，胸胁、胁肋部、髋关节、膝外至胫、小腿外侧下段及外踝前皆痛，小趾次趾挛痛，则为胆经虚证。

若见心包经络脉色青为寒证、痛证，色红为实热证，肿胀鼓突并且颜色黑暗为顽症，局部颜色淡一般为虚证。余经同此。

切按时，若心包脉经络所过之处皮肤冰凉低温，多属虚证；心包脉经络所过之处皮肤发热，局部温度升高，按之疼痛，多属实。余经同此。

5. 砭法调理

若检查评估为心包经虚证，按照心包经虚证给予补法处理。

若检查评估为脾经虚证，按照脾经虚证给予补法处理。

6. 注意事项

在非急性发作时期，砭法操作可以配合正规治疗方法使用。

其余事项同上。

第八节 雷诺病

1. 概述

雷诺病是血管神经功能紊乱所致的肢端小动脉痉挛性疾病。表现为四肢末端，尤其是手指呈对称间歇苍白、紫绀而后潮红。常因情绪激动或寒冷刺激所诱发。本病多见于女性，男女比例为 1∶10，年龄多在 20～30 岁，在寒冷季节发作较重。应当指出，绝大多数雷诺病患者，常兼有结缔组织疾病。另外，不少疾病都可以引起雷诺症状，称为雷诺现象，这类人体之所以发生手指青紫和疼痛，往往是继发于创伤或栓塞，造成动脉闭塞的结果。

2. 西医认识

本病的初期是肢体小动脉对寒冷刺激过度反应，其后由于持续的血管痉挛使动脉内膜增生，血流受阻，再加上相关因素而引起发作。中枢神经系统功能失调，使交感神经功能亢进；血液循环中，肾上腺素或去甲肾上腺素含量增高；肢体小动脉本身存在的缺陷，对正常生理现象表现出过度反应；抗原抗体免疫复合体的存在，能直接或通过化学传递质作用于交感神经终板，引起血管痉挛；阻塞性动脉病变，如血栓栓塞性脉管炎、闭塞性动脉硬化等；血液中冷凝集素增多或冷球蛋白血症、真性红细胞增多症等，都与此病的形成有关。常有家族史，可能与遗传有关。在病理早期，肢端小动脉无显著器质性病变，后期可见动脉内膜增厚，弹力膜断裂和肌层增厚等改变，这些变化使小动脉管腔狭小，血流减少，最后继发血栓形成。管腔闭塞伴有局部组织的营养性改变，以致指端发生溃疡，偶有坏死。

3. 中医认识

本病属于中医的"痹证""厥证"。本病的发生与寒冷和体质因素有关，情志不和也是诱因。《内经》云："寒气入经而稽迟，滞而不行，客于脉外则血少，客于脉中则血不通，故卒然而痛。""寒痹之为病也，留而不去，时痛而皮不红。""其寒也，不从外，皆从内也。"寒湿之邪客于经络，或脾肾阳虚之体，为寒冷所引发，阴盛阳虚，致使阳气不能温煦四肢。或因情志抑郁，肝失调畅，气滞血瘀，脉络受阻，或者荣卫失调，复感痹邪，痹在于脉，则血凝而不流等。凡此种种皆能导致本病。

4. 检查评估要点

根据上述主要机理认识，重点检查心包、肝、膀胱、脾、胃、肾等经络循行的部位，通过望诊、闻诊、问诊、触诊初步判断上述经络的虚实。

若见痔疮、疟疾、癫狂、头项疼痛、目黄、泪出、鼻塞流涕、鼻衄，则为膀胱经实证；若见项背部、腰部、臀部、腘窝部、小腿后侧和足部疼痛，则为膀胱经虚证。

若见尿色深赤或浑浊、口热、舌干、咽肿、咳嗽上气、咽干咽痛、心烦、耳鸣，则为肾经实证；若见腹泻、腰骶部和大腿内侧疼痛、阳痿、手足厥冷、疲倦嗜睡、足心热、足跟痛，则为肾经虚证。

若见膀胱经络脉色青为寒证、痛证，色红为实热证，肿胀鼓突并且颜色黑暗为顽症，局部颜色淡一般为虚证。余经同此。

切按时，若膀胱脉经络所过之处皮肤冰凉低温，多属虚证；膀胱脉经络所过之处皮肤发热，局部温度升高，按之疼痛，多属实。余经同此。

5. 砭法调理

根据上述综合检查评估结果，结合人体实际，找出本次调理应该优先处理的经络。

若检查评估为膀胱经实证，按照膀胱经实证给予泻法处理。

若检查评估为肾经实证，按照肾经实证给予泻法处理。

6. 注意事项

在非急性发作时期，砭法操作可以配合正规治疗方法使用。

其余事项同上。

第九节 多发性大动脉炎

1. 概述

多发性大动脉炎，又称无脉症，指主动脉及其分支的慢性、进行性炎症，且常为闭塞性炎症。本病病因尚不十分明确。多发性大动脉炎是一种主要累及主动脉及其重要分支的慢性非特异性炎症，导致节段性动脉管腔狭窄以致闭塞，并可继发血栓形成，肺动脉及冠状动脉亦常受累。少数病例合并动脉瘤样扩张。

2. 西医认识

病因迄今未明，可能与体内产生免疫反应相关。40 岁以下女性，具有下列表现一项以上者，应怀疑本病。①单侧或双侧肢体出现缺血症状，动脉搏动减弱或消失，血压降低或测不出。②脑动脉缺血症状，颈动脉搏动减弱或消失，颈部血管杂音。③近期出现的高血压或顽固性高血压，伴有上腹部二级以上高调血管杂音。④不明原因低热，脊柱两侧、胸骨旁、脐旁等部位或肾区可闻及血管杂音，脉搏有异常改变。⑤无脉及有眼底病变。

3. 中医认识

多发性大动脉炎，与中医学的"伏脉""血痹"相似。本病虽有邪侵、正虚、血瘀三方面病因病理因素，但外邪之入侵常基于正虚之内在因素。邪之入侵则形成急性活动期之表现，待酿成病损后则随正气之虚衰，邪热也衰，病情进入慢性炎症期，以气虚血瘀、气血虚弱、肝肾阴虚为主要表现，随着脉痹血瘀之进一步发展，血瘀阻络，甚则形成疤痕之损害，则病属晚期。故在本病之发病过程中正与邪、气与血均互为因果，相互影响。

4. 检查评估要点

根据上述主要机理认识，重点检查心包、肝、胆、脾、胃、肾等经络循行的部位，通过望诊、闻诊、问诊、触诊初步判断上述经络的虚实。

若见手心热、臂肘挛急、腋肿、胸胁支满、心悸、面赤、头昏、头痛，则为心包经实证；若见失眠多梦、健忘心烦、心痛、语言不利、掌心热、中指挛痛，则为心包经虚证。

若见恶心、呕吐、腹痛、大便不成形、腹泻、水肿、黄疸，则为脾经实证；若

见失眠、乏力、腹中寒冷疼痛、膝关节寒冷肿痛、脚大趾疼痛麻木，则为脾经虚证。

若见心包经络脉色青为寒证、痛证，色红为实热证，肿胀鼓突并且颜色黑暗为顽症，局部颜色淡一般为虚证。余经同此。

切按时，若心包脉经络所过之处皮肤冰凉低温，多属虚证；心包脉经络所过之处皮肤发热，局部温度升高，按之疼痛，多属实。余经同此。

5. 砭法调理

若检查评估为心包经虚证，按照心包经虚证给予补法处理。

若检查评估为脾经虚证，按照脾经虚证给予补法处理。

6. 注意事项

在非急性发作时期，砭法操作可以配合正规治疗方法使用。

其余事项同上。

第五章
消化系统疾病

第一节　胃　炎

1. 概述

胃炎是各种病因所致的以胃黏膜炎症性改变为主要病理变化的一类疾病，临床上有急性与慢性之分。急性胃炎常见有急性单纯性胃炎与急性糜烂性胃炎；慢性胃炎按其病理组织学变化和病变解剖位置一般分为慢性浅表性胃炎、萎缩性胃炎和肥厚性胃炎。胃炎临床上往往缺乏特征性症状，较常见为上腹部疼痛与消化功能紊乱，慢性胃炎还表现有胃外的全身症状。急性胃炎发病与年龄无甚关系；慢性胃炎的发病率则有随年龄而增高的趋势，其中萎缩性胃炎多见于 40 岁以上的人体。本节介绍慢性胃炎。

2. 西医认识

慢性胃炎病因与发病机理较为复杂，且尚未能完全阐明。一般认为慢性胃炎的发病与下列因素有关：①急性胃炎胃黏膜病变经久不愈，反复发作演化成为慢性胃炎。②慢性感染因素，如鼻腔、口腔、咽部存在慢性感染病灶，细菌不断进入胃内，或因胃酸分泌不足，有利于细菌或霉菌在胃内生长繁殖，细菌及其毒素的长期连续刺激，导致慢性胃炎改变。③幽门括约肌功能失调，十二指肠液向胃窦部反流，胆汁与胰消化酶破坏胃黏膜屏障，损伤胃黏膜。④慢性萎缩性胃炎胃部病变与自身免疫有关。部分患者体内存在自身免疫抗体，如壁细胞抗体（PCA）、内因子抗体（1FA）和胃泌素分泌细胞抗体（GCA）等，在补体参与下形成抗原抗体复合物损伤胃黏膜。同时往往伴有恶性贫血和其他自身免疫性疾病。⑤其他因素，如因心功能不全或门静脉压力增高等所致胃淤血，甲状腺、肾上腺与垂体等内分泌功能紊乱，营养状况不佳尤其是蛋白质与 B 族维生素缺乏，神经系统功能紊乱，长期吸烟等，均可削弱胃黏膜屏障，导致胃黏膜损伤，形成慢性胃炎。

慢性胃炎的病理改变是其临床分型的主要依据。浅表性胃炎主要病变为浅层黏膜的充血、水肿、渗出或有少量糜烂、出血；间质内有浆细胞、淋巴细胞浸润。胃腺体一般正常。萎缩性胃炎的胃腺体萎缩，数目减少，黏膜层变薄，黏膜皱襞因而变得平坦甚至消失；有时可伴有局部腺窝增生；细胞浸润涉及黏膜层及黏膜下层。若整个胃体腺体完全消失，胃体黏膜萎缩，称为胃萎缩。萎缩性胃炎常发生肠腺上皮化生（肠化）和假幽门腺化生，由此而形成的不典型性增生很可能是一种癌前病变。至于肥厚性胃炎，在胃镜下观察呈皱襞粗大、肥厚、充血、水肿、渗出改变，但不能为组织学检查所证实。

3. 中医认识

根据其主要临床表现，本病属于中医学"胃脘痛"范畴。胃痛的发生与饮食劳倦、情志所伤等病因关系最为密切。饮食伤胃，劳倦伤脾。若劳役过甚，饮食不节，中气不足，病邪乘虚客入；或过食生冷，多食辛辣，嗜食肥甘，或长期纵酒，导致湿热中阻。脾失升清，胃失和降，升降失常而罹病。情志不畅，忧思恼怒，肝气郁滞，疏泄失司。木郁日久，横逆犯胃，肝胃不和，而致胃痛。饮食与情志因素往往相互影响作用，产生肝胃积热、胃阴不足、胃络血瘀、脾胃虚弱、脾胃虚寒等证候。

4. 检查评估要点

根据上述主要机理认识，重点检查脾、胃、肝、胆等经络循行的部位，通过望诊、闻诊、问诊、触诊初步判断上述经络的虚实。

若见心烦、心下急痛、大便不成形、腹痛腹泻、小便不通、黄疸，则为脾经实证；若见不能卧、站立困难、膝关节寒冷肿痛、脚大趾疼痛麻木，则为脾经虚证。

若见易怒，焦虑，烦躁不安，胸闷，呕逆，腰痛，乳房红肿热痛，咽喉肿痛，头部正顶痛，眩晕，则为肝经实证；若见月经量少，闭经，不孕，乳癖，视物昏花，疝气，遗尿，小便淋沥不尽，面色发青，筋松软无力，手足指枯槁，则为肝经虚证。

若见脾经络脉色青为寒证、痛证，色红为实热证，肿胀鼓突并且颜色黑暗为顽症，局部颜色淡一般为虚证。余经同此。

切按时，若脾脉经络所过之处皮肤冰凉低温，多属虚证；脾脉经络所过之处皮肤发热，局部温度升高，按之疼痛，多属实。余经同此。

5. 砭法调理

根据上述综合检查评估结果，结合人体实际，找出本次调理应该优先处理的经络。

若检查评估为脾经虚证，按照脾经虚证给予补法处理。

若检查评估为肝经实证，按照肝经实证给予泻法处理。

6. 注意事项

在非急性发作时期，砭法操作可以配合正规治疗方法使用。

其余事项同上。

第二节　消化性溃疡

1. 概述

消化性溃疡是发生在消化道与胃液接触部位的慢性溃疡。其形成和发展与胃液中盐酸和胃蛋白酶的自身消化作用密切相关，只要是能与胃液接触的部位，包括食管下段、胃、十二指肠和胃大部分切除术后的胃空肠吻合口等，都可以发生本病。绝大多数消化性溃疡发生在胃与十二指肠，故又称为胃与十二指肠溃疡。消化性溃疡具有较高的发病率，在内科临床中是常见的疾病之一。十二指肠溃疡以青壮年发病居多，男性多于女性；胃溃疡的平均发病年龄较十二指肠溃疡大 10 岁左右，无显著的性别差异。工作、生活与环境因素对本病发病率亦有一定的影响作用。

2. 西医认识

（1）胃酸分泌过多：这是溃疡病产生的重要因素之一。尤其是十二指肠溃疡人体的胃酸基础分泌量和最大分泌量明显高于常人。高胃酸分泌不仅可改变黏膜通透性，促使 $H+$ 向黏膜弥散，而且 $H+$ 激活的胃蛋白酶在屏障被削弱的情况下可引起对黏膜的自我消化作用。胃酸过多和迷走神经兴奋性增高，可刺激胃窦运动加速排空，使十二指肠球部酸性负荷持续过高，最终导致溃疡形成。

（2）黏液－黏膜屏障削弱：不良饮食刺激导致黏液耗绝和黏膜裸露，或在酒精、水杨酸类药物和由十二指肠向胃部反流的胆盐、胰液等的作用下，可溶解胃黏膜上皮细胞的脂蛋白膜，破坏其屏障，使间质水肿与出血，导致胃炎与胃溃疡。胃蠕动减弱或幽门通过功能障碍，引起胃窦部内容物潴留，刺激胃泌素分泌过多，后者可导致高胃酸分泌而促进溃疡形成。

（3）精神神经因素：如焦虑、忧伤、紧张、情绪波动等慢性刺激，与溃疡的形成和复发有一定关系。

（4）遗传因素：在部分溃疡病人体的发病中具有重要意义。

（5）吸烟：能引起血管收缩，长期大量吸烟不利于溃疡修复并易导致复发。

3. 中医认识

消化性溃疡主要表现为节律性上腹部疼痛发作，且具有周期性发病的特点；可并发上消化道出血、穿孔、幽门狭窄，且在少数病例存在溃疡恶变的可能。根据本病的临床表现，在中医学中属于"胃脘痛"的范畴，且与血证、瘀证等有关。本病发生和发展与饮食失节、情志所伤关系最为密切。本病病位主要在胃，但与肝、脾两脏关系十分密切。肝胃木土相克，胃脾表里相关。胃为多气多血之腑，肝脾为藏血统血之脏。本病初起以气病为主，较轻；日久迁延而兼见血病，较重；甚至气血痰瘀互结，变为噎膈、反胃之恶证。

4. 检查评估要点

根据上述主要机理认识，重点检查脾、胃、肝、胆、肾等经络循行的部位，通过望诊、闻诊、问诊、触诊初步判断上述经络的虚实。

若见心烦、心下急痛、大便不成形、腹痛腹泻、小便不通、黄疸，则为脾经实证；若见不能卧、站立困难、膝关节寒冷肿痛、脚大趾疼痛麻木，则为脾经虚证。

若见易怒，焦虑，烦躁不安，胸闷，呕逆，腰痛，乳房红肿热痛，咽喉肿痛，头部正顶痛，眩晕，则为肝经实证；若见月经量少，闭经，不孕，乳癖，视物昏花，疝气，遗尿，小便淋沥不尽，面色发青，筋松软无力，手足指枯槁，则为肝经虚证。

若见脾经络脉色青为寒证、痛证，色红为实热证，肿胀鼓突并且颜色黑暗为顽症，局部颜色淡一般为虚证。余经同此。

切按时，若脾脉经络所过之处皮肤冰凉低温，多属虚证；脾脉经络所过之处皮肤发热，局部温度升高，按之疼痛，多属实。余经同此。

5. 砭法调理

根据上述综合检查评估结果，结合人体实际，找出本次调理应该优先处理的经络。

若检查评估为脾经虚证，按照脾经虚证给予补法处理。

若检查评估为肝经实证，按照肝经实证给予泻法处理。

6. 注意事项

在非急性发作时期，砭法操作可以配合正规治疗方法使用。

其余事项同上。

第三节 胃 癌

1. 概述

胃癌是发生于胃任何部位黏膜的癌症，是常见的恶性肿瘤之一，其发病居消化道肿瘤的首位。不同地域胃癌的发病率与死亡率有明显差别。在国内，辽东半岛、甘肃、江浙一带发病率较高，中南、西南地区发病率较低。胃癌患者男性居多，男女发病之比为 2∶1～3∶1。任何年龄均可发病，但多在中年以后尤其是在 50～60 岁的人群中发生，30 岁以前发病较为少见。

2. 西医认识

胃癌的发生原因尚未明确。胃癌常发于胃窦部，其次为胃小弯部，胃体区相对较少。病理组织学分型以腺癌占绝大多数，其他为黏液癌、实质性癌和未分化癌。早期胃癌的病变局限而且仅累及黏膜或黏膜下层，常仅在纤维胃镜检查时被发现。中、晚期胃癌病变已累及肌层乃至胃壁全层，甚至向周围扩散转移。中、晚期胃癌的形态，可呈赘生型（息肉样凸入胃腔）、溃疡型（凸入胃腔的癌瘤表面溃烂）、浸润型（胃壁增生或呈革样改变）或表浅扩散型（黏膜增厚呈颗粒状）。胃癌的转移，最早亦是最常见的转移途径是淋巴转移。除向幽门、胃部周围淋巴结转移外，还通过胸导管向左锁骨上淋巴结转移，称为魏尔啸结节。其次可通过腹膜腔内植入、血行扩散（至肝、肺、卵巢等）以及向邻近组织器官直接蔓延等进行转移。

3. 中医认识

由于胃癌症状在早期隐袭，其后发展过程临床证候相继出现，故根据其不同发展阶段可列属于中医学的"噎膈""反胃""胃脘痛""癥瘕""积聚"等病证范畴。本病病位在胃脘，病机与肝、脾、肾三脏功能失调密切相关。其发病以脾、肾虚衰为本，以气滞、痰凝、血瘀、火郁为标。本病可发生在一般"胃脘痛"病的基础上。初期常为实邪干侵，气郁、痰阻、血瘀标实之证渐次发生，兼杂互见。后期则气血亏虚，津液枯槁，脏气衰弱，以本虚为主。

4. 检查评估要点

根据上述主要机理认识，重点检查脾、胃、膀胱、肝、胆、肾等经络循行的部位，通过望诊、闻诊、问诊、触诊初步判断上述经络的虚实。

若见循胃经所过部位发热、多饮多食并且经常感到饥饿，小便颜色黄，则为胃经实证；若见身以前皆寒冷颤抖，胃中寒则胀满，则为胃经虚证。

若见痔疮、疟疾、癫狂、头项疼痛、目黄、泪出、鼻塞流涕、鼻衄，则为膀胱

经实证；若见项背部、腰部、臀部、腘窝部、小腿后侧和足部疼痛，则为膀胱经虚证。

若见胃经络脉色青为寒证、痛证，色红为实热证，肿胀鼓突并且颜色黑暗为顽症，局部颜色淡一般为虚证。余经同此。

切按时，若胃脉经络所过之处皮肤冰凉低温，多属虚证；胃脉经络所过之处皮肤发热，局部温度升高，按之疼痛，多属实。余经同此。

5. 砭法调理

若检查评估为胃经实证，按照胃经实证给予泻法处理。

若检查评估为膀胱经实证，按照膀胱经实证给予泻法处理。

6. 注意事项

砭法操作可以配合正规治疗方法使用。其余事项同上。

第四节　肝硬化

1. 概述

肝硬化是以病理概念命名的慢性进行性肝脏疾病，其病理特点是广泛的肝细胞变性、坏死、纤维组织增生，正常肝小叶结构破坏，不规则的再生结节形成，导致肝脏变形、变硬。由于组织结构的异常改变导致功能上的严重障碍，临床上主要表现为肝功能进行性减损、门静脉高压和继发性全身多系统受累，晚期可发生上消化道大出血、肝性脑病等严重并发症。本病可发生于任何年龄，但多见于 20 ～ 50 岁，男性较多见，是一种严重危害人民健康的常见病。

2. 西医认识

肝硬化的发生，是在某种或数种致病因素长期作用下，导致弥漫性肝实质损害而形成。常见病因：①慢性肝炎：由乙型肝炎病毒感染所致的慢性肝炎，尤其是慢性活动性肝炎阶段，可演变为肝硬化。其发病与病毒感染的量无关，主要由免疫异常导致肝损害。非甲非乙型病毒性肝炎也可发展为肝硬化。②血吸虫感染：大量含血吸虫毛蚴的虫卵沉积在肝脏汇管区，释放可溶性虫卵抗原使机体致敏，引起细胞免疫与体液免疫反应，同时刺激结缔组织增生，导致肝纤维化和门静脉高压。③其他：如慢性酒精中毒、慢性化学物质中毒、胆汁淤滞、肝脏慢性淤血、代谢障碍等，使肝细胞变性坏死和纤维增生，导致肝硬化。也有原因不明的肝硬化，又称隐原性肝硬化。

3. 中医认识

从肝硬化的主要临床证候看，属于中医学"鼓胀""癥瘕"范畴。本病病位主要在肝、脾、肾三脏，病机涉及全身而非独肝脏。一般来说，病之早期多属肝脾气滞、血瘀，实证为主；其中、后期腹水已成，多属脾虚肝弱，气血凝滞，阻于肝脾脉络，水湿停聚不化，为正虚邪实之证；及至晚期，多累及肾，或脾肾阳虚，或肝肾阴虚，或阴阳两虚，病邪多已深结而积重难返。

4. 检查评估要点

根据上述主要机理认识，重点检查脾、胃、肝、胆、肾等经络循行的部位，通过望诊、闻诊、问诊、触诊初步判断上述经络的虚实。

若见心烦、心下急痛、大便不成形、腹痛腹泻、小便不通、黄疸，则为脾经实证；若见不能卧、站立困难、膝关节寒冷肿痛、脚大趾疼痛麻木，则为脾经虚证。

若见易怒，焦虑，烦躁不安，胸闷，呕逆，腰痛，乳房红肿热痛，咽喉肿痛，头部正顶痛，眩晕，则为肝经实证；若见月经量少，闭经，不孕，乳癖，视物昏花，疝气，遗尿，小便淋沥不尽，面色发青，筋松软无力，手足指枯槁，则为肝经虚证。

若见脾经络脉色青为寒证、痛证，色红为实热证，肿胀鼓突并且颜色黑暗为顽症，局部颜色淡一般为虚证。余经同此。

切按时，若脾脉经络所过之处皮肤冰凉低温，多属虚证；脾脉经络所过之处皮肤发热，局部温度升高，按之疼痛，多属实。余经同此。

5. 砭法调理

若检查评估为脾经实证，按照脾经实证给予泻法处理。

若检查评估为肝经实证，按照肝经实证给予泻法处理。

6. 注意事项

在病情平稳期，砭法操作可以配合正规治疗方法使用。

其余事项同上。

第五节 原发性肝癌

1. 概述

原发性肝癌是发生于肝细胞或肝内胆管上皮细胞的癌肿，其起病隐匿，发展迅速，恶性程度高，是严重危害人类生命健康的常见恶性肿瘤之一。

2. 西医认识

原发性肝癌的病因尚未完全明确，根据流行病学调查及有关临床研究，目前认为肝癌发病主要与乙型肝炎病毒感染、肝硬化、致癌物质的作用等因素有密切关系。临床上以进行性肝肿大、肝区疼痛、黄疸、腹水和血清甲胎蛋白（AFP）持续升高为主要表现。我国处于世界肝癌高发病区域之内，年发病率每10万人口平均5～10人发病，每年约有10万人死于本病，居恶性肿瘤死亡率的第三位。东南沿海地区肝癌发病率高于内地。本病任何年龄均可发病，以40～49岁年龄段为多见。越是肝癌高发病区其平均发病年龄越早，低发病区本病则多见于老年。男性发病多于女性，男女发病率之比为2：1～5：1。

3. 中医认识

本病属于中医学积聚病的癥积、肝积范畴，其主证及变证又与黄疸、鼓胀、胁痛等病证有关。肝癌之积聚，多因情志郁结、酒食所伤，或感受湿热邪毒，或黄疸等病经久不愈，邪毒滞留，导致肝脾损伤，气机痞塞，瘀血凝络，瘀毒内结，日渐聚结，积久恶变而成。

4. 检查评估要点

根据上述主要机理认识，重点检查脾、胃、膀胱、肝、胆、肾等经络循行的部位，通过望诊、闻诊、问诊、触诊初步判断上述经络的虚实。

若见胃经所过部位发热、多饮多食并且经常感到饥饿，小便颜色黄，则为胃经实证；若见身以前皆寒冷颤抖，胃中寒则胀满，则为胃经虚证。

若见心烦、心下急痛、大便不成形、腹痛腹泻、小便不通、黄疸，则为脾经实证；若见不能卧、站立困难、膝关节寒冷肿痛、脚大趾疼痛麻木，则为脾经虚证。

若见胃经络脉色青为寒证、痛证，色红为实热证，肿胀鼓突并且颜色黑暗为顽症，局部颜色淡一般为虚证。余经同此。

切按时，若胃脉经络所过之处皮肤冰凉低温，多属虚证；胃脉经络所过之处皮肤发热，局部温度升高，按之疼痛，多属实。余经同此。

5. 砭法调理

根据上述综合检查评估结果，结合人体实际，找出本次调理应该优先处理的经络。

若检查评估为胃经实证，按照胃经实证给予泻法处理。

若检查评估为脾经实证，按照脾经实证给予泻法处理。

6. 注意事项

在病情平稳期，砭法操作可以配合正规治疗方法使用。

其余事项同上。

第六节 慢性胰腺炎

1. 概述

慢性胰腺炎是指胰实质的慢性炎症，胰腺体有广泛纤维化，腺泡萎缩，引起不同程度的胰腺外分泌功能不足，并可有胰腺钙化、假囊肿形成。慢性胰腺炎可伴急性发作，称慢性复发性胰腺炎。

2. 西医认识

本病的病因与急性胰腺炎相似。在国外以慢性酒精中毒为主要病因，而国内以胆石病为常见原因。慢性胰腺炎的病理组织学变化，主要是伴随胰实质细胞破坏的不规则纤维化，且多数出现主胰管及其分支有各种不同程度的狭窄和扩张。当出现钙化时，在胰实质内沉着较少，大部分在胰管内沉着，出现蛋白质栓子，可阻塞胰管，进而使腺泡萎缩，最后整个胰实质破坏、纤维化及萎缩。

3. 中医认识

本病多属于中医"胃脘痛""结胸"范畴。主要机理：①肝郁脾虚：情志不畅，肝气郁滞，郁而乘脾，脾失健运，或饮食劳倦，思虑过度损伤脾土，脾虚生湿，土壅木郁，肝脾失调而发病。②湿热蕴结：素嗜酒酪，或过食膏粱厚味，伤及脾胃，酿成湿热，或肝郁脾虚日久，生湿化热，而湿热内蕴，交阻中焦。③脾胃虚寒：病程日久，耗损阳气，或过食生冷，滥服寒凉药物，损伤脾胃，而使脾胃虚寒。④气滞血瘀：肝郁气滞以及湿热蕴结日久，气机不畅而血行受阻，气血瘀滞，病情反复发作，迁延难愈，或成积块。本病病位在肝、脾、胃。本证为虚实夹杂，或时实时虚，或虚多实少，或实多虚少。

4. 检查评估要点

根据上述主要机理认识，重点检查脾、胃、心包、肝、胆、肾等经络循行的部位，通过望诊、闻诊、问诊、触诊初步判断上述经络的虚实。

若见心烦、心下急痛、大便不成形、腹痛腹泻、小便不通、黄疸，则为脾经实证；若见不能卧、站立困难、膝关节寒冷肿痛、脚大趾疼痛麻木，则为脾经虚证。

若见手心热、臂肘挛急、腋肿甚则胸胁支满、心悸、面赤、目黄，则为心包经实证；若见心烦、心痛、掌中热，则为心包经虚证。

若见脾经络脉色青为寒证、痛证，色红为实热证，肿胀鼓突并且颜色黑暗为顽症，局部颜色淡一般为虚证。余经同此。

切按时，若脾脉经络所过之处皮肤冰凉低温，多属虚证；脾脉经络所过之处皮肤发热，局部温度升高，按之疼痛，多属实。余经同此。

5. 砭法调理

根据上述综合检查评估结果，结合人体实际，找出本次调理应该优先处理的经络。

若检查评估为脾经虚证，按照脾经虚证给予补法处理。

若检查评估为心包经实证，按照心包经实证给予泻法处理。

6. 注意事项

急性发作期不宜使用砭法，但是在病情平稳期，砭法操作可以配合正规治疗方法使用。

其余事项同上。

第七节　细菌性痢疾

1. 概述

细菌性痢疾是由痢疾杆菌引起的以结肠黏膜化脓性炎症为主要病变的肠道传染病。本病以腹泻脓血、里急后重并伴有全身中毒症状为主要临床表现。全年可以发生，但以夏秋季最为多见。菌痢病人和带菌者是本病的传染源，部分患者病后带菌可持续一到数月，慢性病人排菌时间可长达数年之久，故在流行病学上意义尤大。传染途径主要通过染菌食物与饮水经口传染，也可经手接触间接传染。本病无论男女老幼普遍易感，且患病后无稳定的免疫力。幼儿及青壮年发病率较高，中毒型菌痢更集中见于低龄儿童。由于菌痢流行因素复杂，人群普遍易感，并缺乏可靠的特异性防疫措施，故该病为最常见的肠道传染病。

2. 西医认识

本病病原为痢疾杆菌，系革兰阴性杆菌。近年来的研究结果表明，决定痢疾杆菌致病力的主要因素是其对人体肠黏膜组织有无侵袭能力，只有对肠黏膜上皮细胞具有吸附与侵袭力的痢疾杆菌，才可能引起结肠黏膜的典型病变。杆菌侵入肠黏膜上皮后，在上皮细胞和固有层中生长繁殖，引起炎性反应；细菌毒素促使上皮细胞变性、坏死，黏膜脱落，形成浅表溃疡，产生腹泻、排黏液脓血便等症状。毒素作用于肠壁自主神经，使肠道功能紊乱、肠痉挛；加上结肠黏膜炎症坏死物胶着和对直肠与肛门括约肌的持续刺激，产生腹痛与里急后重的特殊症状。内毒素的吸收可引起全身中毒症状如发热、呕吐等。严重腹泻可致代谢性酸中毒及水、电解质紊乱。由于黏膜病变的损害一般止于黏膜下层，故肠穿孔与血管损伤出血一般不会发生。

中毒性菌痢主要发生在儿童，全身中毒症状与肠道病变极不一致，往往早期毒血症明显而肠道反应极轻。其机理尚不清楚，可能与机体特异体质有关，而与感染痢菌的菌型与数量无明显关系。机体对杆菌毒素产生强烈的过敏反应，全身毛细血管痉挛，以致微循环障碍、组织缺氧、继发酸中毒、脑水肿，产生神经系统症状和呼吸、循环功能衰竭。

3. 中医认识

中医学亦有"痢疾"病名，并对本病阐述尤为详备。痢疾病多由外感湿热与疫毒之邪，或内伤于饮食，损伤肠胃而致。其发病多与时令有关，每于夏末秋初暑湿大行之时多见。外感湿热、疫毒之邪，伤于气分则为白痢，伤于血分则为赤痢，气血皆伤为赤白痢。内伤饮食，多食肥甘厚味，或误食不洁腐垢之物，气血阻滞，亦使脂血败伤，化为脓血下痢。情志异常，这是休息痢发病诱因之一。总之，痢疾病位在大肠，病在下焦，但又与中焦肝、胆、脾、胃关系密切。

4. 检查评估要点

根据上述主要机理认识，重点检查肝、胆、脾、小肠等经络循行的部位，通过望诊、闻诊、问诊、触诊初步判断上述经络的虚实。

若见心烦、心下急痛、大便不成形、腹痛腹泻、小便不通、黄疸，则为脾经实证；若见不能卧、站立困难、膝关节寒冷肿痛、脚大趾疼痛麻木，则为脾经虚证。

若见头痛、颔痛、目锐眦痛、缺盆中肿痛、腋下肿、瘰疬、汗出振寒，则为胆经实证；若见胸胁、胁肋部、髋关节、膝外至胫、小腿外侧下段和外踝前皆痛，小趾次趾不用，则为胆经虚证。

若见脾经络脉色青为寒证、痛证，色红为实热证，肿胀鼓突并且颜色黑暗为顽症，局部颜色淡一般为虚证。余经同此。

切按时，若脾脉经络所过之处皮肤冰凉低温，多属虚证；脾脉经络所过之处皮肤发热，局部温度升高，按之疼痛，多属实。余经同此。

5. 砭法调理

根据上述综合检查评估结果，结合人体实际，找出本次调理应该优先处理的经络。

若检查评估为脾经虚证，按照脾经虚证给予补法处理。

若检查评估为胆经实证，按照胆经实证给予泻法处理。

6. 注意事项

急性发作期，不可使用砭法。在非急性期，砭法操作可以配合正规治疗方法作为康复手段使用。

其余事项同上。

第八节　反流性食管炎

1. 概述

反流性食管炎，是胃和（或）十二指肠内容物反流入食管而引起的食管黏膜炎性病变。好发于食管中下段，以下段为最多。发病年龄以 40 ~ 60 岁为最常见。多数反流性食管炎患者有反酸、胸骨后烧灼感的反流症状，但也有少数人无任何反流症状，仅表现为上腹部疼痛、上腹部不适等症状；有些严重的反流性食管炎患者临床表现并不是很严重。典型症状为胸骨后烧灼感（烧心）、上腹部疼痛、上腹部不适、反酸、恶心、吞咽困难，其他症状如咳嗽、哮喘、声音嘶哑、咽部不适、夜间睡眠障碍、耳痛。

2. 西医认识

反流性食管炎的病因为胃食管反流，而胃食管反流发病机理，主要是食管下端括约肌的不适当弛缓，或经常处于松弛状态，另有反流物所致食管黏膜损害，食管对反流物清除功能削弱等因素。病变主要在食管下段，部分患者可涉及食管中段。肉眼观察所见为食管黏膜充血、水肿、糜烂，脆而易出血，甚至有浅表溃疡。组织学检查见固有膜、黏膜肌层及黏膜下层均可见弥漫浸润的淋巴细胞、浆细胞，有时有中性颗粒细胞等。随着病理变化的进展，慢性食管炎黏膜糜烂后，可出现程度轻重不等的纤维化，使食管壁增厚而引起食管狭窄。显微镜下可见鳞状上皮的基底细胞增生，乳突延伸至上皮的表面层，并有血管增生，固有层有中性粒细胞浸润。

3. 中医认识

本病属于中医学的"胃脘痛""反酸"等病证范畴。长期的情志内伤，引起肝气郁结，横逆犯胃，胃失和降，浊气上逆；或肝郁化热，熏灼于胃，导致胃热（火），胃火上逆；或肝郁气滞，遂致血瘀。饮食失调，过食肥甘厚味、醇酒煎炸食物，损伤脾胃，痰湿内生，蕴久化热，或过食生冷，中阳受伤，脾胃虚弱，运化失司。这些因素皆可致胃失和降，发为本病。

4. 检查评估要点

根据上述主要机理认识，重点检查胃、肝等经络循行的部位，通过望诊、闻诊、问诊、触诊，初步判断上述经络的虚实。

若见胃经所过部位发热、多饮多食并且经常感到饥饿，小便颜色黄，则为胃经实证；若见身以前皆寒冷颤抖，胃中寒则胀满，则为胃经虚证。

若见胃经络脉色青为寒证、痛证，色红为实热证，肿胀鼓突并且颜色黑暗为顽症，局部颜色淡一般为虚证。余经同此。

切按时，若胃脉经络所过之处皮肤冰凉低温，多属虚证；胃脉经络所过之处皮肤发热，局部温度升高，按之疼痛，多属实。余经同此。

5. 砭法调理

根据上述综合检查评估结果，结合人体实际，找出本次调理应该优先处理的经络。

若检查评估为胃经虚证，按照胃经虚证给予补法处理。

6. 注意事项

可根据实际情况选择适宜的经络，其余事项同上。

第九节 胃下垂

1. 概述

人体站立位时，胃的下缘达盆腔，胃小弯弧线最低点降到髂嵴连线以下，称为胃下垂。本病多见于女性、瘦长无力体型者，也可见于经产妇、慢性消耗性疾病患者、多次腹部手术有切口疝者和长期卧床少动者。轻度下垂者一般无症状，下垂明显者可以出现相应症状，如腹胀及上腹不适、腹痛、恶心、呕吐、便秘。由于胃下垂的多种症状长期折磨患者，使其精神负担过重，因而产生失眠、头痛、头昏、迟钝、抑郁等神经精神症状。还可有低血压、心悸以及直立性晕厥等表现。

2. 西医认识

胃下垂的病因目前尚不明确，有多种学说。正常情况下，胃、十二指肠两端是固定的，这主要靠食管的贲门部、韧带（胃膈韧带、胃脾韧带及胃结肠韧带等）的固定，十二指肠空肠弯在后腹壁固定，除两端外，胃囊其他部位可在一定范围内上下、左右或前后方向移动，因此胃的形状可因人的体型而分别呈正张力型、高张力型（牛角形）和低张力型（鱼钩形）三种正常形状。当出现膈肌悬吊力不足，膈胃、肝胃韧带松弛，腹内压下降及腹肌松弛等因素的影响时，则使正常胃呈极度鱼钩状，即为胃下垂所见无张力型胃。胃下垂往往与体型和体质因素有关。以生育过多的妇女、慢性消耗性疾病患者、卧床少动者、体长瘦弱者为多见。

3. 中医认识

胃下垂属于中医学的"胃缓"范围。本病多因饮食不节、内伤七情、劳倦过度、先天禀赋薄弱等，导致脾胃虚弱，中气下陷，升降失和而引起。因脾虚则失健运，纳食减少，味不能归于形，故可使形体瘦削，肌肉不坚，从而形成胃缓。因运化受碍，气机阻滞，故常夹有气滞、痰湿等实证。调理以补中益气为主，胃阴亏虚治当濡养胃阴，并根据兼夹证候，配以行气血、化痰湿、降逆等法。

4. 检查评估要点

根据上述主要机理认识，重点检查脾、胃、肝、胆、肾等经络循行的部位，通过望诊、闻诊、问诊、触诊初步判断上述经络的虚实。

若见易怒，焦虑，烦躁不安，胸闷，呕逆，腰痛，乳房红肿热痛，咽喉肿痛，头部正顶痛，眩晕，则为肝经实证；若见月经量少，闭经，不孕，乳癖，视物昏花，疝气，遗尿，小便淋沥不尽，面色发青，筋松软无力，手足指枯槁，则为肝经虚证。

若见肩背痛、恶风寒、汗出、中风、小便频数而且哈欠多，则为肺经实证；若见肩背痛寒、少气不足以息、溺色变，则为肺经虚证。

若见肝经络脉色青为寒证、痛证，色红为实热证，肿胀鼓突并且颜色黑暗为顽症，局部颜色淡一般为虚证。余经同此。

切按时，若肝脉经络所过之处皮肤冰凉低温，多属虚证；肝脉经络所过之处皮肤发热，局部温度升高，按之疼痛，多属实。余经同此。

5. 砭法调理

根据上述综合检查评估结果，结合人体实际，找出本次调理应该优先处理的经络。

若检查评估为肝经实证，按照肝经实证给予泻法处理。

若检查评估为肺经虚证，按照肺经虚证给予补法处理。

6. 注意事项

注意熨法的使用，可以适当变通延时，配合适度的间隔按揉，其余事项同上。

第十节　慢性胆囊炎

1. 概述

慢性胆囊炎系胆囊慢性炎症病变，大多为慢性胆石性胆囊炎。本病大多慢性起病，也可由急性胆囊炎反复迁延发作而来。多表现为右上腹部或心窝部隐痛，食后饱胀不适，嗳气，进食油腻食物或高脂肪食物后有恶心，偶有呕吐。

2. 西医认识

本病的形成多与结石、胆固醇代谢紊乱和细菌感染有关。病理表现主要是胆囊壁的慢性炎症，囊壁水肿，纤维组织增生和钙化，胆囊壁中度增厚并与周围组织粘连。

3. 中医认识

本病多属中医"胁痛""结胸"等范畴。主要机理为：①肝气郁结：忧思恼怒，情志不遂，致肝失疏泄，气机阻滞，横逆犯胃，成肝胃不和之证。②肝胆瘀滞：初病在气，久病入络，气滞日久，则成血瘀。③肝胆郁热：气滞或气滞血瘀日久，郁而化热。或素体肝火偏旺，遇忧思恼怒，亦可成肝胆郁热之证。④肝胆湿热：肝胆之郁热与脾胃之湿相合，蕴生湿热，湿热久蕴不散，则可凝结成石。本病病位主要在肝、胆，并涉及脾、胃。多虚实夹杂，本虚标实。

4. 检查评估要点

根据上述主要机理认识，重点检查肝、胆、膀胱、脾、胃、肾等经络循行的部位，通过望诊、闻诊、问诊、触诊初步判断上述经络的虚实。

若见头痛、颔痛、目锐眦痛、缺盆中肿痛、腋下肿、瘰疬、汗出振寒，则为胆经实证；若见胸胁、胁肋部、髋关节、膝外至胫、小腿外侧下段及外踝前皆痛，小趾次趾不用，则为胆经虚证。

若见痔疮、寒热交替、癫狂、头项疼痛、目黄、泪出、鼻塞流涕、鼻衄，则为膀胱经实证；若见项背部、腰部、臀部、腘窝部、小腿后侧和足部疼痛，则为膀胱经虚证。

若见胆经络脉色青为寒证、痛证，色红为实热证，肿胀鼓突并且颜色黑暗为顽症，局部颜色淡一般为虚证。余经同此。

切按时，若胆脉经络所过之处皮肤冰凉低温，多属虚证；胆脉经络所过之处皮肤发热，局部温度升高，按之疼痛，多属实。余经同此。

5. 砭法调理

根据上述综合检查评估结果，结合人体实际，找出本次调理应该优先处理的经络。

若检查评估为胆经实证，按照胆经实证给予泻法处理。

若检查评估为膀胱经虚证，按照膀胱经虚证给予补法处理。

6. 注意事项

可以适度增强在双侧胁肋部的刮痧，对相应部位加强热熨和按揉。

其余事项同上。

第十一节 胆石症

1. 概述

胆石症指发生于胆囊、胆总管及肝内胆管的结石症。其临床表现取决于结石是否引起胆道感染、胆道梗阻以及梗阻的部位与程度。胆石症中以胆囊结石最多见，且大多数胆囊结石患者常与慢性胆囊炎同时存在。胆结石根据其化学成分分为胆固醇结石和胆色素结石两大类。胆石症为我国常见病、多发病。其发病，女性多于男性，尤以 40 岁以上、肥胖、经产妇最多见。胆固醇结石多发生在胆囊，肝胆管结石多为胆色素为主的混合结石。南方以胆色素结石多见，北方以混合性结石为多。

2. 西医认识

形成胆结石的因素很多，多为综合因素而致，如胆汁成分改变，胆盐浓度减低，胆固醇超饱和，胆汁中糖蛋白含量增高，胆囊排空功能障碍，胆汁流体力学改变。胆固醇结石形成可分为三个阶段：成核期：肝脏与胆囊的各种致病因素提供了成核所需的化学与物理环境。结晶形成期：胆固醇形成结晶。成长期：结晶聚成肉眼可见的结石。胆红素结石，胆结石中的胆红素为非结合胆红素，非结合胆红素与钙结合形成胆红素钙，进而沉淀积聚，形成结石。

3. 中医认识

本病多属于中医"胁痛""黄疸"等范畴。本病主要机理有：①饮食不节：恣食油腻肥甘，损伤脾胃，致运化失健，湿浊内生，阻碍肝胆气机之疏泄，肝胆气郁，气郁化热或气郁血瘀而化热，煎熬胆汁而为结石。②痰浊凝积：肝胆郁热若与脾胃湿浊蕴蒸，湿热胶结，凝聚为痰，日久而成为结石。③情志因素：肝主疏泄，性喜条达，胆附于肝，互为表里，情志刺激，导致肝胆疏泄不畅，肝胆气郁，一方面横克脾胃，脾失健运，湿浊内生，一方面气郁，进而化热，或气郁血瘀而发热，肝胆之湿热与脾胃之湿热蕴蒸成为本病。本病病位在肝、胆，与脾、胃关系密切。新病体壮者多为实证，病久体弱者多为虚实夹杂。

4. 检查评估要点

根据上述主要机理认识，重点检查肝、胆、脾、胃、肾等经络循行的部位，通过望诊、闻诊、问诊、触诊初步判断上述经络的虚实。

若见胃经所过部位发热、多饮多食并且经常感到饥饿，小便颜色黄，则为胃经实证；若见身以前皆寒冷颤抖，胃中寒则胀满，则为胃经虚证。

若见头痛、额痛、目锐眦痛、缺盆中肿痛、腋下肿、瘰疬、汗出振寒，则为胆经实证；若见胸胁、胁肋部、髋关节、膝外至胫、小腿外侧下段及外踝前皆痛，小趾次趾不用，则为胆经虚证。

若见胃经络脉色青为寒证、痛证，色红为实热证，肿胀鼓突并且颜色黑暗为顽症，局部颜色淡一般为虚证。余经同此。

切按时，若胃脉经络所过之处皮肤冰凉低温，多属虚证；胃脉经络所过之处皮肤发热，局部温度升高，按之疼痛，多属实。余经同此。

5. 砭法调理

若检查评估为胃经实证，按照胃经实证给予泻法处理。

若检查评估为胆经实证，按照胆经实证给予泻法处理。

6. 注意事项

在病情平稳期，砭法操作可以配合正规治疗方法使用。适度增强在双侧胁肋部的刮痧和背部热熨。

其余事项同上。

第十二节　胃黏膜脱垂症

1. 概述

胃黏膜脱垂症，系指胃窦部黏膜通过幽门脱入十二指肠而致的一种病证。本病好发年龄为30～60岁，男性多于女性，男女之比约为2∶1，发病率约为5%。临床表现有腹痛，上消化道出血，恶心呕吐，消瘦，轻度贫血，上腹部可有轻压痛，无反跳痛。本病可分为原发和继发两种，前者与高度活动的胃黏膜皱襞和先天性胃皱襞肥大有关；后者多继发于胃炎、消化性溃疡以及心力衰竭、低蛋白血症引起的黏膜下水肿。

2. 西医认识

多为胃窦部的黏膜慢性炎症、溃疡、肥厚、水肿等，引起局部黏膜皱襞肥大、冗长、松弛，或胃窦部黏膜下层先天松弛，当胃蠕动过强时，松弛的胃黏膜随蠕动而挤向幽门，因而容易脱入十二指肠。吸烟、饮酒等均可使胃蠕动增强而诱发本病。脱垂之胃黏膜松弛、柔软、冗长、充血、水肿，或发生糜烂、溃疡等，胃黏膜与肌层之间容易滑动。显微镜下可见黏膜增厚，充血，水肿，腺体增生，并有不同程度的淋巴细胞、浆细胞及嗜酸细胞浸润。

3. 中医认识

本病属于中医"胃脘痛""痞满""反胃"等范畴。主要机理有：①饮食所伤：

多因暴饮暴食或饥饱无常，损伤脾胃，脾胃纳化失常，升降失和，或过食寒凉之品，致寒积于中，寒凝气滞，或过食辛辣肥甘之品，以致湿热中阻，皆可发为本病。②情志失调：多因忧思郁怒，肝郁气滞，疏泄失常，横逆犯胃乘脾，郁久化热，而致脾胃郁热，气滞日久，遂致血瘀，瘀阻胃络，形成本病。

4. 检查评估要点

根据上述主要机理认识，重点检查脾、胃、肝、胆、肾等经络循行的部位，通过望诊、闻诊、问诊、触诊初步判断上述经络的虚实。

若见心烦、心下急痛、大便不成形、腹痛腹泻、小便不通、黄疸，则为脾经实证；若见不能卧、站立困难、膝关节寒冷肿痛、脚大趾疼痛麻木，则为脾经虚证。

若见脾经络脉色青为寒证、痛证，色红为实热证，肿胀鼓突并且颜色黑暗为顽症，局部颜色淡一般为虚证。余经同此。

切按时，若脾脉经络所过之处皮肤冰凉低温，多属虚证；脾脉经络所过之处皮肤发热，局部温度升高，按之疼痛，多属实。余经同此。

5. 砭法调理

根据上述综合检查评估结果，结合人体实际，找出本次调理应该优先处理的经络。

若检查评估为脾经虚证，按照脾经虚证给予补法处理。

6. 注意事项

适度增强在腹部和背部的热熨。

其余事项同上。

第十三节　克罗恩病

1. 概述

克罗恩病，即局限性肠炎。其与非特异性溃疡性结肠炎统称为慢性炎症性肠病。本病原因不明，病变可发生在消化道任何部位，但最常累及远端小肠和结肠。以腹痛、腹泻、肠梗阻为主要症状，且有发热、营养障碍及肠外表现。病程多迁延，常有反复，不易根治。本病分布于世界各地，国内较欧美少见。发病年龄多在 15 ～ 40 岁，男女差别不显著。

2. 西医认识

本病确切病因未明，与感染、免疫异常和遗传因素有关。克罗恩病是贯穿肠壁各层的增殖性炎变，并侵犯肠系膜和局部淋巴结。本病的病变呈节段分布，与正常肠段相互间隔，界限清楚，呈跳跃区的特征。急性期以肠壁水肿、炎性病变为主，慢性期肠壁增厚、僵硬，受累肠管外形呈管状，肠管狭窄，上端则肠管扩张。黏膜面典型病变有溃疡、卵石状结节、肉芽肿、瘘管和脓肿。

3. 中医认识

本病多属于中医"腹痛""泄泻""癥瘕"等范畴。主要机理为：①饮食不节：暴饮暴食，恣食生冷，嗜食膏粱厚味，致伤脾胃，而肠腑传导失司，糟粕积滞，生湿生热，以致气血不和，留为败瘀，积于肠道成本病。②情志所伤：恼怒郁结，忧思烦闷，气机不畅，脘腹痞塞，日久化热而致本病。③其他：或为感受外邪，升降运化失司而成本病，或为久病，瘀血内结而成本病。本病病位在肠，为本虚标实之证。中青年及新病者多为实证，老年人和久病者多虚实夹杂。

4. 检查评估要点

根据上述主要机理认识，重点检查肝、大肠、脾、胃等经络循行的部位，通过望诊、闻诊、问诊、触诊初步判断上述经络的虚实。

若见易怒，焦虑，烦躁不安，胸闷，呕逆，腰痛，乳房红肿热痛，咽喉肿痛，头部正顶痛，眩晕，则为肝经实证；若见月经量少，闭经，不孕，乳癖，视物昏花，疝气，遗尿，小便淋沥不尽，面色发青，筋松软无力，手足指枯槁，则为肝经虚证。

若见皮肤瘙痒、红疹、腹痛、肠鸣、腹泻、肩背疼痛则为大肠经实证；若见便秘，腹部胀痛，痔疮，肩背部畏寒怕冷，活动不便，乃至僵硬、疼痛，则为大肠经虚证。

若见肝经络脉色青为寒证、痛证，色红为实热证，肿胀鼓突并且颜色黑暗为顽症，局部颜色淡一般为虚证。余经同此。

切按时，若肝经络所过之处皮肤冰凉低温，多属虚证；肝经络所过之处皮肤发热，局部温度升高，按之疼痛，多属实。余经同此。

5. 砭法调理

根据上述综合检查评估结果，结合人体实际，找出本次调理应该优先处理的经络。

若检查评估为肝经虚证，按照肝经虚证给予补法处理。

若检查评估为大肠经实证，按照大肠经实证给予泻法处理。

6. 注意事项

适度增强在腹部和背部的热熨。

其余事项同上。

第十四节　非特异性溃疡性结肠炎

1. 概述

非特异性溃疡性结肠炎，是一种原因不明的慢性结肠炎。病变主要限于结肠的黏膜，以溃疡为主，多累及直肠和远端结肠，严重者可累及整个结肠。临床以腹泻、黏液脓血便、腹痛和里急后重为主要症状，具有病程漫长、病情轻重不一且反复发作的特点。本病可见于任何年龄，但以青壮年最多见，男稍多于女。国内近年来此病发病率呈增加趋势。

2. 西医认识

原因不明，可能与免疫、遗传、感染和精神神经等因素有关。其中免疫因素近年来最受重视，即倾向于认为本病属于自身免疫性疾病。本病病变部位主要分布于结肠、直肠，炎症主要位于黏膜层，少数达黏膜下层。在炎症活动期，黏膜皱襞消失，呈剥脱状，黏膜充血、水肿，脆而易出血，炎性渗出物增多，血管走向不清，黏膜附有白色透明或黄色黏液，严重者呈脓血状黏液，黏膜糜烂或有大小不等的多形性浅溃疡形成。慢性期黏膜多萎缩，黏膜下层瘢痕化，溃疡愈合时形成大量瘢痕，可导致结肠缩短或肠腔狭窄，后期常引起假性息肉。其基本病理改变为腺体排列紊乱，基底膜断裂或消失，各种炎性细胞浸润，隐窝脓肿形成，黏膜下水肿及纤维化，再生和修复。

3. 中医认识

本病多属于中医"痢疾""泄泻"等范畴。主要机理为：①感受寒湿、暑（热）邪：湿热疫毒内犯，侵及肠胃，郁蒸于内，致运化失司，气血阻滞，热毒壅盛，搏结化为脓血，而发为本病。或寒湿侵于肠胃，致气滞血涩，肠液凝滞，与肠中秽浊之物相结，可发为本病。②饮食所伤：多因过食肥甘，或恣食生冷不洁之物，损伤脾胃，或湿热内结蕴蒸，曲肠气血瘀滞化为脓血，或脾虚水湿内停，中阳受遏，湿从寒化，寒湿滞肠，气血凝涩，化为白冻脓血，均可发为本病。③内伤七情：多因忧思恼怒，精神紧张，肝气横逆犯脾，脾胃失运，气滞血涩，饮食难化，日久胶结而酿成本病。④其他：多因久病不愈，或劳倦过度，脾胃受损，继而及肾，肾阳亏虚，终成命门火衰，而发为本病。本病病位在肠，与肝、脾、肾等脏有关。初起体质壮实者多为实证，老年人和久病者多为虚证或本虚标实。

4. 检查评估要点

根据上述主要机理认识，重点检查肝、大肠等经络循行的部位，通过望诊、闻诊、问诊、触诊初步判断上述经络的虚实。

若见易怒，焦虑，烦躁不安，胸闷，呕逆，腰痛，乳房红肿热痛，咽喉肿痛，头部正顶痛，眩晕，则为肝经实证；若见月经量少，闭经，不孕，乳癖，视物昏花，疝气，遗尿，小便淋沥不尽，面色发青，筋松软无力，手足指枯槁，则为肝经虚证。

若见心烦、心下急痛、大便不成形、腹痛腹泻、小便不通、黄疸，则为脾经实证；若见不能卧、站立困难、膝关节寒冷肿痛、脚大趾疼痛麻木，则为脾经虚证。

切按时，若肝经所过之处皮肤冰凉低温，多属虚证；肝经所过之处皮肤发热，局部温度升高，按之疼痛，多属实。余经同此。

5. 砭法调理

根据上述综合检查评估结果，结合人体实际，找出本次调理应该优先处理的经络。

若检查评估为肝经实证，按照肝经实证给予泻法处理。

若检查评估为脾经虚证，按照脾经虚证给予补法处理。

6. 注意事项

适度增强在腹部和背部的热熨。

其余事项同上。

第十五节 慢性乙型肝炎

1. 概述

慢性乙型肝炎主要包括慢性迁延型肝炎（简称慢迁肝）和慢性活动型肝炎（简称慢活肝）两类。其病因为乙型肝炎病毒感染，两者均由急性肝炎迁延不愈，病程超过半年至 1 年而演变来的。慢迁肝的病情发展属良性，多数病人能好转，稳定，极少数转变为慢活肝。慢活肝病情复杂，多数渐进至肝硬化。

2. 西医认识

病毒性肝炎，主要是乙型肝炎病毒，占慢性肝炎的 80%，其他病毒如 EB 病毒、丙型肝炎病毒、丁型肝炎病毒感染引起的慢性肝炎亦可见。慢性病毒性肝炎的共同特点，为不同程度的肝组织坏死和炎症反应，随后发生肝纤维化，最终可发展为肝硬化。目前评估肝脏的慢性损伤程度，仍然主要依靠肝组织活检，即通常所说的肝穿来实现。慢性肝炎的病理改变分为肝组织炎症活动坏死程度的分级（G）和纤维化程度的分期（S）。炎症活动度分级（Grade,G）为 4 级：G1 为轻微活动,G2 轻度活动,G3 中度活动,G4 重度活动。G1 ～ 2 为肝脏有轻度炎症活动，G3 ～ 4 提示肝脏坏死严重。纤维化程度分期（Stage,S）为 4 期：S1 期，肝小叶汇管区纤维化，病变较轻。S4 期为肝硬化，病变较重。

3. 中医认识

本病多属于中医"黄疸""阴黄""胁痛""郁证""积聚"等范畴。本病病位在肝、胆，也与脾、胃等脏腑有关。本病多虚实夹杂，或虚多实少，或实多虚少。

4. 检查评估要点

根据上述主要机理认识，重点检查肝、胆、脾、胃、肾等经络循行的部位，通过望诊、闻诊、问诊、触诊初步判断上述经络的虚实。

若见心烦、心下急痛、大便不成形、腹痛腹泻、小便不通、黄疸，则为脾经实证；若见不能卧、站立困难、膝关节寒冷肿痛、脚大趾疼痛麻木，则为脾经虚证。

若见脾经络脉色青为寒证、痛证，色红为实热证，肿胀鼓突并且颜色黑暗为顽症，局部颜色淡一般为虚证。余经同此。

切按时，若脾脉经络所过之处皮肤冰凉低温，多属虚证；脾脉经络所过之处皮肤发热，局部温度升高，按之疼痛，多属实。余经同此。

5. 砭法调理

根据上述综合检查评估结果，结合人体实际，找出本次调理应该优先处理的经络。

若检查评估为脾经虚证，按照脾经虚证给予补法处理。

6. 注意事项

适度增强在腹部和背部的热熨。

其余事项同上。

第十六节　食管源性胸痛

1. 概述

近年文献报道有 10% ~ 30% 的胸痛，临床酷似心绞痛，但缺乏心血管器质性病变的客观指征，这种疾病称非心源性胸痛，其中，胸痛直接原因为食管病变者，称食管源性胸痛，是目前胸痛的常见原因。

2. 西医认识

食管源性胸痛的确切机制尚不清楚，一般归因于胃酸的反流和食管痉挛，大多数病人伴随烧心，但 10% ~ 20% 的患者只有胸痛。食管与心脏由同一神经支配，当食管黏膜上皮的化学、物理或温度感觉器受刺激时，可引起心绞痛样胸痛。主要的临床特点：①与性别、年龄相关，男性高于女性，男女比例为 2∶1，发病高峰年龄在 50 岁后。②疼痛多在吞咽时发作或加剧，常发生于餐后 1 小时，持续 4～5 分钟，放射至肩部。③常伴有食管疾病的其他症状，如非进行性吞咽困难、烧心、反酸和夜间反流等。④胸痛伴有食管形态学病变者，除胸痛外，有较明显的消化系统症状；胸痛伴有食管运动障碍者，除胸痛外，部分患者缺乏明显的消化系统症状。⑤服用硝酸甘油症状常不能缓解。

3. 中医认识

食管源性胸痛，其胸痛与饮食（进食）有关。素体胸阳不足，复受风寒之邪，或饮食所伤，或七情郁结，肝气犯胃，胃失和降，而上逆胸膈而致胸痛。忧虑伤脾，脾气郁结，气结而不能运化津液，聚而成痰，痰气阻踞胸中，气滞则血瘀，血涩则脉不通，故见胸痛。

4. 检查评估要点

根据上述主要机理认识，重点检查心包、脾、胃、肝、胆等经络循行的部位，通过望诊、闻诊、问诊、触诊初步判断上述经络的虚实。

若见手心热、臂肘挛急、腋肿甚则胸胁支满、心悸、面赤、目黄，则为心包经实证；若见烦心、心痛、掌中热，则为心包经虚证。

若见心包经络脉色青为寒证、痛证，色红为实热证，肿胀鼓突并且颜色黑暗为顽症，局部颜色淡一般为虚证。余经同此。

切按时，若心包脉经络所过之处皮肤冰凉低温，多属虚证；心包脉经络所过之处皮肤发热，局部温度升高，按之疼痛，多属实。余经同此。

5. 砭法调理

根据上述综合检查评估结果，结合人体实际，找出本次调理应该优先处理的经络。

若检查评估为心包经实证，按照心包经实证给予泻法处理。

6. 注意事项

适度增强在前胸部的刮拭。

其余事项同上。

第十七节　食管癌

1. 概述

食管癌是指发生于食道的恶性肿瘤，为人类较常见的恶性肿瘤之一。在历代中医文献中，有类似食管肿瘤的病证记载，与食管癌最相像者为"噎膈"，就其病名而言，噎是吞咽之时，梗噎不顺；膈为胸膈阻塞，饮食不下。噎可以单独出现，也可能为噎膈（完全不能吞咽）的先兆。

2. 西医认识

食管癌的发病原因非常复杂，目前尚未十分明了，我国对食管癌高发地区的调查表明，与当地的生活习惯、地理自然环境因素有关。目前对食管癌发病机制的了解还很不够，食管癌的发生和发展是由量变到质变的过程属多因素引起的多阶段过程。一般由食管黏膜上皮轻度增生到重度增生发展为癌，在此过程中，在一定条件下也可能逆转、抑制和阻断上皮增生。然而，如果高发环境和饮食习惯不能转变，致癌和促癌因素持续存在，癌前期病变难以消除，则必然使癌基因激活（激活途径有基因扩增、重排、易位、缺失、插入及点突变等）和抗癌基因灭活（通过丢失、重排及突变）等，成为食管癌的癌变过程而引起发病，并可由原位癌发展成为浸润癌。

3. 中医认识

本病的病位在食管，食管属胃气所主。忧思可伤脾，情志不遂、七情郁结，均使脾伤气结，气结则津液不得输布，液凝为痰，痰气交阻，逆而不降，久为噎膈。恚怒伤肝，肝伤则疏泄条达功能失常，肝脾不和，聚液成痰，气结痰阻，冲气上干，阻于食道，初则食饮难进，继则食下随涎上涌。就噎膈而言，与肝、脾、肾三脏关系密切，主要与脾虚气血化源告竭、肝失疏化火伤阴、肾精枯槁不能濡养相关。

4. 检查评估要点

根据上述主要机理认识，重点检查心包、脾、胃、肝、胆、肾等经络循行的部位，通过望诊、闻诊、问诊、触诊初步判断上述经络的虚实。

若见手心热、臂肘挛急、腋肿甚则胸胁支满、心悸、面赤、目黄，则为心包经实证；若见心烦、心痛、掌中热，则为心包经虚证。

若见心烦、心下急痛、大便不成形、腹痛腹泻、小便不通、黄疸，则为脾经实证；若见不能卧、站立困难、膝关节寒冷肿痛、脚大趾疼痛麻木，则为脾经虚证。

若见胃经络脉色青为寒证、痛证，色红为实热证，肿胀鼓突并且颜色黑暗为顽症，局部颜色淡一般为虚证。余经同此。

切按时，若脾经所过之处皮肤冰凉低温，多属虚证；脾经所过之处皮肤发热，局部温度升高，按之疼痛，多属实。余经同此。

5. 砭法调理

若检查评估为心包经实证，按照心包经实证给予泻法处理。

若检查评估为脾经虚证，按照脾经虚证给予补法处理。

6. 注意事项

适度增强在前胸部、后背的刮拭，加强上腹部心宫的热熨。

其余事项同上。

第十八节 肠易激综合征

1. 概述

肠易激综合征是一种具有特殊生理病理基础的、独立的、肠功能紊乱性疾病。本病肠道无结构上的缺陷，但对刺激的生理反应过度或出现反常现象，是消化系最常见的功能紊乱，为消化道、精神状态及肠腔因素三者相互作用所致的综合征。过去称此征为"结肠功能紊乱""结肠痉挛""结肠过敏""痉挛性结肠炎""黏液性结肠炎"等。由于肠道实际并无炎症，功能紊乱实际也不限于结肠，故称为肠易激综合征。

2. 西医认识

关于肠易激综合征的本质尚有争议，有人认为肠易激综合征既非精神性也非器质性疾病，而是一种由多因素决定的综合征，其病因涉及生物学和社会心理学（包括性格和行为）等因素。肠易激综合征仅指小肠和结肠引起的症状，主要包括与排便有关的腹痛、腹胀，排便习惯改变，黏液便及便后不尽感。临床上有相当数量的肠易激综合征被诊为"慢性结肠炎"。

3. 中医认识

脾胃虚弱是肠易激综合征发病的病理基础，但其病机主要在于肝脾气机不畅，运化失常，大肠传导失司，日久及肾，形成肝、脾、肾、肠胃诸脏功能失调。忧思恼怒，久郁不解，伤及于肝，肝气不疏，横逆及脾，脾气失和，可形成肝脾不调证。根据临床观察，一些明显的精神变化，均能影响自主神经功能，从而引起结肠运动功能和内分泌失调。中医有"脾藏意""肝主疏泄""思虑伤脾""木郁克土"等传统理论，这表明中医十分重视神经活动在病因学中的作用。另外，脾胃的腐熟与输运，依赖肾阳之温煦，肾阳虚衰，不能温煦脾阳，也是脾运不健的重要原因。此外，气运不调，生湿、生热、生痰，也可形成寒热互结、虚实夹杂的证候。其早期多属肝郁脾虚；后期累及肾，表现为脾肾阳虚；波及血分可见气滞血瘀等证候。

4. 检查评估要点

根据上述主要机理认识，重点检查肝、胆、小肠、脾、胃、肾等经络循行的部位，通过望诊、闻诊、问诊、触诊初步判断上述经络的虚实。

若见易怒，焦虑，烦躁不安，胸闷，呕逆，腰痛，乳房红肿热痛，咽喉肿痛，头部正顶痛，眩晕，则为肝经实证；若见月经量少，闭经，不孕，乳癖，视物昏花，疝气，遗尿，小便淋沥不尽，面色发青，筋松软无力，手足指枯槁，则为肝经虚证。

若见耳聋、目黄、颊肿，则为小肠经实证；若见颈、颔、肩、肘、臂外后廉痛，则为小肠经虚证。

若见小肠经络脉色青为寒证、痛证，色红为实热证，肿胀鼓突并且颜色黑暗为顽症，局部颜色淡一般为虚证。余经同此。

切按时，若小肠经所过之处皮肤冰凉低温，多属虚证；小肠经所过之处皮肤发热，局部温度升高，按之疼痛，多属实。余经同此。

5. 砭法调理

根据上述综合检查评估结果，结合人体实际，找出本次调理应该优先处理的经络。

若检查评估为肝经实证，按照肝经实证给予泻法处理。

若检查评估为小肠经虚证，按照小肠经虚证给予补法处理。

6. 注意事项

在病情平稳期，砭法操作可以配合正规治疗方法使用，同时加强热熨调理。

其余事项同上。

第十九节　菌群失调

1. 概述

肠道固有菌以共生的形式寄生在人体胃肠道，形成一条天然防线抗御外来致病菌的侵犯。肠道菌群失调有各种不同的类型。各种原因引起正常小肠内细菌数量较少，可致吸收不良。胃黏膜萎缩和胃切除手术常致小肠上段细菌繁殖。任何原因引起小肠壅滞均引起肠菌过度繁殖。更常见的一种是在应用抗生素时，一些正常的肠道菌群受到抑制，肠道细菌比例失调，引起伪膜性肠炎。

2. 西医认识

人类在胎儿期胃肠道处于无菌状态，出生后与外界环境接触，就开始感染细菌，首先是口咽部，接着细菌随饮食进入胃肠道，最后在小肠和结肠，特别是在结肠定居、繁殖，建成人体重要和特定的环境。婴儿出生后几小时，仅是大肠杆菌、链球菌进入肠道定居，以后几天内大肠杆菌达到较高浓度，24 小时后厌氧的乳酸杆菌和肠球菌开始出现，在 10 ～ 20 天内慢慢增多，特别是在小肠，与此同时大肠杆菌却逐步减少。结肠的主要细菌，厌氧类杆菌大约在出生后 10 天左右出现，之后很快繁殖，而在 2 ～ 3 周内达到成人水平，与此同时，其他菌属则相应减少，最后达成有比例的杂居状态。这些肠菌是以生物学上的共生现象寄生于人体，致病率低，仅在某种条件下致病，故为条件致病菌。

3. 中医认识

根据本病的临床表现，大致相当于中医学的"泄泻""腹痛""呕吐"等范畴，其少数病例还可分属于"水肿""昏迷""癃闭"等范畴。本病与感受外邪、饮食所伤、情志失调及脏腑虚弱有关，但关键在于脾胃的功能障碍。脾胃功能障碍的原因又是多方面的，有外邪影响，有脾胃本身虚弱，有肝旺乘脾，有命门火衰，脾失温煦。

4. 检查评估要点

根据上述主要机理认识，重点检查脾、膀胱等经络循行的部位，通过望诊、闻诊、问诊、触诊初步判断上述经络的虚实。

若见心烦、心下急痛、大便不成形、腹痛腹泻、小便不通、黄疸，则为脾经实证；若见不能卧、站立困难、膝关节寒冷肿痛、脚大趾疼痛麻木，则为脾经虚证。

若见痔疮、疟疾、癫狂、头项疼痛、目黄、泪出、鼻塞流涕、鼻衄，则为膀胱经实证；若见项背部、腰部、臀部、腘窝部、小腿后侧和足部疼痛，则为膀胱经虚证。

若见脾经络脉色青为寒证、痛证，色红为实热证，肿胀鼓突并且颜色黑暗为顽症，局部颜色淡一般为虚证。余经同此。

切按时，若脾脉经络所过之处皮肤冰凉低温，多属虚证；脾脉经络所过之处皮肤发热，局部温度升高，按之疼痛，多属实。余经同此。

5. 砭法调理

根据上述综合检查评估结果，结合人体实际，找出本次调理应该优先处理的经络。

若检查评估为脾经虚证，按照脾经虚证给予补法处理。

若检查评估为膀胱经实证，按照膀胱经实证给予泻法处理。

6. 注意事项

在病情平稳期，砭法操作可以配合正规治疗方法使用。建议加强腹部和背部的热熨调理。

其余事项同上。

第二十节　酒精性肝病

1. 概述

在西方国家，酒精（乙醇）性肝病是青壮年死亡的主要原因之一。在 25～64 岁的美国城市人中，酒精性肝病的病死率居第三位。在中国，虽然各种肝病的病因仍以乙型肝炎病毒感染为主，但酒精性肝损害与乙型肝炎病毒感染的协同作用会导致更为严重后果。随着生活条件的不断改善，酗酒所引起的肝损害在我国会更为普遍，尤其是在我国北方和经济发达地区酒精性肝病的发病率明显增高，应予重视。因此，正确识别酒精性肝病，从而采取积极措施及时防治，无论对家庭或是对社会都具有积极意义。

2. 西医认识

肝脏是乙醇代谢的主要器官，只有小量的乙醇在肾脏、肌肉、肠道和肺组织内氧化分解。乙醇可以通过多种途径影响肝细胞的功能或破坏肝细胞。长期饮酒能引起肝脏各种病理学改变，从肝细胞内中性脂肪聚积到肝硬化和肝癌，一般认为酒精性肝病的病变发展规律为脂肪肝→酒精肝炎→肝硬化，这几种病变常重叠存在。

3. 中医认识

中医学虽无酒精性肝病一名，但其证候与中医的"胁痛""黄疸""积聚""癥瘕"和"鼓胀"相似。饮食不节，嗜酒过度，滋生湿热，损伤脾胃，以致运化功能失常。湿热熏蒸于肝胆，胆汁不循常道，熏染面目肌肤而发黄。酒湿食积之浊气壅塞不行，积之日久，体气渐衰，脾土壅滞，肝失疏泄，水湿停留，气血瘀滞，最终发展成鼓胀。

4. 检查评估要点

根据上述主要机理认识，重点检查肝、胆、心包、脾、胃、肾等经络循行的部位，通过望诊、闻诊、问诊、触诊初步判断上述经络的虚实。

若见心烦、心下急痛、大便不成形、腹痛腹泻、小便不通、黄疸，则为脾经实证；若见不能卧、站立困难、膝关节寒冷肿痛、脚大趾疼痛麻木，则为脾经虚证。

若见手心热、臂肘挛急、腋肿甚则胸胁支满、心悸、面赤、目黄，则为心包经实证；若见烦心、心痛、掌中热，则为心包经虚证。

若见心包经络脉色青为寒证、痛证，色红为实热证，肿胀鼓突并且颜色黑暗为顽症，局部颜色淡一般为虚证。余经同此。

切按时，若心包脉经络所过之处皮肤冰凉低温，多属虚证；心包脉经络所过之处皮肤发热，局部温度升高，按之疼痛，多属实。余经同此。

5. 砭法调理

根据上述综合检查评估结果，结合人体实际，找出本次调理应该优先处理的经络。

若检查评估为脾经实证，按照脾经实证给予泻法处理。

若检查评估为心包经实证，按照心包经实证给予泻法处理。

6. 注意事项

戒酒和适度饮酒，是该病的重要治疗前提。在病情平稳期，砭法操作可以配合正规治疗方法使用。建议加强胁肋部和背部的刮拭。

其余事项同上。

第二十一节　肝性脑病

1. 概述

肝性脑病，过去称肝性昏迷，是严重肝病引起的以代谢紊乱为基础的中枢神经系统功能失调的综合征，其主要临床表现是意识障碍、行为失常和昏迷。

2. 西医认识

大部分肝性脑病是由各型肝硬化引起，肝炎后肝硬化最多见，如果把亚临床肝性脑病也算在内，则肝硬化患者发生肝性脑病者可达70%。小部分肝性脑病见于重症病毒性肝炎、中毒性肝炎和药物性肝病的急性或暴发性肝功能衰竭阶段。更少见的病因有原发性肝癌、妊娠期急性脂肪肝、严重胆道感染等。在大多数病例肝性脑病的发作有明确的激发因素。主要诱因为胃肠出血、感染、电解质平衡失调和作用于中枢神经系统的药物。手术造成的门体短路（如手术分流）也可引起肝性脑病。有时诱因隐匿，例如仅表现为黑便的持续胃肠出血、营养不良引起的锌缺乏，均可作为肝性脑病的隐匿性激发因素。在某些病例几种诱因同时存在。肝性脑病的发病机制至今不完全明了。一般认为产生肝性脑病的病理生理基础是肝细胞功能衰竭和门腔静脉之间有侧支分流，主要是肠道的许多毒性代谢产物，未被肝脏解毒和清除，经侧支循环进入体循环，透过血脑屏障而至脑部，引起大脑功能紊乱。此外，慢性肝病患者大脑敏感性增加也是重要因素。有关肝性脑病发病机制有许多假说，其中以氨中毒理论的研究最多，最确实有据。

3. 中医认识

本病属于中医"谵妄""急黄""神昏"范畴。本病乃心脑受扰而发，不论外感时疫，热毒内攻，还是内伤疾病，阴阳气血逆乱，浊邪上扰，皆可导致清窍闭塞，神明失守而发病。

4. 检查评估要点

在病情得到正规治疗有效控制的恢复期，可以考虑砭法干预。

根据上述主要机理认识，重点检查肝、胆、脾、胃等经络循行的部位，通过望诊、闻诊、问诊、触诊初步判断上述经络的虚实。

若见头痛、颔痛、目锐眦痛、缺盆中肿痛、腋下肿、瘰疬、汗出振寒，则为胆经实证；若见胸胁、胁肋部、髋关节、膝外至胫、小腿外侧下段和外踝前皆痛，小趾次趾不用，则为胆经虚证。

若见手心热、臂肘挛急、腋肿甚则胸胁支满、心悸、面赤、目黄，则为心包经实证；若见烦心、心痛、掌中热，则为心包经虚证。

若见胆经络脉色青为寒证、痛证，色红为实热证，肿胀鼓突并且颜色黑暗为顽症，局部颜色淡一般为虚证。余经同此。

切按时，若胆脉经络所过之处皮肤冰凉低温，多属虚证；胆脉经络所过之处皮肤发热，局部温度升高，按之疼痛，多属实。余经同此。

5. 砭法调理

根据上述综合检查评估结果，结合人体实际，找出本次调理应该优先处理的经络。

若检查评估为胆经实证，按照胆经实证给予泻法处理。

若检查评估为心包经实证，按照心包经实证给予泻法处理。

6. 注意事项

在病情平稳期，砭法操作可以配合正规治疗方法使用。

其余事项同上。

第二十二节　十二指肠胃反流

1. 概述

十二指肠内容物胆汁、胰酶及碱性肠内容物反流进入胃内，称十二指肠胃反流。肠内容物反流或胆汁反流是常见的病理现象，近年来随着胃肠运动病理生理研究的不断深入，人们逐渐认识到幽门功能不全，胃窦、十二指肠协调运动障碍，可产生自发性十二指肠胃反流。过量的十二指肠胃反流不仅在胃炎发病机制上有重要作用，而且与胃溃疡、反流性食管炎的发生和功能性消化不良的某些症状有关。

2. 西医认识

（1）手术影响：一般在胃手术如胃大部分切除术数月或数年后，由于胆汁的反流而发生残胃炎或胆汁反流性胃炎，并产生上腹疼痛或呕吐胆汁等症状。术后胃由于损害了幽门正常的解剖结构和生理功能，导致幽门抗十二指肠胃反流屏障作用丧失，使过量的含胆汁成分的碱性肠液反流入胃，并导致残胃炎和胆汁性呕吐。

（2）原发性幽门功能障碍：现代的胃肠运动功能研究证明，某些病理性十二指肠胃反流并非在胃术后发生，而是源于幽门本身的缺陷，如幽门括约肌功能失调、幽门开放时间延长、幽门高压带功能障碍等，导致大量十二指肠内容物反流入胃。

（3）胃排空迟缓：无论是特发性或继发性的胃排空迟缓（如特发性胃轻瘫、糖尿病胃轻瘫），胃蠕动和幽门功能障碍，使大量的十二指肠液反流，一旦十二指肠胃反流发生，又可进一步使胃排空缓慢，因此有人认为胃排空迟缓与十二指肠胃反流可互为因果。

（4）肝胆疾患：肝硬化门脉高压患者有较高的十二指肠胃反流发生率，许多胆道疾患（胆囊炎、胆结石、胆囊切除术后等）伴有明显的十二指肠胃反流现象。

（5）其他：自主神经功能紊乱，过度吸烟、饮酒，情绪波动，生活规律变化等，这些情况可引起胃肠激素分泌紊乱，并引起胃窦、十二指肠的逆蠕动和幽门的张力下降，导致胃、十二指肠功能失调，为反流物通过幽门提供了必需的压力梯度，促使十二指肠胃反流的发生。

3. 中医认识

根据十二指肠胃反流的临床特点，本病属中医学的"胃脘痛""呕胆""胆瘅"等病范畴。脾胃居于中焦，主司受纳消化功能，脾以升清为顺，胃以降浊为和，清升浊降才能维持人的消化吸收与排泄功能，而这一过程有赖于肝之正常疏泄，借肝气之疏泄胆汁随胃气下行顺降入肠以利消化。若忧思恼怒、情志失畅等因素，使肝失疏泄，肝气郁结，久郁化热，移热于胆；或肝胆兼夹外邪，湿热内蕴，引起胆腑气血壅滞，疏泄失常，使胆液不循常道；肝胆郁热逆乘脾胃，脾胃升降功能失常，胆液不循胃气下降肠腑助消化，而随胃气上逆，表现出胃部的症状。或因饥饱失常、劳倦过度、久病本虚致脾胃虚弱，此时更易诱发肝胆郁滞，使虚者更虚，郁热更重。总之，以脾胃气虚、升降失常为发病基础，肝胆郁火犯胃为其主要病理机制。

4. 检查评估要点

根据上述主要机理认识，重点检查肝、胆、脾、胃、肾等经络循行的部位，通过望诊、闻诊、问诊、触诊初步判断上述经络的虚实。

若见胃经所过部位发热、多饮多食并且经常感到饥饿，小便颜色黄，则为胃经实证；若见身以前皆寒冷颤抖，胃中寒则胀满，则为胃经虚证。

若见头痛、额痛、目锐眦痛、缺盆中肿痛、腋下肿、瘰疬、汗出振寒，则为胆经实证；若见胸胁、胁肋部、髋关节、膝外至胫、小腿外侧下段、外踝前皆痛，小趾次趾不用，则为胆经虚证。

若见胃经络脉色青为寒证、痛证，色红为实热证，肿胀鼓突并且颜色黑暗为顽症，局部颜色淡一般为虚证。余经同此。

切按时，若胃脉经络所过之处皮肤冰凉低温，多属虚证；胃脉经络所过之处皮肤发热，局部温度升高，按之疼痛，多属实。余经同此。

5. 砭法调理

根据上述综合检查评估结果，结合人体实际，找出本次调理应该优先处理的经络。

若检查评估为胃经虚证，按照胃经虚证给予补法处理。

若检查评估为胆经实证，按照胆经实证给予泻法处理。

6. 注意事项

适度加强腹部和背部的热熨。

其余事项同上。

第二十三节　脂肪肝

1. 概述

脂肪肝是因脂质代谢紊乱，致使肝细胞内脂肪积聚过多的病变。正常肝内脂肪的含量占肝重的 5%，其中主要为磷脂，其次为甘油二酯，还有少量的脂肪酸、胆固醇和胆固醇酯等，当肝内脂肪含量超过肝重的 10% 以上，有的可高达 50%，即为脂肪肝。脂肪肝的临床表现多样，轻度脂肪肝多无临床症状，多在体检时偶然发现。疲乏感是脂肪肝患者最常见的自觉症状，但与组织学损伤的严重程度无相关性。中、重度脂肪肝有类似慢性肝炎的表现，可有食欲不振、疲倦乏力、恶心、呕吐、肝区或右上腹隐痛等。

2. 西医认识

遗传因素、营养因素、氧应激、毒损因素、胰岛素因素、妊娠因素、肝窦改变、炎症因素等，都可以造成肝内脂肪代谢异常，也可出现脂肪肝。现代研究还表明，免疫反应、游离脂肪酸的作用、缺氧及肝微循环障碍亦是造成肝细胞脂肪变的重要因素。肝内脂肪主要来源于食物和外周脂肪组织，导致脂质在肝细胞内沉积的代谢异常机制并没有完全明确，与上述因素都有一定的关系。

3. 中医认识

脂肪肝依其表现，属于中医学的"胁痛""肝癖""积聚"等范畴。主要病机为饮食失节。食常过饱，或喜膏粱厚味，或恣饮酒浆，使胃伤脾损，运化失常，湿热中阻，肝失条达；或过饥失养，脾胃虚弱，气血不足，肝气横侮，致使脘胁闷胀，纳呆欲呕，或发黄疸等症。或者其人忧忿恼怒，恼怒伤肝，肝气失畅，郁久血瘀，则胁痛积成。

4. 检查评估要点

根据上述主要机理认识，重点检查肝、胆、脾、胃、肾等经络循行的部位，通过望诊、闻诊、问诊、触诊初步判断上述经络的虚实。

若见心烦、心下急痛、大便不成形、腹痛腹泻、小便不通、黄疸，则为脾经实证；若见不能卧、站立困难、膝关节寒冷肿痛、脚大趾疼痛麻木，则为脾经虚证。

若见头痛、颔痛、目锐眦痛、缺盆中肿痛、腋下肿、瘰疬、汗出振寒，则为胆经实证；若见胸胁、胁肋部、髋关节、膝外至胫、小腿外侧下段、外踝前皆痛，小趾次趾不用，则为胆经虚证。

若见脾经络脉色青为寒证、痛证，色红为实热证，肿胀鼓突并且颜色黑暗为顽症，局部颜色淡一般为虚证。余经同此。

切按时，若脾脉经络所过之处皮肤冰凉低温，多属虚证；脾脉经络所过之处皮肤发热，局部温度升高，按之疼痛，多属实。余经同此。

5. 砭法调理

根据上述综合检查评估结果，结合人体实际，找出本次调理应该优先处理的经络。

若检查评估为脾经实证，按照脾经实证给予泻法处理。

若检查评估为胆经虚证，按照胆经虚证给予补法处理。

6. 注意事项

适度增强胁肋部刮拭力度，适度加大腹部的热熨调理。

其余事项同上。

第二十四节　功能性消化不良

1. 概述

功能性消化不良又称非器质性消化不良或非溃疡性消化不良。本病系指上腹部疼痛或不适，尤其是上腹胀、早饱、胀气、恶心等特定的上消化道症状，但内镜检查未发现溃疡、糜烂和肿瘤，亦无肝、胰、胆等器质性疾病的人体。其发病原因目前认为与胃肠动力障碍和精神、心理、应激等因素有关。目前关于功能性消化不良的病因学仍不十分明确，其发病机制、病理生理改变尚有许多课题有待深入研究。

2. 西医认识

（1）胃动力异常：近年来研究表明，功能性消化不良者 30% ~ 82% 有胃动力异常。胃排空障碍可能是引起功能性消化不良症状的重要原因。

（2）胃酸分泌异常：高酸可通过刺激十二指肠内的感受器引起幽门闭合，阻止更多的胃内容物排入十二指肠，故高酸可能导致胃排空障碍。

（3）胃炎与十二指肠炎：功能性消化不良 80% ~ 100% 伴有浅表性或萎缩性胃炎，其中 8.5% ~ 22% 同时伴有十二指肠炎，而且有资料表明，功能性消化不良的症状与炎症程度有一定关系。这提示胃炎与十二指肠炎在发病中可能起作用。

（4）幽门螺杆菌感染：大部分幽门螺杆菌相关性胃炎患者常没有症状，幽门螺杆菌阳性胃炎根除细菌后，有不少患者仍有消化不良的症状，没有消除幽门螺杆菌作用的药物对功能性消化不良有时也有效，所以二者之间的关系有待深入探讨。

（5）消化道激素分泌：胃的运动功能受多种消化道激素的调控，如果这些激素的分泌和比例失调，势必导致胃的运动功能障碍。

（6）精神、应激与环境因素：以往功能性消化不良往往被诊断为胃神经衰弱症，也确有不少患者表现不安、神经质或抑郁，40% 左右的人体用安慰剂治疗后临床可获得暂时缓解，因此社会心理因素对功能性消化不良的作用不容忽视。但目前心理活动的检查方法远未能达到临床实用的程度，而且功能性消化不良并无统一的个性特征。

（7）其他：至于吸烟、酗酒、咖啡及环境因素等，与功能性消化不良并无直接联系。有人认为功能性消化不良对内脏疼痛的阈值降低，易引起痛觉过敏，对生理性内脏感觉超敏，这可能也是引起本病的原因之一。

3. 中医认识

中医认为本病的发生与情志不舒、饮食所伤、外邪内积、脾胃虚弱等有关。主要机理涉及胃、脾、肝三脏。外因以寒邪和湿邪较多，内因以肝郁脾虚为关键。肝郁犯胃是功能性消化不良的病理基础，病变早期以肝郁气滞为主，继则以肝郁胃热、肝郁湿阻为多，此属实证；病久耗伤气阴，出现肝郁脾虚、肝郁阴虚等，属虚实夹杂之证。另一种观点认为本病以脾虚为核心，脾虚为本，实滞为标（如气滞、血瘀、食滞、痰湿等），脾虚气滞为基本病机。可以看出，肝郁是功能性消化不良病理机转中的一个中心环节，由于肝郁气滞，疏泄失常，导致气机不畅，脾失健运，胃纳失权，谷反为滞，水反为湿，而出现一系列消化不良的症状。

4. 检查评估要点

根据上述主要机理认识，重点检查肝、胆、脾、胃、肾等经络循行的部位，通过望诊、闻诊、问诊、触诊初步判断上述经络的虚实。

若见易怒，焦虑，烦躁不安，胸闷，呕逆，腰痛，乳房红肿热痛，咽喉肿痛，头部正顶痛，眩晕，则为肝经实证；若见月经量少，闭经，不孕，乳癖，视物昏花，疝气，遗尿，小便淋沥不尽，面色发青，筋松软无力，手足指枯槁，则为肝经虚证。

若见胃经所过部位发热、多饮多食并且经常感到饥饿，小便颜色黄，则为胃经实证；若见身以前皆寒冷颤抖，胃中寒则胀满，则为胃经虚证。

若见胃经络脉色青为寒证、痛证，色红为实热证，肿胀鼓突并且颜色黑暗为顽症，局部颜色淡一般为虚证。余经同此。

切按时，若胃脉经络所过之处皮肤冰凉低温，多属虚证；胃脉经络所过之处皮肤发热，局部温度升高，按之疼痛，多属实。余经同此。

5. 砭法调理

根据上述综合检查评估结果，结合人体实际，找出本次调理应该优先处理的经络。

若检查评估为肝经实证，按照肝经实证给予泻法处理。

若检查评估为胃经虚证，按照胃经虚证给予补法处理。

6. 注意事项

砭法操作可以配合正规治疗方法使用。可以适度加强腹部和背部的热熨调理。

其余事项同上。

第二十五节 吸收不良综合征

1. 概述

吸收不良综合征或称吸收不良是指由多种原因引起的肠腔内一种或多种营养成分吸收不足，引起相应的营养物质缺乏，粪便中未消化或未被吸收的成分增多，发生腹泻等多种症状的一系列临床表现。

2. 西医认识

小肠吸收不良的病因很多。归纳起来可因消化酶的分泌不足或因酶的活力受到影响，使食物不能被充分分解消化；或因自身肠道病变致吸收面积减少或蠕动异常，对营养素吸收障碍；或肠内容成分改变，肠道菌群过度繁殖，造成营养成分消耗过多等。吸收不良综合征由于原发疾病及病因多种多样，其发病原理亦各有特点，但最终均导致多种或单一营养素的吸收不良，进而引起一类具有共性的临床症状或体征。

3. 中医认识

根据其临床表现，吸收不良综合征主要属于中医学"泄泻"的范畴，部分病例亦可能与"虚劳""水肿"等相关。泄泻的原因是多方面的，归纳起来主要是感受外邪、饮食所伤、情志失调、脏腑虚弱，最终导致脾虚湿盛，中焦运化功能障碍，如脾胃虚损久而不复，则进而导致肝肾功能失调。其机理主要有以下几种形式：①脾湿内困，运化失常，或因饮食不节，食积肠胃，中焦传导失司，湿浊与积滞并走大肠。②中焦阳气被困，水谷不分，清浊相混而下迫大肠。③脾胃虚弱，胃虚失受纳之职，脾虚无运化之机，水谷不化，清浊相混而并走于肠间。④肝气郁结，横逆犯脾，脾失健运，清气不升，水谷下注。⑤肾阳不足，命门火衰，不能温煦脾土，腐熟水谷，运化精微，使水谷不化，下流大肠。总之，或因脏器功能障碍而致泄泻，或因久泻而致脏器功能障碍，互为因果，终致后天之本不固，气血生化无源，久之则形销骨立，虚劳羸瘦。

4. 检查评估要点

根据上述主要机理认识，重点检查肝、胆、脾、胃、肾等经络循行的部位，通过望诊、闻诊、问诊、触诊初步判断上述经络的虚实。

若见心烦、心下急痛、大便不成形、腹痛腹泻、小便不通、黄疸，则为脾经实证；若见不能卧、站立困难、膝关节寒冷肿痛、脚大趾疼痛麻木，则为脾经虚证。

若见口热、舌干、咽肿、咳嗽上气、咽干咽痛、心烦、心痛、黄疸，则为肾经实证；若见腹泻、腰骶部和大腿内侧疼痛、下肢痿软无力且自觉寒冷、疲倦嗜睡、脚心热且疼痛，则为肾经虚证。

若见脾经络脉色青为寒证、痛证，色红为实热证，肿胀鼓突并且颜色黑暗为顽症，局部颜色淡一般为虚证。余经同此。

切按时，若肾脉经络所过之处皮肤冰凉低温，多属虚证；胃脉经络所过之处皮肤发热，局部温度升高，按之疼痛，多属实。余经同此。

5. 砭法调理

若检查评估为脾经虚证，按照脾经虚证给予补法处理。

若检查评估为肾经实证，按照肾经实证给予泻法处理。

6. 注意事项

适度加强腹部和背部的热熨调理。

其余事项同上。

第二十六节 便 秘

1. 概述

便秘是一种常见症状，可以发生于不同年龄，但以年长者多见，总发病率高于5%。一般认为排便次数少于每周3次，伴有排便不畅，时间延长，粪便量少较硬或呈硬球状，或有排便不尽感等，即可认为是便秘。其病理生理机制仍未彻底阐明。根据结肠传输功能特点，便秘可分为结肠无力型、出口梗阻型和混合型。若经全身各种检查，未发现器质性病变，则属功能性便秘或原发性便秘，相反则为器质性或继发性便秘。

2. 西医认识

正常状态下，食物经消化吸收后，剩余的残渣如植物纤维等排出体外。食物在胃肠道内存留的时间，除与食物的质与量有关外，也有个体差异。正常情况下，每天进入结肠的食糜为500～1000毫升，每天粪便量为35～225克。排便行为包括产生便意和排便动作两个过程。直肠在通常情况下呈空虚状态，睡醒及餐后，结肠的动作电位活动增强，结肠贮存的粪便推入直肠后，直肠的突然膨胀经直肠感受器通过传入神经到脊髓的排便中枢，即产生便意。由排便中枢再通过传出神经而引起排便动作。此时肛门内括约肌松弛，外括约肌成扩张作用，两旁提肛肌收缩，盆底下降，直肠收缩，使直肠腔内压力超过肛管压力，加上腹肌和膈肌协调性运动，腹压增加，使粪便排出。由此可见，饮食量及其所含的纤维适当，有足够的水入量，胃肠道无梗阻，有正常的排便反射，腹肌及膈肌有足些够的力量协助排便动作等，都是必要的条件。上述产生便意和排便动作过程中任何一个环节的阻碍，均可引起便秘。

3. 中医认识

中医既往对便秘名称不一，《内经》称便秘为"大便难""后不利"等，《伤寒论》中即有"阳结""脾约"之称，清代沈金鳌著的《杂病源流犀烛》才称为便秘，并沿用至今。中医认为便秘的发生，主要是因为各种原因引起大肠传导功能失常。如过食辛热厚味，恣饮酒浆，以致胃肠积热；或于外感之后，热传阳明，津液耗伤，而致热结大肠或肠道失润，于是大便干结，难于排出。情志不舒，忧思过度，久坐少动，而致腑气郁滞，通降失常而大便秘结。劳倦饮食内伤，或病后、产后气血不足，气虚则大肠传导无力，血虚则津枯不能滋润大肠，而致便秘。年高体弱，阳虚气衰，则寒自内生，寒阴凝固，阳气不通，津液不行，而引起便秘。

4. 检查评估要点

根据上述主要机理认识，重点检查肺、大肠等经络循行的部位，通过望诊、闻诊、问诊、触诊初步判断上述经络的虚实。

若见肩背痛、恶风寒、汗出、中风、小便频数而且哈欠多，则为肺经实证；若见肩背痛寒、少气不足以息、溺色变，则为肺经虚证。

若见胃经所过部位发热、多饮多食并且经常感到饥饿，小便颜色黄，则为胃经实证；若见身以前皆寒冷颤抖，胃中寒则胀满，则为胃经虚证。

若见胃经络脉色青为寒证、痛证，色红为实热证，肿胀鼓突并且颜色黑暗为顽症，局部颜色淡一般为虚证。余经同此。

切按时，若胃脉经络所过之处皮肤冰凉低温，多属虚证；胃脉经络所过之处皮肤发热，局部温度升高，按之疼痛，多属实。余经同此。

5. 砭法调理

根据上述综合检查评估结果，结合人体实际，找出本次调理应该优先处理的经络。

若检查评估为肺经虚证，按照肺经虚证给予补法处理。

若检查评估为胃经实证，按照胃经实证给予泻法处理。

6. 注意事项

砭法操作可以配合正规治疗方法使用。

其余事项同上。

第二十七节 慢性腹泻

1. 概述

慢性腹泻是消化系统疾病中的一种常见症状。排便次数增多，超出原有的习惯频率，粪质稀薄，容量或重量增多，或排黏液脓血便者，称为腹泻。病程在 2 个月以上者一般列为慢性腹泻。

2. 西医认识

主要的病因：①肠道感染：造成慢性腹泻的最常见病因为肠道感染，如细菌感染、肠道寄生虫感染、梅毒螺旋体、某些真菌和病毒感染。②肠道不明原因的炎性病：如慢性非特异性溃疡性结肠炎、克罗恩病。③肠道肿瘤：如结肠癌、小肠恶性淋巴瘤。④肠道本身黏膜病变：如成人乳糜泻、维普耳病。⑤肠道运转功能缺陷：如先天性氯泻、葡萄糖 / 半乳糖吸收不良症，某些抗生素或洋地黄类药物影响黏膜水电解质的运转。⑥消化酶缺乏：如萎缩性胃炎、胃癌、胃切除术后综合征，均能使胃酸缺乏。⑦肝胆疾病：如慢性胆囊炎、重症肝病，致胆汁形成减少或引流不畅。⑧慢性胰腺炎或胰腺癌晚期：可致胰外分泌缺乏。⑨肠道易激综合征：因肠道运动速度过快而引起腹泻。其他：某些药物或食物过敏引起慢性腹泻。全身性疾病，如糖尿病、甲状腺功能亢进症、尿毒症等。

慢性腹泻的病机病理改变随原来疾病而不同。肠道水以扩散的方式在肠道绒毛上皮被吸收，之后转入血液。因此，肠道内的渗透压对于慢性腹泻的形成起着关键作用。

3. 中医认识

中医对腹泻历代有不同的称谓，如《内经》称为"虚泄"，《伤寒论》称为"下利"。古人有将大便不成形者称为"泄"，大便如水者称为"泻"。现代统称泄泻。慢性腹泻特征为大便次数增多，粪质清薄，病势较缓，病程迁延，临床多为虚证或虚实夹杂之证。泄泻的主要病变在于脾胃、大小肠，可由感受外邪、饮食所伤、七情失调、脾胃虚弱等多种因素所致。

4. 检查评估要点

根据上述主要机理认识，重点检查胃、肾等经络循行的部位，通过望诊、闻诊、问诊、触诊初步判断上述经络的虚实。

若见胃经所过部位发热、多饮多食并且经常感到饥饿，小便颜色黄，则为胃经实证；若见身以前皆寒冷颤抖，胃中寒则胀满，则为胃经虚证。

若见口热、舌干、咽肿、咳嗽上气、咽干咽痛、心烦、心痛、黄疸，则为肾经实证；若见腹泻、腰骶部和大腿内侧疼痛、下肢痿软无力且自觉寒冷、疲倦嗜睡、脚心热且疼痛，则为肾经虚证。

若见胃经络脉色青为寒证、痛证，色红为实热证，肿胀鼓突并且颜色黑暗为顽症，局部颜色淡一般为虚证。余经同此。

5. 砭法调理

根据上述综合检查评估结果，结合人体实际，找出本次调理应该优先处理的经络。

若检查评估为肾经实证，按照肾经实证给予泻法处理。

若检查评估为胃经虚证，按照胃经虚证给予补法处理。

6. 注意事项

在病情平稳期，砭法操作可以配合正规治疗方法使用。适度增强热熨调理。

其余事项同上。

第二十八节　黄　疸

1. 概述

黄疸是由于血液中胆红素浓度增高，即高胆红素血症，致使巩膜、黏膜、皮肤和其他组织发生黄染的现象。临床以目黄、身黄、小便黄为特点，其中尤以目睛黄染为典型特征。正常血液中总胆红素最高值一般为 17μmol/L，接近或超过 34μmol/L 时始出现肉眼能见的黄染。如血中总胆红素超过正常，但肉眼不能看出黄染时，称隐性黄疸。

2. 西医认识

黄疸的发生机制和病因主要有：由于红细胞破坏增加，胆红素形成多，可引起溶血性黄疸；肝细胞病变以致胆红素的代谢失常可引起肝细胞黄疸；肝内或肝外胆管系统发生梗阻，影响胆红素的正常排泄，导致阻塞性黄疸；肝细胞有某种先天性缺陷，不能完成胆红素的正常代谢过程，导致先天性黄疸。黄疸是一种临床症状，也是一种体征。任何年龄均可发生黄疸。

3. 中医认识

黄疸的病因分内因和外因两个方面。外因多因感受外邪、饮食不节所致，内因则与脾胃虚寒、内伤不足有关，二者又互有关联。黄疸总的病机关键是"湿"。感受湿热疫毒之邪，从表入里，郁阻中焦，脾胃失运，湿热交蒸于肝胆，不能泄越，以致肝失疏泄，胆汁外溢，浸淫肌肤，而致黄疸。饮食不节，损及脾胃，脾失健运，湿浊内生，郁而化热，熏蒸肝胆，胆汁外溢肌肤而发黄疸。脾胃虚寒，内伤不足，病后脾阳受伤，湿从寒化，寒湿中阻，胆液阻滞，不循常道，溢于肌肤而发黄。积聚日久不消，或结石堵塞胆道，或淤滞胆道，胆汁外溢，而产生黄疸。

4. 检查评估要点

根据上述主要机理认识，重点检查肝、胆、脾、胃、肾等经络循行的部位，通过望诊、闻诊、问诊、触诊初步判断上述经络的虚实。

若见心烦、心下急痛、大便不成形、腹痛腹泻、小便不通、黄疸，则为脾经实证；若见不能卧、站立困难、膝关节寒冷肿痛、脚大趾疼痛麻木，则为脾经虚证。

若见头痛、颔痛、目锐眦痛、缺盆中肿痛、腋下肿、瘰疬、汗出振寒，则为胆经实证；若见胸胁、胁肋部、髋关节、膝外至胫、小腿外侧下段、外踝前皆痛，小趾次趾不用，则为胆经虚证。

若见脾经络脉色青为寒证、痛证，色红为实热证，肿胀鼓突并且颜色黑暗为顽症，局部颜色淡一般为虚证。余经同此。

切按时，若脾脉经络所过之处皮肤冰凉低温，多属虚证；脾脉经络所过之处皮肤发热，局部温度升高，按之疼痛，多属实。余经同此。

5. 砭法调理

根据上述综合检查评估结果，结合人体实际，找出本次调理应该优先处理的经络。

若检查评估为脾经实证，按照脾经实证给予泻法处理。

若检查评估为胆经实证，按照胆经实证给予泻法处理。

6. 注意事项

在得到正规系统的治疗之后，病情平稳期，砭法操作可以配合正规治疗方法使用。

其余事项同上。

第六章
血液和造血系统疾病

第一节　缺铁性贫血

1. 概述

缺铁性贫血是指体内贮存铁不足，影响血红蛋白合成所引起的一种小细胞低色素性贫血。其特征是骨髓、肝、脾缺乏可染性铁。血浆铁及转铁蛋白饱和度均极度减少，极严重时尚有上皮细胞病变。本病是世界上贫血类型中最常见的一种。本病发病率甚高，几乎遍及全球。可发生于各年龄组，尤多见于育龄妇女及婴儿。根据世界卫生组织（WHO）调查报告，全世界有 10% ～ 30% 的人群有不同程度的缺铁，男性发病率约 10%，女性大于 20%，亚洲发病率高于欧洲。

2. 西医认识

缺铁性贫血有一个发展过程，当贮存铁及血浆铁都明显减少，红细胞内锌卟啉增多，但血红蛋白及红细胞压积尚在正常范围，称为隐性铁缺乏症。如铁缺乏进一步发展，血浆铁及转铁蛋白饱和度显著减少，以致最后发生缺铁性贫血。铁缺乏的原因是铁摄入不足，或需铁量增多，铁的损失过多，铁的吸收不良，游离铁丧失增加等。缺铁性贫血最明显的病理改变是人体许多组织中缺少铁。体内铁的分布最早受影响的是骨髓、肝、脾等贮藏铁的器官。在组织中，铁蛋白和含铁血黄素消失，接着幼红细胞中的铁小粒也消失，血清铁浓度降低至正常范围以下，最后出现贫血。典型的小细胞低色素性贫血出现于晚期缺铁较严重时。作为对贫血的功能代偿骨髓造血功能活跃，红髓量增多。

3. 中医认识

根据缺铁性贫血的临床表现，当属中医学中"萎黄""黄胖""虚损"等范畴。中医学认为本病的形成多由长期慢性肠胃疾患，或长期失血，妊娠失养，加之饮食失调，护理不当等所致。与脾、胃、肾、肝、胆等脏腑有关。

4. 检查评估要点

根据上述主要机理认识，重点检查肝、胆、脾、胃、肾等经络循行的部位，通过望诊、闻诊、问诊、触诊初步判断上述经络的虚实。

若见头痛、颔痛、目锐眦痛、缺盆中肿痛、腋下肿、瘰疬、汗出振寒，则为胆经实证；若见胸胁、胁肋部、髋关节、膝外至胫、小腿外侧下段、外踝前皆痛，小趾次趾不用，则为胆经虚证。

若见易怒，焦虑，烦躁不安，胸闷，呕逆，腰痛，乳房红肿热痛，咽喉肿痛，头部正顶痛，眩晕，则为肝经实证；若见月经量少，闭经，不孕，乳癖，视物昏花，疝气，遗尿，小便淋沥不尽，面色发青，筋松软无力，手足指趾枯槁，则为肝经虚证。

若见胆脉络脉色青为寒证、痛证，色红为实热证，肿胀鼓突并且颜色黑暗为顽症，局部颜色淡一般为虚证。余经同此。

切按时，若胆脉经络所过之处皮肤冰凉低温，多属虚证；胆脉经络所过之处皮肤发热，局部温度升高，按之疼痛，多属实。余经同此。

5. 砭法调理

根据上述综合检查评估结果，结合人体实际，找出本次调理应该优先处理的经络。

若检查评估为胆经虚证，按照胆经虚证给予补法处理。

若检查评估为肝经虚证，按照肝经虚证给予补法处理。

6. 注意事项

在病情稳定期，砭法操作可以配合正规治疗方法使用。

其余事项同上。

第二节 再生障碍性贫血

1. 概述

再生障碍性贫血（简称再障），是由于骨髓造血组织显著减少，造血功能衰竭，致使血细胞生成障碍，引起全血细胞减少的一种贫血。临床以较严重的贫血、出血及感染为特征，是我国较常见的造血系统疾病。再障发病以青壮年居多，男性多于女性。原发性再障病因不明，继发性再障多为药物、化学毒物损害及过敏所致。按临床表现、血象及骨髓象不同，有急性再障和慢性再障之分。

2. 西医认识

原发性再障病因不明。继发性再障，常因各种化学、物理及生物因素对骨髓的毒性作用所致。最常见的原因是药物、工业及生活中接触到的某些化学毒物的中毒和过敏，其次是电离辐射，再者是病毒感染及某些免疫反应等。

病理方面主要问题为：①造血干细胞减少或成熟缺陷：大量动物实验证明，骨髓中造血干细胞缺乏或成熟缺陷是发生再障的主要机制。人类骨髓细胞体外培养证明，大多数再障病人骨髓中 CFU-C（粒-巨噬细胞系干细胞）浓度低，同时 BFU-E 及 CFU-E（红细胞系干细胞）亦显著减少。同基因骨髓移植成功，则造血功能很快恢复而病愈。另外，干细胞受损害后成熟有缺陷亦可能有重要影响。②骨髓造血微环境缺陷：造血微环境是指造血组织中支持造血的结构成分及影响造血的调节因素。骨髓造血细胞是在骨髓基质细胞形成的网状支架中增殖和分化。氯霉素可损害骨髓的微血管结构而影响骨髓微循环。少数患者骨髓移植后植入的细胞不能增殖，因而推测病人发病可能与造血微环境缺陷有关。③免疫机制影响：继发于系统性红斑狼疮及类风湿关节炎后的再障，其血清中存在抗自身造血干细胞抗体。体外骨髓培养证实部分再障患者骨髓（或外周血液）中的 T 淋巴细胞对红系及粒系细胞的生长有抑制作用。如果用抗 T 细胞单克隆抗体预先清除患者骨髓中的 T 细胞，则培养的 BFU-E 及 CFU-C 集落增多。临床上用免疫抑制剂调理再障，能使贫血缓解。因而认为免疫机制异常是再障发病机理之一。

3. 中医认识

本病中医学称为"虚劳"。虚劳是因先天不足，精血生化无源，复因各种邪毒（有毒药物及理化因素）伤正，邪毒瘀阻，深入骨髓，损其精气，新血不生，积虚成损，积损成劳而发为虚劳。该病临床以血亏及出血、体虚易染邪毒为特征。病位在骨髓，与肾关系密切，病性以虚损为重点。各种原因所致的虚劳，其病变部位在骨髓，与肾关系最为密切。因肾主骨，藏髓生髓之处在骨。

4. 检查评估要点

根据上述主要机理认识，重点检查肝、胆、膀胱、脾、胃、肾等经络循行的部位，通过望诊、闻诊、问诊、触诊初步判断上述经络的虚实。

若见痔疮、疟疾、癫狂、头项疼痛、目黄、泪出、鼻塞流涕、鼻衄，则为膀胱经实证；若见项背部、腰部、臀部、腘窝部、小腿后侧和足部疼痛，则为膀胱经虚证。

若见心烦、心下急痛、大便不成形、腹痛腹泻、小便不通、黄疸，则为脾经实证；若见不能卧、站立困难、膝关节寒冷肿痛、脚大趾疼痛麻木，则为脾经虚证。

若见膀胱脉络脉色青为寒证、痛证，色红为实热证，肿胀鼓突并且颜色黑暗为顽症，局部颜色淡一般为虚证。余经同此。

切按时，若膀胱脉经络所过之处皮肤冰凉低温，多属虚证；膀胱脉经络所过之处皮肤发热，局部温度升高，按之疼痛，多属实。余经同此。

5. 砭法调理

根据上述综合检查评估结果，结合人体实际，找出本次调理应该优先处理的经络。

若检查评估为膀胱经实证，按照膀胱经实证给予泻法处理。

若检查评估为脾经虚证，按照脾经虚证给予补法处理。

6. 注意事项

在病情平稳期，砭法操作可以配合正规治疗方法使用，增强呼吸补泻的强度，加强腹部热熨。

其余事项同上。

第三节　慢性粒细胞白血病

1. 概述

慢性粒细胞白血病简称慢粒，是指以低热、乏力、多汗、消瘦，肝脾肿大，血、骨髓粒细胞数增高，甚则发热、贫血、出血加重，幼稚粒细胞增多等为主要表现的白血病。

慢性粒细胞白血病是临床上一种起病及发展相对缓慢的白血病。它是起源于骨髓多能造血干细胞的恶性增殖性疾病，表现为髓系祖细胞池扩展，髓细胞系及其祖细胞过度生长，这些白细胞在骨髓内聚集，抑制骨髓的正常造血。

2. 西医认识

大多数患者的病因不明，电离辐射是唯一明确的危险因素。慢性粒细胞白血病是一种影响血液及骨髓的恶性肿瘤，它的特点是产生大量不成熟的白细胞，这些白细胞在骨髓内聚集，抑制骨髓的正常造血；并且能够通过血液在全身扩散，导致病人出现贫血、容易出血、感染及器官浸润等。慢性粒细胞白血病进展缓慢，根据骨髓中白血病细胞的数量和症状的严重程度，分为三期，即慢性期、加速期和急变期。其中，大多数早期诊断时为慢性期，每年3%～4%慢性期进展为急变期。慢性期主要表现为白细胞增多，外周血碱性粒细胞增多，外周血及骨髓原始细胞少于5%，可见大量中晚幼粒细胞。加速期表现为外周血及骨髓原始细胞 10%～19%，外周血碱性粒细胞 ≥ 20%，持续血小板减少，出现白血病细胞克隆进化的细胞遗传学特征。急变期表现为外周血及骨髓原始细胞 ≥ 20%，骨髓外原始细胞侵犯。

3. 中医认识

中医认为慢粒是内伤与外感相互作用所致。本病的发生乃先天禀赋不足或后天失养引起脏腑亏虚，或由于外感六淫、内伤七情等引起气血功能紊乱，脏腑功能失调，致使毒邪乘虚而入，气血痰食邪毒相互凝结而引起本病。

4. 检查评估要点

根据上述主要机理认识，重点检查肝、胆、膀胱、脾、胃、肾等经络循行的部位，通过望诊、闻诊、问诊、触诊初步判断上述经络的虚实。

若见头痛、颔痛、目锐眦痛、缺盆中肿痛、腋下肿、瘰疬、汗出振寒，则为胆经实证；若见胸胁、胁肋部、髋关节、膝外至胫、小腿外侧下段、外踝前皆痛，小趾次趾不用，则为胆经虚证。

若见痔疮、疟疾、癫狂、头项疼痛、目黄、泪出、鼻塞流涕、鼻衄，则为膀胱经实证；若见项背部、腰部、臀部、腘窝部、小腿后侧和足部疼痛，则为膀胱经虚证。

若见胆脉络脉色青为寒证、痛证，色红为实热证，肿胀鼓突并且颜色黑暗为顽症，局部颜色淡一般为虚证。余经同此。

切按时，若胆脉经络所过之处皮肤冰凉低温，多属虚证；胆脉经络所过之处皮肤发热，局部温度升高，按之疼痛，多属实。余经同此。

5. 砭法调理

根据上述综合检查评估结果，结合患者实际，找出本次调理应该优先处理的经络。

若检查评估为胆经实证，按照胆经实证给予泻法处理。

若检查评估为膀胱经实证，按照膀胱经实证给予泻法处理。

6. 注意事项

在慢性期，砭法操作可以配合正规治疗方法使用。加速期和急变期患者不适用砭法调理，应该特别注意。

其余事项同上。

第四节 白细胞减少症和粒细胞缺乏症

1. 概述

周围血白细胞总数持续低于 $4.0×10^9/L$ 时称白细胞减少症。当粒细胞绝对计数持续低于 $2.0×10^9/L$ 时，称为粒细胞减少症，极度缺乏时称为粒细胞缺乏症，此时白细胞计数每多低于 $1.0×10^9/L$，常伴有严重感染。

2. 西医认识

根据粒细胞的细胞动力学原理，粒细胞减少的发病机理有粒细胞的生成减少、消耗过速及分布失调三个主要方面。任何可以引起骨髓抑制的物理、化学及生物因素均可导致粒系细胞的生成不足。常见的发病机制为：①粒细胞生成减少，如感染、电离辐射、肿瘤骨髓转移、恶性血液系统疾病、抗肿瘤或其他药物影响等；②粒细胞成熟障碍，见于巨幼细胞性贫血、骨髓增生异常综合征等；③粒细胞破坏增多，如脾功能亢进、感染、炎症或免疫异常；④粒细胞分布异常，如循环池内的粒细胞迁移至边缘池，可造成假性粒细胞减少，外周血粒细胞计数减少，注射肾上腺激素后，粒细胞从边缘池进入循环池，计数恢复正常。

3. 中医认识

本病属于中医学"气劳"的范畴。气劳的主要病象以少气乏力、易于感冒及周围血白细胞计数和粒细胞绝对计数减少为特征。气劳的病因主要有外邪伤正、忧思劳倦、饮食不节、禀赋薄弱等。外邪包括化学毒物及药毒、物理射线及核素侵袭，外感病毒时邪等。气劳属于虚劳类疾病，病因较复杂。病位在气血及骨髓；病性有虚证及虚实夹杂之分；其发病与脾（胃）肾关系密切。但由于五脏相关，气血同源，阴阳互根，故气虚则不能生血，血虚无以生气；气属阳，气虚者阳亦渐衰；血属阴，血虚者阴亦不足；阳损及阴，阴虚及阳，终致阴阳虚衰，互相影响。

4. 检查评估要点

根据上述主要机理认识，重点检查肝、肺、脾、胃、肾等经络循行的部位，通过望诊、闻诊、问诊、触诊初步判断上述经络的虚实。

若见肩背痛、恶风寒、汗出、小便频数且多哈欠，则为肺经实证；若见肩背痛寒、少气不足以息、溺色变，则为肺经虚证。

若见心烦、心下急痛、大便不成形、腹痛腹泻、小便不通、黄疸，则为脾经实证；若见不能卧、站立困难、膝关节寒冷肿痛、脚大趾疼痛麻木，则为脾经虚证。

若见脾脉络脉色青为寒证、痛证，色红为实热证，肿胀鼓突并且颜色黑暗为顽症，局部颜色淡一般为虚证。余经同此。

切按时，若脾脉经络所过之处皮肤冰凉低温，多属虚证；脾脉经络所过之处皮肤发热，局部温度升高，按之疼痛，多属实。余经同此。

5. 砭法调理

根据上述综合检查评估结果，结合患者实际，找出本次调理应该优先处理的经络。

若检查评估为肺经虚证，按照肺经虚证给予补法处理。

若检查评估为脾经虚证，按照脾经虚证给予补法处理。

6. 注意事项

在病情平稳期，砭法操作可以配合正规治疗方法使用。建议适度增强腹部和背部的热熨。

其余事项同上。

第五节　脾功能亢进

1. 概述

脾功能亢进（简称脾亢）是一种综合征，临床表现为脾肿大、一种或多种血细胞减少，而骨髓造血细胞相应增生，可经脾切除而缓解。本病经调理原发病后，部分病例临床症状可减轻。脾脏切除后，临床症状可得到缓解。

2. 西医认识

脾亢有原发性及继发性之分。病因不明的称为原发性脾亢。继发性脾亢可见于病因较明确的脾肿大患者，如各种不同病因引起的肝硬化（尤以血吸虫病性肝硬化），慢性感染如疟疾、结核病，恶性肿瘤如淋巴瘤、慢性淋巴细胞白血病，骨髓纤维化，慢性溶血性贫血和少见的网状内皮细胞病。该病出现血细胞减少可见贫血，有感染和出血倾向。脾大通常无症状，往往在体检时发现。有时巨脾的症状也很轻微，患者可感到腹部不适，胃纳减少，或向一侧睡时感到不舒服。各种原因引起的脾大，其脾功能亢进引起血细胞减少的程度是不一样的。通常淤血性脾大时血细胞减少较为明显。浸润所致的脾大如慢性白血病时，脾亢往往不太明显。

3. 中医认识

本病是以腹内积块，或胀或痛为主要临床表现，它属于中医学中"积聚"的范畴。积聚是腹内结块，或痛或胀的病证。积属有形，结块固定不移，痛有定处，病在血分，是为脏病；聚属无形，包块聚散无常，痛无定处，病在气分，是为腑病。

因积与聚关系密切，故两者往往一并论述。积聚的病位主要在于肝脾。基本病机为气机阻滞，瘀血内结。聚证以气滞为主，积证以血瘀为主。积证治疗宜分初、中、末三个阶段：积证初期属邪实，应予消散；中期邪实正虚，予消补兼施；后期以正虚为主，应予养正除积。聚证多实，治疗以行气散结为主。本病与肝、脾等脏腑有关。

4. 检查评估要点

根据上述主要机理认识，重点检查肝、胆、膀胱、脾、胃、肾等经络循行的部位，通过望诊、闻诊、问诊、触诊初步判断上述经络的虚实。

若见易怒，焦虑，烦躁不安，胸闷，呕逆，腰痛，乳房红肿热痛，咽喉肿痛，头部正顶痛，眩晕，则为肝经实证；若见月经量少，闭经，不孕，乳癖，视物昏花，疝气，遗尿，小便淋沥不尽，面色发青，筋松软无力，手足指趾枯槁，则为肝经虚证。

若见头痛、颔痛、目锐眦痛、缺盆中肿痛、腋下肿、瘰疬、汗出振寒，则为胆经实证；若见胸胁、胁肋部、髋关节、膝外至胫、小腿外侧下段、外踝前皆痛，小趾次趾不用，则为胆经虚证。

若见胆脉络脉色青为寒证、痛证，色红为实热证，肿胀鼓突并且颜色黑暗为顽症，局部颜色淡一般为虚证。余经同此。

切按时，若胆脉经络所过之处皮肤冰凉低温，多属虚证；胆脉经络所过之处皮肤发热，局部温度升高，按之疼痛，多属实。余经同此。

5. 砭法调理

若检查评估为肝经实证，按照肝经实证给予泻法处理。

若检查评估为胆经实证，按照胆经实证给予泻法处理。

6. 注意事项

砭法操作可以配合正规治疗方法使用。酌情增减双侧胁肋部的刮拭和腹部的热熨。

其余事项同上。

第七章
神经系统疾病

第一节 癫痫

1. 概述

癫痫是一组临床综合征，以反复发生的脑部兴奋性过高的神经元异常放电所致的脑功能短暂异常为特征。可表现为感觉障碍、肢体抽搐、意识丧失、行为障碍和自主神经功能异常等，一般称为痫性发作。

2. 西医认识

按照癫痫发病原因不同，可分为两大类：①原发性癫痫：亦称特发性癫痫。发病年龄多在儿童或青春期。此类病人脑部无明显病理或代谢改变，但与遗传因素有较密切的关系。②继发性癫痫：亦称症状性癫痫，占癫痫的大多数。继发于多种脑部病变和代谢疾病。此外，许多内外环境因素也与癫痫发作有关。女性在经期和排卵期发作频繁。睡眠不足、疲劳、饥饿、便秘、饮酒、情感冲动、过度换气以及各种一过性代谢紊乱和过敏反应，都能激发癫痫发作。

3. 中医认识

癫痫相当于中医的痫病。痫病是一种反复发作的神志异常的疾病，俗称"羊痫风"。痫病是以突然仆倒、昏不知人、口吐涎沫、两目上视、肢体抽搐、或口中如作猪羊叫声等神志失常为主要临床特征。病位在心，涉及肝、肾。病性多属本虚标实，以脏腑亏损为本，风、火、痰、瘀为标。初发者多为实证，既久则多为虚实夹杂证。

4. 检查评估要点

根据上述主要机理认识，重点检查膀胱、胆等经络循行的部位，通过望诊、闻诊、问诊、触诊初步判断上述经络的虚实。

若见头痛、颔痛、目锐眦痛、缺盆中肿痛、腋下肿、瘰疬、汗出振寒，则为胆经实证；若见胸胁、胁肋部、髋关节、膝外至胫、小腿外侧下段、外踝前皆痛，小趾次趾不用，则为胆经虚证。

若见痔疮、疟疾、癫狂、头项疼痛、目黄、泪出、鼻塞流涕、鼻衄，则为膀胱经实证；若见项背部、腰部、臀部、腘窝部、小腿后侧和足部疼痛，则为膀胱经虚证。

若见胆经络脉色青为寒证、痛证，色红为实热证，肿胀鼓突并且颜色黑暗为顽症，局部颜色淡一般为虚证。余经同此。

切按时，若胆经经络所过之处皮肤冰凉低温，多属虚证；胆经经络所过之处皮肤发热，局部温度升高，按之疼痛，多属实。余经同此。

5. 砭法调理

根据上述综合检查评估结果，结合患者实际，找出本次调理应该优先处理的经络。

若检查评估为胆经虚证，按照胆经虚证给予补法处理。

若检查评估为膀胱经实证，按照膀胱经实证给予泻法处理。

6. 注意事项

在病情平稳期，砭法操作可以配合正规治疗方法使用。

其余事项同上。

第二节　三叉神经痛

1. 概述

三叉神经分布区内反复发作的阵发性短暂剧烈疼痛，而无三叉神经功能破坏表现，称三叉神经痛，亦称痛性抽搐。多发于中老年人，据统计，40 岁以上患病者达70% ~ 80%，女性略多于男性，3：2 ~ 2：1。大多为单侧性，少数为双侧性。

2. 西医认识

三叉神经痛分为原发性与继发性两种。原发性三叉神经痛的病因病位目前尚无统一认识。多数学者认为病位在周围部，即半月节到桥脑之间的后根部分。在三叉神经的桥脑入口处，异形扭曲的血管压迫在三叉神经的后根上，使三叉神经根局部发生脱髓鞘变化。脱髓鞘局部的相邻纤维之间产生短路，轻微的触觉刺激即可通过"短路"传入中枢，中枢传出的冲动亦可再通过"短路"而成为传入冲动，反复叠加，达到阈值以上强度，于是导致三叉神经疼痛。亦有人提出三叉神经痛是由于三叉神经根受到岩骨嵴的压迫，造成传出纤维与痛觉传入纤维不正常放电致疼痛发作。还有人提出中枢性病因学说，认为三叉神经痛是一种感觉性癫痫样发作，发放部位可能在三叉神经脊束核内或脑干中。继发性三叉神经痛的病因由小脑桥脑角肿瘤、三叉神经根及半月神经节肿瘤、血管畸形、动脉瘤、多发性硬化、蛛网膜炎等病变所致。

3. 中医认识

本病中医学称为"面风"，又名"偏头风""面痛"等。面风是指风、火上攻，或瘀血阻滞面部经络，导致经气不利，络脉失养，一侧面部反复发作短暂剧痛的病证。病位主要在面部经络，与肝、胆、脾、胃等脏腑密切相关；病性多属实证、热证，虚实夹杂证少见。

4. 检查评估要点

根据上述主要机理认识，重点检查胆、胃等经络循行的部位，通过望诊、闻诊、问诊、触诊初步判断上述经络的虚实。

若见循胃经所过部位发热、多饮多食并且经常感到饥饿，小便颜色黄，则为胃经实证；若见身以前皆寒冷颤抖，胃中寒则胀满，则为胃经虚证。

若见头痛、颔痛、目锐眦痛、缺盆中肿痛、腋下肿、瘰疬、汗出振寒，则为胆经实证；若见胸胁、胁肋部、髋关节、膝外至胫、小腿外侧下段、外踝前皆痛，小趾次趾不用，则为胆经虚证。

若见胆经络脉色青为寒证、痛证，色红为实热证，肿胀鼓突并且颜色黑暗为顽症，局部颜色淡一般为虚证。余经同此。

切按时，若胆经经络所过之处皮肤冰凉低温，多属虚证；胆经经络所过之处皮肤发热，局部温度升高，按之疼痛，多属实。余经同此。

5. 砭法调理

根据上述综合检查评估结果，结合患者实际，找出本次调理应该优先处理的经络。

若检查评估为胃经实证，按照胃经实证给予泻法处理。

若检查评估为胆经实证，按照胆经实证给予泻法处理。

6. 注意事项

在病情平稳期，砭法操作可以配合正规治疗方法使用。建议酌情增加双侧颈项和胁肋部刮拭。

其余事项同上。

第三节 面神经炎

1. 概述

面神经炎系指茎乳突孔内面神经的急性非化脓性炎症所致的周围性面神经麻痹，以一侧面部表情肌突然瘫痪为临床特征的颅神经疾病。据 1982 年全国六城市调查，本病患病率为 425/10 万，任何年龄均可发病，但以 20 ～ 40 岁为多，男性略多于女性。绝大多数为一侧性，双侧者甚少见。

2. 西医认识

病因尚未明确。面神经从桥脑发出以后经内听道及岩骨中狭长的骨性管腔——面神经管，最后由茎乳突孔出颅腔，分布至面部表情肌。有人认为此处一旦局部有缺血、水肿，则将有水肿与压迫性缺血的恶性循环。诱发因素可能有病毒感染、吹风受凉和自主神经不稳，导致神经营养血管收缩缺血而毛细血管扩张，组织水肿压迫，面神经功能障碍，而出现面部表情肌瘫痪。早期病理改变为面神经水肿、脱髓鞘，严重的则有轴突变性。

3. 中医认识

本病类似中医学所称的"㖞僻"，又名"歪嘴风""口㖞""口僻"。㖞僻是指风邪入中面部，痰浊阻滞经络，以突然面部麻木、口眼歪斜为特征的病证。其病位在面部经络，与肝、脾、胃等脏腑关系密切。病性有虚有实。

4. 检查评估要点

根据上述主要机理认识，重点检查肝、肺、心包、脾、胃、肾等经络循行的部位，通过望诊、闻诊、问诊、触诊初步判断上述经络的虚实。

若见手心热、臂肘挛急、腋肿、胸胁支满、心悸、面赤、目黄则为心包经实证；若见烦心、心痛、掌中热则为心包经虚证。

若见肩背痛、恶风寒、汗出、小便频数且多哈欠，则为肺经实证；若见肩背痛寒、少气不足以息、溺色变，则为肺经虚证。

若见心包经络脉色青为寒证、痛证，色红为实热证，肿胀鼓突并且颜色黑暗为顽症，局部颜色淡一般为虚证。余经同此。

切按时，若心包经经络所过之处皮肤冰凉低温，多属虚证；心包经经络所过之处皮肤发热，局部温度升高，按之疼痛，多属实。余经同此。

5. 砭法调理

根据上述综合检查评估结果，结合患者实际，找出本次调理应该优先处理的经络。

若检查评估为心包经实证，按照心包经实证给予泻法处理。

若检查评估为肺经虚证，按照肺经虚证给予补法处理。

6. 注意事项

在病情平稳期，砭法操作可以配合正规治疗方法使用。

其余事项同上。

第四节　神经衰弱

1. 概述

神经衰弱是指由于长期情绪紧张和精神压力，导致精神活动能力减弱，其临床主要特征是精神容易兴奋，容易疲劳，头痛，睡眠障碍，情绪烦恼等，伴有多种躯体不适，但无器质性病变存在。

神经衰弱多见于青中年，以脑力劳动者居多。我国精神疾病调查表明，15 ～ 39 岁人群中神经衰弱的患病率为 1.3%。女性患病率显著高于男性。

2. 西医认识

神经系统功能过度紧张是神经衰弱的主要原因。如工作任务、学习负担过重，不注意劳逸相调，睡眠不足；或长期从事注意力高度集中的脑力劳动等，造成持续的精神过度紧张和疲劳，则易诱发神经衰弱。长期的心理冲突和精神创伤引起的负性情绪也是本病的常见原因。如对工作不满，学习不适应，家庭纠纷，情感问题处理不当，人际关系紧张，使人体心理经常处于压抑和矛盾状态；或亲人丧亡，家庭发生重大不幸，事业受挫等，成为人体悲伤、痛苦的原因。此类负性情绪，亦可导致神经衰弱发生。性格孤僻、胆怯、自卑、多疑、敏感、任性、急躁、自制力差的人在以上心理因素和社会因素作用下，更易发生神经衰弱。巴甫洛夫学派认为，本病的病理生理基础是大脑皮层内抑制过程弱化。当内抑制过程减弱时，神经细胞的兴奋性相对增高，对外界刺激表现强烈而迅速的反应，从而大量消耗了神经细胞的能量，出现易兴奋、易疲劳的现象。另外，大脑皮层功能弱化，其对皮层下自主神经中枢的调节作用减弱，而出现各种自主神经功能紊乱的症状。

3. 中医认识

神经衰弱相当于中医学"神劳"一病。神劳是指因长期神情紧张，劳神思虑过度，以致阴阳失调，神气亏虚，表现以神疲、失眠、健忘、头晕痛等为主要症状的脑神慢性虚劳类疾病。其病位在心、脑，涉及肝、肾、脾。病性有虚有实，或虚实夹杂，但以虚证为多。

4. 检查评估要点

根据上述主要机理认识，重点检查肝、心包、脾、胃、肾等经络循行的部位，通过望诊、闻诊、问诊、触诊初步判断上述经络的虚实。

若见易怒，焦虑，烦躁不安，胸闷，呕逆，腰痛，乳房红肿热痛，咽喉肿痛，头部正顶痛，眩晕，则为肝经实证；若见月经量少，闭经，不孕，乳癖，视物昏花，疝气，遗尿，小便淋沥不尽，面色发青，筋松软无力，手足指趾枯槁，则为肝经虚证。

若见手心热、臂肘挛急、腋肿、胸胁支满、心悸、面赤、目黄则为心包经实证；若见烦心、心痛、掌中热则为心包经虚证。

若见肝经络脉色青为寒证、痛证，色红为实热证，肿胀鼓突并且颜色黑暗为顽症，局部颜色淡一般为虚证。余经同此。

切按时，若肝经经络所过之处皮肤冰凉低温，多属虚证；肝经经络所过之处皮肤发热，局部温度升高，按之疼痛，多属实。余经同此。

5. 砭法调理

根据上述综合检查评估结果，结合患者实际，找出本次调理应该优先处理的经络。

若检查评估为肝经虚证，按照肝经虚证给予补法处理。

若检查评估为心包经虚证，按照心包经虚证给予补法处理。

6. 注意事项

酌情增强在腹部和背部热熨，其余事项同上。

第五节　脑梗死后遗症

1. 概述

脑梗死又称缺血性脑卒中，是指由于脑部血液供应障碍，缺血、缺氧引起的局限性脑组织的缺血性坏死或者脑软化。脑梗死的临床常见类型有脑血栓形成、腔隙性脑梗死和脑栓塞等。脑梗死占全部脑卒中的80%以上。

脑梗死的发病率、致残率、病死率、复发率都很高，资料表明脑卒中为各国死亡原因前六位重大疾病中的第一杀手。对包括中国在内的11个国家人口450万人进行的流行病学调查结果显示，中国和日本等亚洲国家脑血管病发病率位于世界较高位，年龄与发病、死亡呈正相关，脑出血死亡率远高于脑梗死。

2. 西医认识

现代医学认为，脑梗死病因多种多样，与血管壁病变、血流动力学、血液成分改变和血液流变学等多方面因素密切相关，而这些又与遗传、代谢、内分泌、饮食嗜好等息息相关，在临床上往往是多个因素同时存在、共同作用、缓慢演变，最后在各种诱因作用下，由量变到质变，导致脑血管急性闭塞，使相应供血区域的脑组织缺血、缺氧、坏死、软化。其中高血压、动脉硬化和心脏疾患是急性脑血管病的主要病因。

脑血栓形成最常见的病因为动脉粥样硬化，常伴有高血压；少见原因有动脉壁的炎症，如结核性、梅毒性、化脓性、钩端螺旋体感染、结缔组织病、变态反应性动脉炎等；还可见于先天性血管畸形、真性红血细胞增多症、血液高凝状态等。由于动脉粥样硬化好发于大血管的分叉处及弯曲处，故脑血栓形成的好发部位为大脑中动脉、颈内动脉的虹吸部及起始部、椎动脉及基底动脉中下段等。由于脑动脉有丰富的侧支循环，管腔狭窄需超过80%以上才能影响脑血流量。逐渐发生的动脉硬化斑块一般不出现症状，当内膜损伤破裂形成溃疡后，血小板及纤维素等血中有形成分黏附、聚集、沉着形成血栓，有时血栓的碎屑脱落阻塞远端动脉，或血压下降、血流缓慢、脱水等血液黏度增加，致供血减少，或促进血栓形成的情况下，即出现急性缺血症状。

3. 中医认识

脑梗死属于中医学之"中风""暴厥""薄厥""偏枯""卒中""半身不遂"等病证范畴。大多是由于正气虚弱，肝风内动，与心、肝、脾、肾脏腑阴阳失调有关，加以忧思恼怒，或恣酒饱食，或房事劳累，或外邪侵袭等诱因，致气血运行受阻，肌肤筋脉失于濡养，或致阴亏于下，阳浮于上，肝阳暴张，阳化风动，血随气逆，夹痰夹火，横窜经隧，上冲于脑，蒙蔽清窍，而出现猝然昏仆、半身不遂诸症。本病的机理颇为复杂，其病位在脑，与心、肾、肝、脾密切相关。其病机概而论之有虚（阴虚、气虚）、火（肝火、心火）、风（肝风、外风）、痰（风痰、湿痰）、气（气逆）、血（血瘀）六端，此六端多在一定条件下相互影响，相互作用。病变多为本虚标实，上盛下虚；在本为肝肾阴虚，气血衰少，在标为风火相扇，痰湿壅盛，瘀血阻滞，气血逆乱。基本病机为气血逆乱，脑脉痹阻。本病发病前常有先兆症状。如素有眩晕、头痛、耳鸣，突然出现一过性言语不利或肢体麻木，视物昏花，甚则晕厥，一日内发作数次，或几日内多次复发。若骤然内风旋动，痰火交织发病者，于急性期可出现呕血、便血、壮热、喘促、顽固性呃逆，甚至厥而不复，瞳孔或大或小，病情危笃，多难救治。

4. 检查评估要点

根据上述主要机理认识，重点检查肝、胆、心包、脾、胃、肾等经络循行的部位，通过望诊、闻诊、问诊、触诊初步判断上述经络的虚实。

若见头痛、颔痛、目锐眦痛、缺盆中肿痛、腋下肿、瘰疬、汗出振寒，则为胆经实证；若见胸胁、胁肋部、髋关节、膝外至胫、小腿外侧下段、外踝前皆痛，小趾次趾不用，则为胆经虚证。

若见胆经络脉色青为寒证、痛证，色红为实热证，肿胀鼓突并且颜色黑暗为顽症，局部颜色淡一般为虚证。余经同此。

切按时，若胆经经络所过之处皮肤冰凉低温，多属虚证；胆经经络所过之处皮肤发热，局部温度升高，按之疼痛，多属实。余经同此。

5. 砭法调理

根据上述综合检查评估结果，结合患者实际，找出本次调理应该优先处理的经络。

若检查评估为胆经实证，按照胆经实证给予泻法处理。

若检查评估为胆经虚证，按照胆经虚证给予补法处理。

6. 注意事项

急性期不适合砭法调理，在病情平稳期，砭法操作可以配合正规治疗方法使用。

其余事项同上。

第六节　偏头痛

1. 概述

偏头痛是由于发作性血管舒缩功能障碍以及某些体液物质暂时性改变所致的一种伴有或不伴有脑及自主神经系统功能暂时性障碍的头痛，可有可无先兆。有先兆偏头痛患者有前驱症状，首先是神经功能紊乱，有光点在视野中移动，或者由指尖上升到肩的麻木感，此后伴有畏光、恶心、呕吐、对高声恐惧等，同时伴有头痛，0.5～3 小时达到高峰，或神经症状消失之后 1 小时内典型的头痛发作，伴有自主神经功能紊乱。有时可只出现先兆症状而不出现头痛，尤其 20 岁之后发病的患者。无先兆偏头痛患者则直接表现为周围性单侧性头皮紧张感，震颤性或搏动性头痛，无前驱症状。

2. 西医认识

该病常有家族史。偏头痛发作过后，多无后遗症或体征，间歇期如常人。发作时除头痛外尚有各种自主神经症状。现在认为本病是一种阵发性自主神经功能紊乱，但确切的病因至今未明。约60%的偏头痛病人有家族史，其亲属出现偏头痛的风险是一般人群的3～6倍，本病女性多于男性，多在青春期发病，月经期容易发作，妊娠期或绝经后发作减少或停止。某些食物和药物可诱发，食物包括含酪胺的奶酪、含亚硝酸盐的肉类和腌制食品、含苯乙胺的巧克力、食品添加剂如谷氨酸钠（味精）、红酒及葡萄酒等。药物包括口服避孕药和血管扩张剂如硝酸甘油等。另外一些环境和精神因素如紧张、过劳、情绪激动、睡眠过度或过少、强光也可诱发。

3. 中医认识

不论外感或内伤引起以头痛为主要症状的疾病都称为头痛症。临床极为常见，男女老幼均不能免，常系病人的自觉症状。头痛在中医论著里，尚有头风、雷头风、偏头痛、首风、脑风等名称。头为诸阳之会，五脏精华皆上聚于头，昔有"头为身之元首"之说，足见头的重要性。外感六淫之邪，脏腑上逆之气均能阻塞经络，蔽覆清阳，引起头病。头痛可导致全身阴阳平衡失调，造成其他脏腑的损害，对健康影响极大，故正确认识头痛，加强预防及调理，有其重要意义。

4. 检查评估要点

根据上述主要机理认识，重点检查肝、胆、脾、胃、肾等经络循行的部位，通过望诊、闻诊、问诊、触诊初步判断上述经络的虚实。

若见头痛、颔痛、目锐眦痛、缺盆中肿痛、腋下肿、瘰疬、汗出振寒，则为胆经实证；若见胸胁、胁肋部、髋关节、膝外至胫、小腿外侧下段、外踝前皆痛，小趾次趾不用，则为胆经虚证。

若见易怒，焦虑，烦躁不安，胸闷，呕逆，腰痛，乳房红肿热痛，咽喉肿痛，头部正顶痛，眩晕，则为肝经实证；若见月经量少，闭经，不孕，乳癖，视物昏花，疝气，遗尿，小便淋沥不尽，面色发青，筋松软无力，手足指趾枯槁，则为肝经虚证。

若见肝经络脉色青为寒证、痛证，色红为实热证，肿胀鼓突并且颜色黑暗为顽症，局部颜色淡一般为虚证。余经同此。

切按时，若肝经经络所过之处皮肤冰凉低温，多属虚证；肝经经络所过之处皮肤发热，局部温度升高，按之疼痛，多属实。余经同此。

5. 砭法调理

根据上述综合检查评估结果，结合患者实际，找出本次调理应该优先处理的经络。

若检查评估为胆经实证，按照胆经实证给予泻法处理。

若检查评估为肝经虚证，按照肝经虚证给予补法处理。

6. 注意事项

在病情平稳期，砭法操作可以配合正规治疗方法使用。

其余事项同上。

第七节　丛集性头痛

1. 概述

丛集性头痛以往又称组胺性头痛、睫状神经痛、蝶腭神经痛、偏头痛性神经痛、霍顿综合征，是一种多见于中年男性的、周期性丛集性发作的、部位固定于一侧眼眶及其周围的头痛。男女之比为 6.2 : 1，男性明显高于女性，发病年龄高峰男性为 25 ～ 44 岁，女性 40 ～ 59 岁，儿童少见。发作多在晚间，初感一侧眼及眼眶周围胀感或压迫感，数分钟后迅速发展为剧烈胀痛或钻痛，并向同侧额颞部和顶枕部扩散，同时伴有疼痛侧球结膜充血、流泪、流涕、出汗、眼睑轻度水肿，少有呕吐。

2. 西医认识

丛集性头痛的发病机理和病理生理学至今尚未阐明。

3. 中医认识

丛集性头痛是一种以反复发作性头痛为主要临床表现的病证，据其临床表现多属于中医的"头痛""偏头痛""偏头风""头风""雷头风"等范畴。

中医学认为头乃精明之府，清阳之窍，其位在上，而风为阳邪，其性犯上，风邪为病多出现头脑症状。火为阳邪，其性炎上，火邪伤人，多出现头脑清窍不利。清阳出上窍，如果人体真阳亏虚，卫阳不固，寒邪多夹风邪伤及头脑，形成阳虚风寒为病，而寒为阴邪，其性凝滞，脉络受寒则紧急而疼痛。因此本病的基本病机为风火上扰或阳虚寒凝，在辨证施治上，多以平肝泻火或温阳散寒为主。

4. 检查评估要点

根据上述主要机理认识，重点检查肝、胆、膀胱、脾、胃、肾等经络循行的部位，通过望诊、闻诊、问诊、触诊初步判断上述经络的虚实。

若见痔疮、疟疾、癫狂、头项疼痛、目黄、泪出、鼻塞流涕、鼻衄，则为膀胱

经实证；若见项背部、腰部、臀部、腘窝部、小腿后侧和足部疼痛，则为膀胱经虚证。

若见膀胱经络脉色青为寒证、痛证，色红为实热证，肿胀鼓突并且颜色黑暗为顽症，局部颜色淡一般为虚证。余经同此。

切按时，若膀胱经经络所过之处皮肤冰凉低温，多属虚证；膀胱经经络所过之处皮肤发热，局部温度升高，按之疼痛，多属实。余经同此。

5. 砭法调理

根据上述综合检查评估结果，结合患者实际，找出本次调理应该优先处理的经络。

若检查评估为膀胱经实证，按照膀胱经实证给予泻法处理。

6. 注意事项

建议在砭法调理过程中重点对颈项部进行刮拭和热熨。

其余事项同上。

第八节　紧张性头痛

1. 概述

紧张性头痛以往又称为肌收缩性头痛，是慢性头痛中最常见的一种，占慢性头痛的40%，多由长期焦虑、忧郁、紧张或疲劳等因素，使头部和颈部肌肉持续痉挛和（或）血管收缩缺血所致，少数则由不良姿势或头颈部其他疾病引起。青壮年多见，女性尤其多见。呈非搏动性、长期性和经常性的头部压迫感、沉重感，人体自述头部常有"紧箍"感。

2. 西医认识

紧张性头痛的发病机制尚不清楚，从心理学角度分析是由于焦虑及忧郁所致，从神经病理生理角度分析可能与钾离子升高、交感神经兴奋等有关，使机体产生过多的5-羟色胺、儿茶酚胺样物质，造成肌肉痉挛、血管收缩，从而发生持久的头颈部肌肉疼痛。

3. 中医认识

紧张性头痛属于中医"头痛"范畴。根据中医辨证施治原则，多分为肝气郁结、心脾两虚、肾阴亏虚三型。肝气郁结型多因情志所伤，致肝失疏泄。肝郁气滞，或日久郁而化火，上扰清窍，清窍被扰，气血运行失调而导致头痛。心脾两虚型多因长期劳心思虑或情志不遂，肝郁抑脾，生化乏源，心脉失养，致心脾两虚，气血鼓动无力，不能上荣脑髓经络而致头痛。肾阴亏虚型多由于禀赋不足或长期精神紧张，思虑劳倦，耗伤真阴。一方面肾阴不足，水不涵木，肝阳上亢，上扰清窍；一方面，肾阳久亏，髓海空虚，"脑为髓之海"，脑失濡养而导致头痛。

4. 检查评估要点

根据上述主要机理认识，重点检查肝、胆、心包、脾、胃、肾等经络循行的部位，通过望诊、闻诊、问诊、触诊初步判断上述经络的虚实。

若见头痛、颔痛、目锐眦痛、缺盆中肿痛、腋下肿、瘰疬、汗出振寒，则为胆经实证；若见胸胁、胁肋部、髋关节、膝外至胫、小腿外侧下段、外踝前皆痛，小趾次趾不用，则为胆经虚证。

若见胆经经络脉色青为寒证、痛证，色红为实热证，肿胀鼓突并且颜色黑暗为顽症，局部颜色淡一般为虚证。余经同此。

切按时，若胆经经络所过之处皮肤冰凉低温，多属虚证；胆经经络所过之处皮肤发热，局部温度升高，按之疼痛，多属实。余经同此。

5. 砭法调理

根据上述综合检查评估结果，结合患者实际，找出本次调理应该优先处理的经络。

若检查评估为胆经实证，按照胆经实证给予泻法处理。

6. 注意事项

在病情平稳期，砭法操作可以配合正规治疗方法使用。酌情增强对腰骶部和大腿外侧的刮拭。

其余事项同上。

第九节　眩　晕

1. 概述

眩晕迄今尚无统一的定义，有称为对自身或外物的一种运动性感觉，也有称为对空间位向感觉的一种自我体验错误。病人常有天旋地转、视物晃动、周围景物转动、房屋倾倒之运动感及自身升降沉浮、倾斜转动不稳定等异样感觉，常伴眼球震颤、倾倒、错定物位及恶心、呕吐、苍白、出汗等自主神经症状或视觉、听觉障碍。由眼动系统、前庭系统、本体感觉系统等传入外物及自身的动静态方位信息，经中枢神经相应部位整合、协调处理引起一系列平衡反应，而达到视线稳定、姿势及空间位向感觉正确的平衡状态。一旦上述各系统的功能和结构受到病损，均可导致眩晕。

2. 西医认识

平衡姿势和身体与周围环境之间关系的意识有多种机制来维持。持续性传入冲动来源于视觉、迷路和关节、肌肉的本体感觉。它们所起作用大部分是在反射水平，不为人们所感知。任何疾病破坏了这些神经机制都可能造成眩晕和平衡失调，故而该问题涉及多个学科。绝大多数人一生中均经历此症。据统计，眩晕症占内科门诊病人的 5%，占耳鼻咽喉科门诊的 15%。眩晕可分为真性眩晕和假性眩晕。真性眩晕是由眼、本体觉或前庭系统疾病引起的，有明显的外物或自身旋转感。假性眩晕多由全身系统性疾病引起，如心血管疾病、脑血管疾病、贫血、尿毒症、药物中毒、内分泌疾病及神经官能症等，几乎都有轻重不等的头晕症状，患者感觉晃晃悠悠，没有明确转动感。

3. 中医认识

中医认为，眩晕多属肝风的病变，以内伤为主，多系本虚标实，实指风、火、痰、瘀，虚指气血阴阳之虚，其病变脏腑以肝、脾、肾为重点，三者之中，又以肝为主。

4. 检查评估要点

根据上述主要机理认识，重点检查肝、胆、脾、胃等经络循行的部位，通过望诊、闻诊、问诊、触诊初步判断上述经络的虚实。

若见头痛、颔痛、目锐眦痛、缺盆中肿痛、腋下肿、瘰疬、汗出振寒，则为胆经实证；若见胸胁、胁肋部、髋关节、膝外至胫、小腿外侧下段、外踝前皆痛，小趾次趾不用，则为胆经虚证。

若见心烦、心下急痛、大便不成形、腹痛腹泻、小便不通、黄疸，则为脾经实证；若见不能卧、站立困难、膝关节寒冷肿痛、脚大趾疼痛麻木，则为脾经虚证。

若见胆经络脉色青为寒证、痛证，色红为实热证，肿胀鼓突并且颜色黑暗为顽症，局部颜色淡一般为虚证。余经同此。

切按时，若胆经经络所过之处皮肤冰凉低温，多属虚证；胆经经络所过之处皮肤发热，局部温度升高，按之疼痛，多属实。余经同此。

5. 砭法调理

根据上述综合检查评估结果，结合人体实际，找出本次调理应该优先处理的经络。

若检查评估为胆经虚证，按照胆经虚证给予补法处理。

若检查评估为脾经虚证，按照脾经虚证给予补法处理。

6. 注意事项

在病情平稳期，砭法操作可以配合正规治疗方法使用。

其余事项同上。

第十节 脑动脉硬化症

1. 概述

脑动脉硬化症是指脑动脉的管壁由于脂类物质沉积和内膜受损，血小板、纤维素等物质积聚在损伤的血管壁内膜上，使管壁结缔组织增生，内膜粗糙，弹性减退，管腔狭窄，以致影响正常的血液循环和供氧，而引起临床症状。其病变可累及大、中、小三类动脉。从病理学角度可把脑动脉硬化分为三型：①动脉粥样硬化。②弥散性小动脉硬化。③玻璃样变和纤维化。动脉粥样硬化大都发生在较大的动脉和中等动脉。主要是血管内膜中有脂质沉积，积少成多就成为条纹或小斑块状，使动脉管腔变窄。弥散性小动脉硬化，则多见于细小动脉。玻璃样变和纤维化则主要发生于微动脉和毛细血管。最先也是动脉内膜发生改变，以后则波及动脉中、外膜，使组织增生，管壁变窄，弹性纤维破坏，血管弹性消失甚至纤维化。以上三种不同病理类型所致的动脉管壁变性，概括起来统称为脑动脉硬化。

2. 西医认识

本病是全身性动脉硬化症的局部表现，其真正的病因与发病机理至今尚未完全阐明，但以下因素易致动脉硬化：①年龄与性别。从统计资料来看，年龄超过40岁者，且男性多于女性。②饮食习惯。高热量、高脂、高胆固醇、高糖、高盐者易发。③血液脂质。胆固醇、甘油三酯、磷脂、非饱和脂肪酸。④高血压病。是其主要因素。⑤糖尿病。⑥精神紧张。⑦吸烟。⑧遗传因素。家族性。⑨其他伴有血脂升高的疾病。如黏液水肿、肾病综合征等。⑩血流动力学因素。机械性损伤内膜等。

3. 中医认识

中医认为该病属于"头痛""眩晕"等范畴。主要病机为脾肾亏虚，痰瘀内阻，夹肝风内动。与脾、胃、肝、肾等脏腑有关。

4. 检查评估要点

根据上述主要机理认识，重点检查胆、心包、脾、胃等经络循行的部位，通过望诊、闻诊、问诊、触诊初步判断上述经络的虚实。

若见手心热、臂肘挛急、腋肿、胸胁支满、心悸、面赤、目黄则为心包经实证；

若见烦心、心痛、掌中热则为心包经虚证。

若见头痛、颌痛、目锐眦痛、缺盆中肿痛、腋下肿、瘰疬、汗出振寒，则为胆经实证；若见胸胁、胁肋部、髋关节、膝外至胫、小腿外侧下段、外踝前皆痛，小趾次趾不用，则为胆经虚证。

若见胆经络脉色青为寒证、痛证，色红为实热证，肿胀鼓突并且颜色黑暗为顽症，局部颜色淡一般为虚证。余经同此。

切按时，若胆经经络所过之处皮肤冰凉低温，多属虚证；胆经经络所过之处皮肤发热，局部温度升高，按之疼痛，多属实。余经同此。

5. 砭法调理

根据上述综合检查评估结果，结合人体实际，找出本次调理应该优先处理的经络。

若检查评估为心包经实证，按照心包经实证给予泻法处理。

若检查评估为胆经虚证，按照胆经虚证给予补法处理。

6. 注意事项

在病情平稳期，砭法操作可以配合正规治疗方法使用。

其余事项同上。

第十一节　结节性多动脉炎

1. 概述

结节性多动脉炎是以中小动脉坏死炎症为主要病变的血管炎。属自身免疫反应性疾病，可侵犯除肺之外的皮肤、内脏、神经系统、肌肉和关节的中、小动脉及与静脉连接部的血管。临床表现多样，病情轻重迥异。据统计结节性多动脉炎并发周围神经病变的占 25% ～ 70%，并发中枢神经系统病变者占 30% ～ 46%。少数病人可以同时累及周围神经和中枢神经而发生相应症状和体征。

2. 西医认识

结节性多动脉炎的病因未明。半数的病人血清中可检出乙型肝炎病毒表面抗原（HBsAg）及抗体（HBsAb），在病变血管壁内也可见到 HbsAg，抗 HbsAg 抗体 IgM 及补体沉着，因而支持乙型肝炎病毒感染与结节性多动脉炎相关的学说，但这并不排除其他病因。许多资料表明结节性多动脉炎可能还与甲型肝炎病毒、HIV 病毒、Ⅰ型人类 T 细胞病毒感染有关。此外，细菌感染如化脓性链球菌、伤寒杆菌、沙门菌、布氏杆菌、草绿色链球菌及结核杆菌等都可以引起类似病变。

3. 中医认识

传统中医缺乏本病的相应病证认识，根据其临床表现如全身发热、斑疹、出血，以及中枢神经系统癫痫、头痛、偏瘫失语等，可归属于中医的内伤发热、血证、头痛、中风等证范畴。由于病邪内犯脏腑血脉，随所犯脏腑或血脉部位而出现相应的病证。

4. 检查评估要点

根据上述主要机理认识，重点检查肝、胆、脾、胃、心包、三焦等经络循行的部位，通过望诊、闻诊、问诊、触诊初步判断上述经络的虚实。

若见易怒，焦虑，烦躁不安，胸闷，呕逆，腰痛，乳房红肿热痛，咽喉肿痛，头部正顶痛，眩晕，则为肝经实证；若见月经量少，闭经，不孕，乳癖，视物昏花，疝气，遗尿，小便淋沥不尽，面色发青，筋松软无力，手足指枯槁，则为肝经虚证。

若见心烦、心下急痛、大便不成形、腹痛腹泻、小便不通、黄疸，则为脾经实证；若见不能卧、站立困难、膝关节寒冷肿痛、脚大趾疼痛麻木，则为脾经虚证。

若见肝经络脉色青为寒证、痛证，色红为实热证，肿胀鼓突并且颜色黑暗为顽症，局部颜色淡一般为虚证。余经同此。

切按时，若肝经经络所过之处皮肤冰凉低温，多属虚证；肝经经络所过之处皮肤发热，局部温度升高，按之疼痛，多属实。余经同此。

5. 砭法调理

根据上述综合检查评估结果，结合人体实际，找出本次调理应该优先处理的经络。

若检查评估为肝经实证，按照肝经实证给予泻法处理。

若检查评估为脾经虚证，按照脾经虚证给予补法处理。

6. 注意事项

该病表现较为复杂，应该在明确诊断之后，在平稳期采取砭法进行康复。

在病情平稳期，砭法操作可以配合正规治疗方法使用。针对特定部位的结节和条索，可以适度重点刮拭。经络辨证需要根据实际情况，选择重点进行针对性治疗。

其余事项同上。

第十二节　血栓闭塞性脉管炎

1. 概述

血栓闭塞性脉管炎是一种累及血管的炎症和闭塞性疾病，好发于四肢周围血管（动脉或静脉），20%～70%的血栓闭塞性脉管炎的病人可并发脑部血栓闭塞性脉管炎。主要临床表现为手指或脚趾出现红紫、麻木、冷痛症状，后期会出现溃烂和坏死的现象，严重者会导致手脚残废。

2. 西医认识

目前多认为是过敏性血管反应性疾病，吸烟和雄激素的增加在发病中起一定的作用，再者与血管神经调节障碍、遗传基因异常和自身免疫功能紊乱有一定关系。该病主要累及全身中、小动脉，但以下肢最多见，伴随静脉亦有不同程度受累。病变血管为节段性受损。当血管发生过敏反应，损害血管内膜，早期呈现血管内皮细胞的肿胀和增生。血管壁内尚可见免疫复合物，管壁增厚，管腔狭窄，血流减少，而中层及弹力层一般不受累。随着病程进展，可能继发血管内血栓形成，血管闭塞。

3. 中医认识

血栓闭塞性脉管炎在中医学中属于"脱疽"范畴，与脾、胃、肾等脏腑有关。主要病机为正气亏虚，寒侵经络。

4. 检查评估要点

根据上述主要机理认识，重点检查肝、胆、膀胱、胃等经络循行的部位，通过望诊、闻诊、问诊、触诊初步判断上述经络的虚实。

若见循胃经所过部位发热、多饮多食并经常感到饥饿，小便颜色黄，则为胃经实证；若见身以前皆寒冷颤抖，胃中寒则胀满，则为胃经虚证。

若见痔疮、疟疾、癫狂、头项疼痛、目黄、泪出、鼻塞流涕、鼻衄，则为膀胱经实证；若见项背部、腰部、臀部、腘窝部、小腿后侧和足部疼痛，则为膀胱经虚证。

若见膀胱经络脉色青为寒证、痛证，色红为实热证，肿胀鼓突并且颜色黑暗为顽症，局部颜色淡一般为虚证。余经同此。

切按时，若膀胱经经络所过之处皮肤冰凉低温，多属虚证；膀胱经经络所过之处皮肤发热，局部温度升高，按之疼痛，多属实。余经同此。

5. 砭法调理

若检查评估为胃经虚证，按照胃经虚证给予补法处理。

若检查评估为膀胱经实证，按照膀胱经实证给予泻法处理。

6.注意事项

在病情平稳期，砭法操作可以配合正规治疗方法使用。

建议在标准操作基础上，可以在局部增强循经刮拭，特别是四肢末梢加强局部的刮拭，有利于改善局部气血运行。在腹部和背部的熨法也应适度增强。

其余事项同上。

第十三节　血管性痴呆

1.概述

血管性痴呆是老年期痴呆的常见类型，包括皮层下动脉硬化脑病和皮层性痴呆。前者在神经影像学上表现为皮层下脑白质部呈现多处而广泛的较微小梗塞灶，后者又称多发梗塞性痴呆，是由更整齐的皮层多处梗塞所致。据统计，由脑血管病所致痴呆在我国的患病率为30.5%，而其中缺血性脑血管病痴呆占60%～70%。在我国，血管性痴呆的患病率高于阿尔茨海默病型痴呆。

2.西医认识

血管性痴呆可由缺血性卒中、出血性卒中及全脑性缺血缺氧所引起，症状、体征因卒中病灶的部位、大小和数量可不同，认知功能损害也不一致。其危险因素可能包括年龄大、文化程度低、高血压、糖尿病、高脂血症、脑卒中史、卒中病灶部位及大小、卒中合并失语等。脑血管性病变是血管性痴呆的基础，脑实质内可见出血性或缺血性损害，缺血性多见。脑组织大面积梗死和某些重要的脑功能部位单发性梗死就可能导致痴呆。痴呆与病灶部位有关，丘脑、角回、额底部及边缘系统等与痴呆关系密切，如双侧丘脑及丘脑底部病灶可形成丘脑性痴呆，临床较罕见。不同类型脑血管性病变，病理改变也不相同，痴呆的临床表现也不尽相同。另外，脑血管病变并非惟一导致痴呆的病因，有研究发现，许多病人同时存在神经变性相关的痴呆病变，只是临床表现不明显，处于亚临床阶段，一旦发生脑血管病事件，可较迅速出现痴呆综合征的临床表现，呈混合性痴呆表现。

3.中医认识

本病属于中医学"呆病""健忘"等范畴，其病位在脑，与肝、脾、肾密切相关。其本在肾，其标为风痰瘀血，其病位在脑，与心、肝、脾、肾关系密切。目前，多数学者认为其病理性质为本虚标实，精气亏虚为本，风火痰瘀诸邪为标。

4. 检查评估要点

根据上述主要机理认识，重点检查肝、胆、脾、胃、肾等经络循行的部位，通过望诊、闻诊、问诊、触诊初步判断上述经络的虚实。

若见心烦、心下急痛、大便不成形、腹痛腹泻、小便不通、黄疸，则为脾经实证；若见不能卧、站立困难、膝关节寒冷肿痛、脚大趾疼痛麻木，则为脾经虚证。

若见头痛、颔痛、目锐眦痛、缺盆中肿痛、腋下肿、瘰疬、汗出振寒，则为胆经实证；若见胸胁、胁肋部、髋关节、膝外至胫、小腿外侧下段、外踝前皆痛，小趾次趾不用，则为胆经虚证。

若见胆经络脉色青为寒证、痛证，色红为实热证，肿胀鼓突并且颜色黑暗为顽症，局部颜色淡一般为虚证。余经同此。

切按时，若胆经经络所过之处皮肤冰凉低温，多属虚证；胆经经络所过之处皮肤发热，局部温度升高，按之疼痛，多属实。余经同此。

5. 砭法调理

根据上述综合检查评估结果，结合人体实际，找出本次调理应该优先处理的经络。

若检查评估为脾经虚证，按照脾经虚证给予补法处理。

若检查评估为胆经虚证，按照胆经虚证给予补法处理。

6. 注意事项

砭法操作可以配合正规治疗方法使用，疗程较长，不宜急躁和冒进。在标准操作基础上，可以适当加大在手足部的刮拭。

其余事项同上。

第十四节　老年性痴呆

1. 概述

老年性痴呆也称为阿尔茨海默病（Alzheimer Disease），是以进行性痴呆为主要临床表现的大脑变性疾病，是痴呆中常见的疾病。又名弥漫性大脑萎缩症。以往认为多发生于60岁以前，故称早老性痴呆或老年前期痴呆，而将60岁以后发病的称为老年性痴呆。实际上两者的临床表现类似，病理改变同大脑萎缩，故现在多数学者认为两者是一种病，只不过是发病年龄不同而已。随着人类寿命的延长，平均年龄增高，本病的发病率也有增多趋势，已逐渐引起人们的重视。

2. 西医认识

本病的基本病理学基础是大脑的弥漫性萎缩，脑的前部比后部萎缩更明显，涉及全部灰质及白质，额颞叶为著，基底节及中脑黑质偶可累及，脑沟增宽，脑室系统扩大，脑重量减轻。组织学所见是皮质及皮质下灰质弥漫性神经细胞脱失，神经细胞空泡变性，胶质细胞增生，有大量的神经元纤维变性退化所形成的神经元纤维缠结及神经细胞退行性病变后遗留下来的星状嗜银性细胞碎片形成老年斑，某些神经细胞内有脂褐质积聚、颗粒空泡性退行性变以及陈旧性老年斑中心或血管壁内有淀粉样物质沉积。颞叶海马部位是最早的病理变化区域，也见于海马结构的其他部位，杏仁核和附近的额叶、前穿质和舌回。但神经元纤维缠结不是本病所特有，类似的改变也见于震颤麻痹痴呆综合征、脑炎后震颤麻痹综合征，偶见于肌萎缩侧索硬化。智力正常的老年脑灰质亦可见到少量。在组织化学上，早期老年斑的线粒体活性增加，氧化酶的浓度在正常以上，随后酶减少和淀粉样物质沉积。

3. 中医认识

痴呆病因较为复杂，幼年起病者，多渐成白痴之证；也有因年老体虚，精气不足，气血亏虚而渐发呆傻之症者；亦有精神因素、中毒、外伤引起者。主要机理为脾肾不足，痰浊瘀血阻滞空窍所致。

4. 检查评估要点

根据上述主要机理认识，重点检查肾、心包等经络循行的部位，通过望诊、闻诊、问诊、触诊初步判断上述经络的虚实。

若见口热、舌干、咽肿、咳嗽上气、咽干咽痛、烦心、心痛、黄疸，则为肾经实证；若见腹泻，腰骶部和大腿内侧疼痛，下肢痿软无力，且自觉寒冷，疲倦嗜睡，脚心热且疼痛，则为肾经虚证。

若见手心热、臂肘挛急、腋肿、胸胁支满、心悸、面赤、目黄则为心包经实证；若见烦心、心痛、掌中热则为心包经虚证。

若见肾经经络脉色青为寒证、痛证，色红为实热证，肿胀鼓突并且颜色黑暗为顽症，局部颜色淡一般为虚证。余经同此。

切按时，若肾经经络所过之处皮肤冰凉低温，多属虚证；肾经经络所过之处皮肤发热，局部温度升高，按之疼痛，多属实。余经同此。

5. 砭法调理

根据上述综合检查评估结果，结合人体实际，找出本次调理应该优先处理的经络。

若检查评估为肾经虚证，按照肾经虚证给予补法处理。

若检查评估为心包经实证，按照心包经实证给予泻法处理。

6. 注意事项

在病情平稳期，砭法操作可以配合正规治疗方法使用。

其余事项同上。

第十五节　震颤麻痹

1. 概述

震颤麻痹又名帕金森病。1817 年英国医生詹姆斯·帕金森首先对此病进行了详细的描述，其临床表现主要包括静止性震颤、运动迟缓、肌强直和姿势步态障碍，同时患者可伴有抑郁、便秘和睡眠障碍等非运动症状。本病是发生于中老年期的一种常见的缓慢进展性中枢神经系统变性疾病。

2. 西医认识

帕金森病的诊断主要依靠病史、临床症状及体征。药物治疗是帕金森病最主要的治疗手段。左旋多巴制剂仍是最有效的药物。手术治疗是药物治疗的一种有效补充。康复治疗、心理治疗及良好的护理也能在一定程度上改善症状。目前应用的治疗手段虽然只能改善症状，不能阻止病情的进展，也无法治愈疾病，但有效的治疗能显著提高患者的生活质量。本病基本上属于中老年疾病，40 岁以前发病者甚少，而 60 岁以上人口的患病率达 1%。单纯老年化并非病因，但老年化可能增加发病机会。原发性震颤麻痹的最主要病变是黑质变性，至于引起黑质变性的原因至今不明。

3. 中医认识

震颤麻痹在中医称震颤。本病发生主要由于肝风兼火所致。同时观察此病"壮年鲜有，中年以后乃有之，老年尤多"，与现代医学震颤麻痹发病年龄相符，并指出："大发则手足颤掉，不能持物，食则令人代哺口，口张联唇，舌嚼烂，抖擞之状如线引傀儡。"说明发作严重者，手不能持物，影响进食，生活不能自理。

4. 检查评估要点

根据上述主要机理认识，重点检查肝、膀胱、肾等经络循行的部位，通过望诊、闻诊、问诊、触诊初步判断上述经络的虚实。

若兼见易怒，焦虑，烦躁不安，胸闷，呕逆，腰痛，乳房红肿热痛，咽喉肿痛，头部正顶痛，眩晕，则为肝经实证；若见月经量少，闭经，不孕，乳癖，视物昏花，疝气，遗尿，小便淋沥不尽，面色发青，筋松软无力，手足指趾枯槁，则为肝经虚证。

若兼见痔疮、疟疾、癫狂、头项疼痛、目黄、泪出、鼻塞流涕、鼻衄，则为膀胱经实证；若见项背部、腰部、臀部、腘窝部、小腿后侧和足部疼痛，则为膀胱经虚证。

若见肝经络脉色青为寒证、痛证，色红为实热证，肿胀鼓突并且颜色黑暗为顽症，局部颜色淡一般为虚证。余经同此。

切按时，若肝经经络所过之处皮肤冰凉低温，多属虚证；肝经经络所过之处皮肤发热，局部温度升高，按之疼痛，多属实。余经同此。

5. 砭法调理

根据上述综合检查评估结果，结合人体实际，找出本次调理应该优先处理的经络。

若检查评估为肝经虚证，按照肝经虚证给予补法处理。

若检查评估为膀胱经实证，按照膀胱经实证给予泻法处理。

6. 注意事项

砭法操作可以配合正规治疗方法使用。

其余事项同上。

第十六节　小舞蹈病

1. 概述

小舞蹈病又称风湿性舞蹈病、感染性舞蹈病，是风湿热在神经系统的最常见表现，是一种多见于儿童的疾病。临床特征为不自主做舞蹈样动作，肌张力降低，肌力减弱，自主运动障碍和情绪改变。本病可自发缓解，但复发者也不少见。

2. 西医认识

本病多见于 5～15 岁的儿童，女多于男，约 2∶1 或 3∶1。3 岁前或 15 岁以后起病者都极少见。种族和遗传对其发生无影响，但家族中其他神经病或精神病病史者并不少见。大约 1/4 患者在病前已有风湿热的表现，如关节痛、红斑、紫癜、频繁咽痛、风湿性心脏病等，与风湿病有密切关系。约 1/2 患者在病中或日后出现多种风湿热现象。精神刺激可能作为激发因素。妊娠也是一种诱因（妊娠舞蹈病）。无并发症的急性舞蹈病很少死亡，故病理资料很少。本病死亡的神经病理学的观察报告结果不一致，有的报告脑组织完全无异常，有的则报告脑中有广泛的血管内皮细胞增殖和神经变性。这主要取决于何时检查脑组织，若正当急性或慢性风湿热发作中检查，则必有异常发现，否则，可完全正常，但多数认为本病主要的病理变化为大脑皮质、基底节、黑质、丘脑底核及小脑齿状核等处散在的动脉炎和神经细胞变性，亦可见到点状出血，有时脑组织可呈现脑栓塞性小梗塞。软脑膜可有轻度的炎性改变，血管周围有小量淋巴细胞浸润。

3. 中医认识

小舞蹈病与中医所说"痫证"有一定关系。主要表现为挤眉弄眼，吐弄舌头，扮鬼脸，手足牵引，屈伸舞蹈。中医认为，本病发生是由于肝胆之阴血不足所致。阴血不足则生热，胆热生风，肝风内动则出现快速不规则、无目的、幅度较大的不自主运动，上肢更为明显，即中医所说的搐搦。热病后伤心包阴血，三焦风动，筋脉失养而出现手足搐搦。由于肝胆、心包三焦同属风火，则多见情绪不稳，多怒好动。其病变主要在肝胆、心包三焦。

4. 检查评估要点

根据上述主要机理认识，重点检查肝、胆、心包、三焦等经络循行的部位，通过望诊、闻诊、问诊、触诊初步判断上述经络的虚实。

若见手心热、臂肘挛急、腋肿、胸胁支满、心悸、面赤、目黄则为心包经实证；若见烦心、心痛、掌中热则为心包经虚证。

若见头痛、颔痛、目锐眦痛、缺盆中肿痛、腋下肿、瘰疬、汗出振寒，则为胆经实证；若见胸胁、胁肋部、髋关节、膝外至胫、小腿外侧下段、外踝前皆痛，小趾次趾不用，则为胆经虚证。

若见胆经络脉色青为寒证、痛证，色红为实热证，肿胀鼓突并且颜色黑暗为顽症，局部颜色淡一般为虚证。余经同此。

切按时，若心包经所过之处皮肤冰凉低温，多属虚证；心包经所过之处皮肤发热，局部温度升高，按之疼痛，多属实。余经同此。

5. 砭法调理

根据上述综合检查评估结果，结合人体实际，找出本次调理应该优先处理的经络。

若检查评估为心包经实证，按照心包经实证给予泻法处理。

若检查评估为胆经虚证，按照胆经虚证给予补法处理。

6. 注意事项

在病情平稳期，砭法操作可以配合正规治疗方法使用。

其余事项同上。

第十七节　抽动－秽语综合征

1. 概述

抽动－秽语综合征是以多发性肌肉抽动和猥亵言语为主要表现的一种原发性中枢神经锥体外系疾病。病因不明，可能与神经递质异常有关。儿童时期（2～15岁）起病，缓慢发生和发展，可持续终身，但有波动性。首发症状常为头面部抽动，喉中发声。病程中可有各部位抽动，如眨眼、皱眉、扭颈、耸肩、手臂抛掷、踢腿蹬脚，同时喉中发出"咳""哼""啊""吗"等声或秽语，少数有模仿言语，或有猥亵行为、模仿动作及强迫行为等。神经系统检查有时可发现轻微阳性体征。脑电图可有轻度异常。

2. 西医认识

抽动－秽语综合征可能是常染色体显性遗传伴外显率表现度变异的疾病，有部分专家认为是多基因遗传病。人体有50%的机会将遗传因子传递给他（她）的后代，遗传素质在子代中不一定完全表现抽动－秽语综合征病证，人体可只表露轻微抽动及强迫行为，也可能只将基因遗传给子代而不显示临床症状。抽动－秽语综合征的发病机制尚不清楚，基因缺陷可导致神经解剖异常及神经生化功能紊乱，多数学者推测本病与基底核、前额叶、边缘系统等部位神经元功能紊乱有关，其发病可能是遗传因素、神经生化代谢因素及环境因素在发育过程中相互作用的结果。

3. 中医认识

中医认为本病属"肝风""风痰"范畴。病因有先后天之分。先天因素是先天禀赋不足而致阴阳失调，如遗传因素而致基因缺陷，产时头颅损伤、难产、剖腹产、出生时窒息等均为患儿禀赋异常。后天因素包括病毒感染、头部外伤、情志不遂、环境改变、活动量增加、心情过于激动等。先后天因素共同作用，致使阴阳失调，阴不制阳，阳躁而动。阴虚而致阳亢是本病主要的发病机制，肝风痰火是本病主要致病因素。

4. 检查评估要点

根据上述主要机理认识，重点检查肝、胆、心包、脾、胃、肾等经络循行的部位，通过望诊、闻诊、问诊、触诊初步判断上述经络的虚实。

若见易怒，焦虑，烦躁不安，胸闷，呕逆，腰痛，乳房红肿热痛，咽喉肿痛，头部正顶痛，眩晕，则为肝经实证；女孩可见月经量少，闭经，乳癖。若视物昏花，疝气，遗尿，小便淋沥不尽，面色发青，筋松软无力，手足指趾枯槁，则为肝经虚证。

若见头痛、颔痛、目锐眦痛、缺盆中肿痛、腋下肿、瘰疬、汗出振寒，则为胆经实证；若见胸胁、胁肋部、髋关节、膝外至胫、小腿外侧下段、外踝前皆痛，小趾次趾不用，则为胆经虚证。

若见胆经络脉色青为寒证、痛证，色红为实热证，肿胀鼓突并且颜色黑暗为顽症，局部颜色淡一般为虚证。余经同此。

切按时，若胆经经络所过之处皮肤冰凉低温，多属虚证；胆经经络所过之处皮肤发热，局部温度升高，按之疼痛，多属实。余经同此。

5. 砭法调理

根据上述综合检查评估结果，结合人体实际，找出本次调理应该优先处理的经络。

若检查评估为肝经实证，按照肝经实证给予泻法处理。

若检查评估为胆经虚证，按照胆经虚证给予补法处理。

6. 注意事项

在病情平稳期，砭法操作可以配合正规治疗方法使用。

其余事项同上。

第十八节　脊髓空洞症

1. 概述

脊髓空洞症是一种缓慢进展的脊髓退行性病变。病理特点为髓内有空洞形成及胶质增生。起病缓慢，表现为受损节段的分离性感觉障碍、肢体瘫痪及营养障碍。多在 30 岁以前起病，男女发病无明显差异。本病确切病因尚未明确。本病最突出的特点就是脊髓空洞的病损区域内，单侧或双侧节段性痛觉、温觉消失，而触觉、振动觉、位置觉仍存在，呈分离性感觉缺失。空洞症的首发症状与发生部位、范围有密切关系，不同部位可以有不同的症状和体征。如在颈胸段发生脊髓空洞症，最初出现手部感觉异常，接着发展成同一侧或双侧上肢和胸背部的温、痛觉消失；腰骶段发生脊髓空洞症，主要表现为下肢、足部、会阴部、生殖器的温痛觉消失，轻触觉、深感觉仍存在，下肌和足部肌肉萎缩。

2. 西医认识

关于空洞形成的原因，目前尚无一致认识，确切病因不明。目前两种病因：先天性因素，多合并 Chiari Ⅰ 型畸形；后天性因素，系外伤、肿瘤、炎症等引起。依照病理状况，脊髓空洞症可分为两种类型：一类为交通性脊髓空洞症，即脊髓空洞与第四脑室、蛛网膜下腔脑脊液相交通，常合并小脑扁桃体下疝Ⅰ型与Ⅱ型畸形。它可能系生长发育过程中的某些异常因素的作用所致，例如脊髓中央管可能在较高的脑脊液压力的作用下，液体不断渗漏入周围神经组织，使之发生持续性扩张而形成本病。另一类为非交通性脊髓空洞症，空洞与脑脊液循环通路不相交通。它的形成与髓内肿瘤、外伤性截瘫和一些变性疾病有一定关系。

3. 中医认识

本病属中医"痿证""风痹"范畴。中医认为，肾为先天之本，生髓、通脑。肾内寄元阴元阳，是脏腑组织生成和功能的原动力；脾为后天之本，主肌肉四肢，是气血化生之源，肺主皮毛，司腠理开阖。先天不足，劳倦过度，饮食所伤，或感受外邪等，均可导致脏腑失调而致病。

4. 检查评估要点

根据上述主要机理认识，重点检查肝、肺、膀胱、脾、胃、肾等经络循行的部位，通过望诊、闻诊、问诊、触诊初步判断上述经络的虚实。

若见口热、舌干、咽肿、咳嗽上气、咽干咽痛、心烦、心痛、黄疸，则为肾经实证；若见腹泻，腰骶部和大腿内侧疼痛，下肢痿软无力且自觉寒冷，疲倦嗜睡，脚心热且疼痛，则为肾经虚证。

若见痔疮、疟疾、癫狂、头项疼痛、目黄、泪出、鼻塞流涕、鼻衄，则为膀胱经实证；若见项背部、腰部、臀部、腘窝部、小腿后侧和足部疼痛，则为膀胱经虚证。

若见膀胱经络脉色青为寒证、痛证，色红为实热证，肿胀鼓突并且颜色黑暗为顽症，局部颜色淡一般为虚证。余经同此。

切按时，若膀胱经经络所过之处皮肤冰凉低温，多属虚证；膀胱经经络所过之处皮肤发热，局部温度升高，按之疼痛，多属实。余经同此。

5. 砭法调理

根据上述综合检查评估结果，结合人体实际，找出本次调理应该优先处理的经络。

若检查评估为肾经虚证，按照肾经虚证给予补法处理。

若检查评估为膀胱经虚证，按照膀胱经虚证给予补法处理。

6. 注意事项

干预周期较长，不宜急躁冒进，可适度增强在腹部和背部的热熨。根据检查评估结果，动态调整干预方案。

其余事项同上。

第十九节　脊髓压迫症

1. 概述

脊髓压迫症是指由各种占位性病变压迫脊髓或供应脊髓的血管而引起脊髓功能障碍的临床综合征。主要表现有：①神经根症状：表现根痛或局限性运动障碍。病变刺激后根分布区引起自发性疼痛，如电击、烧灼、刀割或撕裂样，咳嗽、排便和用力等增加腹压动作可使疼痛加剧，改变体位可使症状减轻或加重。有时出现相应阶段束带感，随着病情进展，神经根症状可由一侧、间歇性转变为两侧、持续性。检查可发现感觉过敏带，后期为节段性感觉缺失。脊髓腹侧病变使前根受压，早期可出现前根刺激症状，支配肌群可见肌束阵动，以后出现肌无力或肌萎缩。②感觉障碍：脊髓丘脑束受损产生对侧躯体较病变水平低 2～3 个节段的痛温觉减退或缺失。③运动障碍：一侧锥体束受压引起病变以下对侧肢体痉挛性瘫痪、肌张力增高、腱反射亢进，并出现病理征。双锥体束受压初期双下肢呈伸直样痉挛性瘫痪，晚期呈屈曲样痉挛性瘫痪，脊髓前角及前根受压可引起病变节段支配肌群弛缓性瘫痪，伴肌束震颤和肌萎缩。④反射异常：受压节段后根、前根或前角受累时出现病变节段腱反射减弱或消失；锥体束受损出现损害水平以下腱反射亢进、腹壁和提睾反射消失、病理征阳性。⑤自主神经症状：髓内病变时括约肌功能障碍较早出现，圆锥以上病变早期出现尿潴留和便秘，晚期出现反射性膀胱；圆锥马尾病变出现尿便失禁。病变水平以下血管运动和泌汗功能障碍，可见少汗、无汗、皮肤干燥及脱屑。⑥脊膜刺激症状：多因硬膜外病变引起，表现脊柱局部自发痛、叩击痛，活动受限如颈部抵抗和直腿抬高试验阳性等。

2. 西医认识

现代医学认为其病因有：①肿瘤引起的，比如硬脊膜内外的良性肿瘤和恶性肿瘤、白血病等。②先天性疾病导致的，比如寰椎枕化畸形、颈椎融合畸形、扁平颅底、椎管狭窄、脊髓血管畸形、脊膜膨出等。③外伤导致的，如脊柱骨折脱出、椎间盘脱出、外伤性血肿等。④炎症导致的，如脊柱结核、椎管内结核瘤、硬膜外或内脓肿、脊髓蛛网膜炎、肥厚性硬膜炎等。⑤其他病因，如寄生虫性肉芽、囊肿、脊髓髓内出血、颈椎骨质增生肥大等。

3. 中医认识

中医认为此病属于"痿证""胁痛"等。手术干预后的病证，中医认为属瘀血闭阻督脉，阳气不布，而四肢麻木不仁，运用不能，肺肾亏虚，二便不利。

4. 检查评估要点

根据上述主要机理认识，重点检查督脉、肺、脾、胃、肾等经络循行的部位，通过望诊、闻诊、问诊、触诊初步判断上述经络的虚实。

若见肩背痛，恶风寒，汗出，小便频数且多哈欠，则为肺经实证；若见肩背寒痛，少气不足以息，溺色变，则为肺经虚证。

若见易怒，焦虑，烦躁不安，胸闷，呕逆，腰痛，乳房红肿热痛，咽喉肿痛，头部正顶痛，眩晕，则为肝经实证；若见月经量少，闭经，不孕，乳癖，视物昏花，疝气，遗尿，小便淋沥不尽，面色发青，筋松软无力，手足指趾枯槁，则为肝经虚证。

若见肺经络脉色青为寒证、痛证，色红为实热证，肿胀鼓突并且颜色黑暗为顽症，局部颜色淡一般为虚证。余经同此。

切按时，若督脉和华佗夹脊穴所过之处皮肤冰凉低温，多属虚证；督脉和华佗夹脊穴皮肤发热，局部温度升高，按之疼痛，多属实。余经同此。

5. 砭法调理

根据上述综合检查评估结果，结合人体实际，找出本次调理应该优先处理的经络。

若检查评估为肺经实证，按照肺经实证给予泻法处理。

若检查评估为肝经虚证，按照肝经虚证给予补法处理。

6. 注意事项

除外感染和寄生虫等致病因素，该病的慢性进展期间，砭法操作可以配合相应的正规治疗方法使用。

在标准操作之外，建议适当重视对督脉和膀胱经双侧线的刮拭，重点区域可以给予适度增强。在腹部和背部延长热熨时间。

其余事项同上。

第二十节　运动神经元病

1. 概述

运动神经元疾病是一组病因未明、主要影响前角细胞及锥体束的运动系统变性疾病。病因是否与感染、中毒、营养缺乏、遗传等有关尚无定论。近年来提出本病可能是一种慢性病毒感染。运动神经元疾病的类型不同，表现出不同临床症状的组合。主要有构音不清、含糊，吞咽困难、呛咳，肢体无力，情感等障碍（强哭、强笑）和忧郁，肌束颤动（肉跳）和肌痉挛。罕见有视力模糊、复视、肢体酸痛或麻木、出汗等自主神经功能障碍及便秘等。在体征方面，肢体上运动神经元损害表现为乏力、动作缓慢、肌张力增高（以折刀样增高多见）、肢体腱反射亢进、上肢和下肢病理征阳性。延髓损害表现为假性延髓麻痹。肢体下运动神经元损害表现为乏力、肌肉明显萎缩、肉眼见束颤、四肢腱反射减退或消失、四肢病理征阴性。延髓损害为延髓麻痹。

2. 西医认识

本病病因至今不明。虽经许多研究，提出过慢病毒感染、免疫功能异常、遗传因素、重金属中毒、营养代谢障碍以及环境等因素致病的假说，但均未被证实。病理方面，脊髓前角和桥延脑颅神经运动核的神经细胞明显减少和变性，脊髓中以颈、腰膨大受损最重，延髓部位的舌下神经核和疑核也易受波及，大脑皮质运动区的巨大锥体细胞即 Betz 细胞也可有类似改变，但一般较轻。大脑皮层脊髓束和大脑皮层脑干束髓鞘脱失和变性。脊神经前根萎缩、变性。

3. 中医认识

中医认为此病属"痿证""风痱"范畴。脾虚不能生化气血，四肢及肌肉失养，出现四肢无力，肌肉萎缩；肝血不足，则筋脉挛缩，筋惕肉瞤；肾虚则骨失所养，下肢无力或瘫痪。

4. 检查评估要点

根据上述主要机理认识，重点检查肝、脾、肾等经络循行的部位，通过望诊、闻诊、问诊、触诊，初步判断上述经络的虚实。

若见易怒，焦虑，烦躁不安，胸闷，呕逆，腰痛，乳房红肿热痛，咽喉肿痛，头部正顶痛，眩晕，则为肝经实证；若见月经量少，闭经，不孕，乳癖，视物昏花，疝气，遗尿，小便淋沥不尽，面色发青，筋松软无力，手足指趾枯槁，则为肝经虚证。

若见心烦、心下急痛、大便不成形、腹痛腹泻、小便不通、黄疸，则为脾经实证；若见不能卧、站立困难、膝关节寒冷肿痛、脚大趾疼痛麻木，则为脾经虚证。

若见肝经络脉色青为寒证、痛证，色红为实热证，肿胀鼓突并且颜色黑暗为顽症，局部颜色淡一般为虚证。余经同此。

切按时，若肺经经络所过之处皮肤冰凉低温，多属虚证；肺经经络所过之处皮肤发热，局部温度升高，按之疼痛，多属实。余经同此。

5. 砭法调理

若检查评估为肝经实证，按照肝经实证给予泻法处理。

若检查评估为脾经虚证，按照脾经虚证给予补法处理。

6. 注意事项

在病情平稳期，砭法操作可以配合正规治疗方法使用。

其余事项同上。

第二十一节　梅尼埃病

1. 概述

梅尼埃（Meniere）病，又称内耳眩晕病，为内耳迷路病变。本病多见于中青年。典型症状有：①眩晕，特点是突然发作，剧烈眩晕，呈旋转性，即感到自身或周围物体旋转，头稍动即觉眩晕加重。同时伴有恶心、呕吐、面色苍白等自主神经功能紊乱症状。数小时或数天后眩晕减轻而渐消失。间歇期可数周、数月或数年，一般在间歇期内症状完全消失。②耳鸣，绝大多数病例在眩晕前已有耳鸣，但往往未被注意。耳鸣多为低频音，轻重不一。③耳聋，早期常不自觉，一般在发作期可感听力减退，多为一侧性。病人虽有耳聋，但对高频音又觉刺耳，甚至听到巨大声音即感十分刺耳，此现象称重振。在间歇期内听力常恢复，但当再次发作听力又下降，即出现一种特有的听力波动现象。晚期，听力可呈感音神经性聋。

2. 西医认识

确切病因尚不清楚，产生这种病变的学说有多种，如炎症、过敏、局部血管运动神经功能紊乱、水盐代谢紊乱、核黄素或维生素 B 缺乏、耳咽管阻塞引起迷路内压改变等。主要病因可能与血管运动神经功能失调有关。由于血管运动神经功能失调引起迷路动脉痉挛，导致局部缺血或内耳毛细血管通透性增高，使迷路内淋巴液产生过多，或吸收障碍所致。主要病变为迷路内淋巴水肿，刺激囊斑中的主细胞，由此产生了神经冲动，沿前庭神经传入皮质下中枢（主要为小脑）及大脑皮质，使人视物旋转及眼球震颤。

3. 中医认识

本病属中医"眩晕"的范畴。眩晕一证，以内伤为主，尤以肝阳上亢、气血虚损及痰浊中阻为常见。另外忧郁、恼怒太过，肝失条达，肝郁化火伤阴，肝阴耗伤，风阳上扰，发为眩晕。或因体质丰腴，嗜食甘肥，湿盛生痰，痰浊中阻，清阳不升，痰浊上扰清空，遂致眩晕。或素体虚弱，或因思虑过度，心脾两虚，气血生化之源不足，不能上荣头目，髓海空虚，皆可导致眩晕。

4. 检查评估要点

根据上述主要机理认识，重点检查肝、胆、心包、脾、胃、肾等经络循行的部位，通过望诊、闻诊、问诊、触诊，初步判断上述经络的虚实。

若见头痛、颔痛、目锐眦痛、缺盆中肿痛、腋下肿、瘰疬、汗出振寒，则为胆经实证；若见胸胁、胁肋部、髋关节、膝外至胫、小腿外侧下段、外踝前皆痛，小趾次趾不用，则为胆经虚证。

若见胆经络脉色青为寒证、痛证，色红为实热证，肿胀鼓突并且颜色黑暗为顽症，局部颜色淡一般为虚证。余经同此。

切按时，若胆经经络所过之处皮肤冰凉低温，多属虚证；胆经经络所过之处皮肤发热，局部温度升高，按之疼痛，多属实。余经同此。

5. 砭法调理

根据上述综合检查评估结果，结合人体实际，找出本次调理应该优先处理的经络。

若检查评估为胆经虚证，按照胆经虚证给予补法处理。

6. 注意事项

在病情恢复期，砭法操作可以配合正规治疗方法使用。

其余事项同上。

第二十二节　坐骨神经痛

1. 概述

坐骨神经痛是由多种原因引起的，以坐骨神经通路及其分布区的疼痛为主要表现的神经疾患。坐骨神经痛早期症状出现腰部向腿部放射性疼痛，首先患者会出现腰部疼痛，之后感觉会向一侧臀部、大腿后侧等扩散，这些部位会出现放射性疼痛，疼痛主要呈烧灼样、刀割样等疼痛，尤其是患者咳嗽以及用力的时候会出现疼痛加剧，夜间疼痛更甚。

2. 西医认识

坐骨神经痛病因分为原发性与继发性两类。原发性坐骨神经痛即坐骨神经炎，原因未明，可能与感冒，牙齿、鼻窦等感染及受寒有关，临床少见。继发性坐骨神经痛是坐骨神经在其行程中遭受邻近病变的刺激或压迫引起。按照病损部位分为根性和干性坐骨神经痛，前者多见。根性坐骨神经痛病变位于椎管内，以腰椎间盘突出最多见，最常发生在 $L_{4\sim5}$ 和 $L_6\sim S_1$ 的椎间盘。其他如椎管内肿瘤、椎体转移癌、腰椎结核、腰椎管狭窄症、腰骶部脊膜炎、椎关节炎等。干性坐骨神经痛的病变主要在椎管外坐骨神经行程通路上，病因有骶髂关节炎、盆腔内肿瘤、妊娠子宫压迫、髋关节炎、臀部外伤、臀肌注射位置不当以及糖尿病等。

3. 中医认识

本病属于中医"痹证""腰腿病"范畴。中医认为本病系风寒湿邪、瘀血痰浊痹阻经络，气血不畅所致。其病位在下肢经络及肝肾，病性以实证居多。

4. 检查评估要点

根据上述主要机理认识，重点检查肝、胆、膀胱、肾等经络循行的部位，通过望诊、闻诊、问诊、触诊，初步判断上述经络的虚实。

若见痔疮、疟疾、癫狂、头项疼痛、目黄、泪出、鼻塞流涕、鼻衄，则为膀胱经实证；若见项背部、腰部、臀部、腘窝部、小腿后侧和足部疼痛，则为膀胱经虚证。

若见膀胱经络脉色青为寒证、痛证，色红为实热证，肿胀鼓突并且颜色黑暗为顽症，局部颜色淡一般为虚证。余经同此。

切按时，若膀胱经经络所过之处皮肤冰凉低温，多属虚证；膀胱经经络所过之处皮肤发热，局部温度升高，按之疼痛，多属实。余经同此。

5. 砭法调理

根据上述综合检查评估结果，结合人体实际，找出本次调理应该优先处理的经络。

若检查评估为膀胱经实证，按照膀胱经实证给予泻法处理。

6. 注意事项

在病情平稳期，砭法操作可以配合正规治疗方法使用。

其余事项同上。

第二十三节　进行性肌营养不良症

1. 概述

进行性肌营养不良症是一组原发于肌肉的遗传性变性疾病。主要的临床特征为进行性加重的肌肉萎缩和无力。本病起病隐匿，多表现为进行性加重的肢体近端肌无力。根据其发病原因、临床表现、发病特点的不同，临床上分为假肥大型、肢带型、面－肩－肱型、远端型以及眼肌型。不同的类型其发病年龄、临床表现、病程、遗传方式、预后均有一定的差别。起病年龄有从儿童开始的，也有从中年开始的，有的预后不良，如假肥大型，有的预后相对较好，如远端型。

2. 西医认识

关于本病的病因曾有许多学说，如血管源性、神经源性、肌纤维再生错乱和肌细胞膜功能障碍等，但几种肌营养不良均与遗传有关。在病理上不典型的肌营养不良症，病理改变差异很大，肉眼可见受累骨骼肌色泽较正常者苍白、质软而脆。光学显微镜下早期可见灶性坏死、肌纤维粗细不均，并有散在的蛀虫样变；肌纤维内有横纹消失，空洞形成。肌细胞呈链状排列并往中央移动。晚期患者可见肌纤维普遍萎缩，并有大量脂肪细胞和结缔组织填补。假性肥大的肌肉是由于肌束内大量脂肪组织的堆积，心肌也可有类似病理改变。本病病因是遗传异常，在不同的类型中可以不同的方式表现，但遗传因素通过何种机制最终造成肌肉变性，则始终未明。目前认为可能由于遗传缺陷引起肌细胞膜形态结构异常，肌膜通透性及转运功能改变，使肌酶从胞浆中大量经肌膜"漏出"并使血清中有关酶相应增加。肌酶的外溢导致核糖体代偿性合成更多的肌酶，由于这种代偿作用相当有限，一定时间后肌细胞即遭受破坏，为增生的结缔组织取代。

3. 中医认识

本病属于中医"痿证"的范畴。中医学认为，肾为先天之本，脾为后天之本。肾藏精，人体真元之气皆出于肾，只有肾中真元之气充足，五脏之气才能发挥正常的功能。脾为后天气血生化之源，只有中焦脾胃健运，气血生化有源，才能使五脏生化有源。又脾主肌肉，肌肉的萎缩多与脾肾功能失调有关。又由于肝藏血、肾藏精，肝肾同源，所以肌肉的疾病与肝也常有关系。本病属慢性进行性加重的虚损性疾病，在调理上应根据其五脏功能失调的特点，分而治之。同时应注意点穴、按摩等局部的调理。

4. 检查评估要点

根据上述主要机理认识，重点检查膀胱、胃、肾等经络循行的部位，通过望诊、闻诊、问诊、触诊，初步判断上述经络的虚实。

若见痔疮、疟疾、癫狂、头项疼痛、目黄、泪出、鼻塞流涕、鼻衄，则为膀胱经实证；若见项背部、腰部、臀部、腘窝部、小腿后侧和足部疼痛，则为膀胱经虚证。

若见循胃经所过部位发热，多饮多食，经常感到饥饿，小便颜色黄，则为胃经实证；若见身以前皆寒冷颤抖，胃中寒则胀满，则为胃经虚证。

若见膀胱经络脉色青为寒证、痛证，色红为实热证，肿胀鼓突并且颜色黑暗为顽症，局部颜色淡一般为虚证。余经同此。

切按时，若膀胱脉经络所过之处皮肤冰凉低温，多属虚证；膀胱脉经络所过之处皮肤发热，局部温度升高，按之疼痛，多属实。余经同此。

5. 砭法调理

根据上述综合检查评估结果，结合人体实际，找出本次调理应该优先处理的经络。

若检查评估为膀胱经虚证，按照膀胱经虚证给予补法处理。

若检查评估为胃经虚证，按照胃经虚证给予补法处理。

6. 注意事项

在病情平稳期，砭法操作可以配合正规治疗方法使用。

其余事项同上。

第二十四节　重症肌无力

1. 概述

重症肌无力是一种神经 – 肌肉接头传递功能障碍的获得性自身免疫性疾病。主要由于神经 – 肌肉接头突触后膜上乙酰胆碱受体受损引起。临床主要表现为部分或全身骨骼肌无力和极易疲劳，经休息和胆碱酯酶抑制剂调理后症状减轻，活动后症状加重。常累及眼外肌、咀嚼肌、吞咽肌和呼吸肌。

2. 西医认识

重症肌无力是由于神经 – 肌肉接头传递功能障碍而影响肌肉收缩的慢性疾病，是最常见的神经肌肉疾病之一。迄今为止，尚无特效疗法，其病因和发病机理还不完全清楚。

3. 中医认识

本病的症状与中医古籍所载的"痿症""胞垂""睑废"等类似。病因主要为感受风湿寒邪，导致脏腑功能失调，主要与心包、肝、肾等脏腑有关。

4. 检查评估要点

根据上述主要机理认识，重点检查心包、肝、肾等经络循行的部位，通过望诊、闻诊、问诊、触诊，初步判断上述经络的虚实。

若见手心热、臂肘挛急、腋肿、胸胁支满、心悸、面赤、目黄则为心包经实证；

若见烦心、心痛、掌中热则为心包经虚证。

若见口热、舌干、咽肿、咳嗽上气、咽干咽痛、烦心、心痛、黄疸，则为肾经实证；若见腹泻，腰骶部和大腿内侧疼痛，下肢痿软无力且自觉寒冷，疲倦嗜睡，脚心热且疼痛，则为肾经虚证。

若见心包经络脉色青为寒证、痛证，色红为实热证，肿胀鼓突并且颜色黑暗为顽症，局部颜色淡一般为虚证。余经同此。

切按时，若心包脉经络所过之处皮肤冰凉低温，多属虚证；心包脉经络所过之处皮肤发热，局部温度升高，按之疼痛，多属实。余经同此。

5. 砭法调理

根据上述综合检查评估结果，结合人体实际，找出本次调理应该优先处理的经络。

若检查评估为心包经实证，按照心包经实证给予泻法处理。

若检查评估为肾经虚证，按照肾经虚证给予补法处理。

6. 注意事项

在病情平稳期，砭法操作可以配合正规治疗方法使用。

其余事项同上。

第二十五节 多发性肌炎

1. 概述

多发性肌炎是一种自身免疫性肌肉炎性疾病，常以颈肌和四肢近端肌肉对称性无力为典型临床表现，若皮肤和肌肉同时受累而表现为肌肉症状伴有典型皮疹者称皮肌炎。发病可为急性、亚急性或慢性，多发于青壮年，以女性发病为多，男女比约为 1：2。本病常伴有其他自身免疫性疾病，如类风湿关节炎、系统性红斑狼疮、干燥综合征、结节性多动脉炎等。约有 20% 的患者（特别是皮肌炎）可伴发恶性肿瘤，中年以上患皮肌炎伴发恶性肿瘤者约占 50% 以上。

2. 西医认识

多发性肌炎和皮肌炎的病因和发病机理尚未完全阐明，根据动物实验及临床免疫学方面的资料，认为本病可能与病毒感染、细胞和体液免疫有关，是一种自身肌组织免疫反应性疾病。

主要病理改变为肌纤维变性及坏死、炎性细胞浸润以及肌纤维再生，有时可发现肌核或肌浆内有包涵体，肌纤维变性早期肌浆呈高度嗜酸性，横纹不清，继以玻璃样变性或颗粒变性，横纹随之消失，肌纤维坏死。炎性细胞大多为淋巴及单核细胞，有时可见浆细胞及巨噬细胞。炎性浸润为多处性，常分布在间质组织中的小血管周围，也可围绕在变性的肌纤维上。肌核增生。肌纤维再生现象比较活跃，新生的肌纤维的肌浆呈嗜碱性。晚期肌肉间质结缔组织增生。全身症状可有发热、淋巴结和肝脾肿大、肺气肿和肺纤维变性，或身体其他部位癌肿等表现。此外，还可侵及神经系统，故有神经肌炎之称，表现为视神经乳头水肿、眼肌麻痹、末梢神经炎、癫痫及精神症状等。

3. 中医认识

本病属中医学"痿证"中"肌痿""肉痿"范畴。本病辨证首先应分清虚实，病初多系湿热浸淫或热毒蕴结，邪气盛，为实证；后期由于久病耗散正气，伤及阴血，可伴有脾肾两虚、气阴双亏及气滞血瘀的症状，以正虚为主。

4. 检查评估要点

根据上述主要机理认识，重点检查肝、胆、脾、胃、肾等经络循行的部位，通过望诊、闻诊、问诊、触诊，初步判断上述经络的虚实。

若见心烦、心下急痛、大便不成形、腹痛腹泻、小便不通、黄疸，则为脾经实证；若见不能卧、站立困难、膝关节寒冷肿痛、脚大趾疼痛麻木，则为脾经虚证。

若见易怒，焦虑，烦躁不安，胸闷，呕逆，腰痛，乳房红肿热痛，咽喉肿痛，头部正顶痛，眩晕，则为肝经实证；若见月经量少，闭经，不孕，乳癖，视物昏花，疝气，遗尿，小便淋沥不尽，面色发青，筋松软无力，手足指趾枯槁，则为肝经虚证。

若见肝经络脉色青为寒证、痛证，色红为实热证，肿胀鼓突并且颜色黑暗为顽症，局部颜色淡一般为虚证。余经同此。

切按时，若肝脉经络所过之处皮肤冰凉低温，多属虚证；肝脉经络所过之处皮肤发热，局部温度升高，按之疼痛，多属实。余经同此。

5. 砭法调理

若检查评估为脾经虚证，按照脾经虚证给予补法处理。

若检查评估为肝经实证，按照肝经实证给予泻法处理。

6. 注意事项

在病情平稳期，砭法操作可以配合正规治疗方法使用。根据患者实际情况，酌情增加刮拭、呼吸补泻和热熨的强度，动态调整干预方案。

其余事项同上。

第八章
泌尿系统疾病

第一节　慢性肾小球肾炎

1. 概述

慢性肾小球肾炎简称慢性肾炎，系由多种原发性肾小球疾病所导致的一组以蛋白尿、血尿、水肿及高血压为主要临床表现，病程长达一年至数十年，呈渐进发展，最终发展为慢性肾功能不全的疾病。由于病因、病程不同，病人有时以其中的一种或两种表现为主。

2. 西医认识

慢性肾炎可以从三种途径演变而来：急性肾炎迁延不愈，病程超过 1 年以上者，约占慢性肾炎总数的 15% ～ 20%；急性肾炎"治愈"后的若干年重新出现慢性肾炎的一系列临床表现；绝大部分患者（50% ～ 70%）是由于各种原发性肾小球疾病直接表现为慢性肾炎。慢性肾炎病理形态有多种。系膜增生型肾炎，以系膜细胞增生及基质增多为特点。膜增生性肾炎，基膜广泛增厚，肾小球基膜严重损害，肾小球仅发生区域性或节段性增生病变，肾小球呈局灶性透明样变性。晚期肾体积缩小，肾皮质变薄，肾小球细胞减少，毛细血管球萎缩，呈玻璃样变或纤维化。少数完整肾小球可显著增大。肾小管萎缩、间质纤维化和广泛细胞浸润常见。

3. 中医认识

本病男性较多见，可发生于不同年龄，以青壮年为多见。根据临床表现，属于中医"水肿""虚劳""腰痛""血尿"等范畴。慢性肾炎的致病因素比较复杂，脾肾两虚为发病的内在因素，风、寒、湿、热、疮毒、瘀血和水毒为其发病及病情反复的诱因，而脏腑气化功能失调，乃是构成本病发病的病理基础。

4. 检查评估要点

根据上述主要机理认识，重点检查膀胱、肾、肺、脾、胃等经络循行的部位，通过望诊、闻诊、问诊、触诊，初步判断上述经络的虚实。

若见肩背痛、恶风寒、汗出、小便频数且多哈欠，则为肺经实证；若见肩背痛寒、少气不足以息、溺色变，则为肺经虚证。

若见痔疮、疟疾、癫狂、头项疼痛、目黄、泪出、鼻塞流涕、鼻衄，则为膀胱经实证；若见项背部、腰部、臀部、腘窝部、小腿后侧和足部疼痛，则为膀胱经虚证。

若见膀胱经络脉色青为寒证、痛证，色红为实热证，肿胀鼓突并且颜色黑暗为顽症，局部颜色淡一般为虚证。余经同此。

切按时，若膀胱脉经络所过之处皮肤冰凉低温，多属虚证；膀胱脉经络所过之处皮肤发热，局部温度升高，按之疼痛，多属实。余经同此。

5. 砭法调理

根据上述综合检查评估结果，结合人体实际，找出本次调理应该优先处理的经络。

若检查评估为肺经实证，按照肺经实证给予泻法处理。

若检查评估为膀胱经实证，按照膀胱经实证给予泻法处理。

6. 注意事项

在病情平稳期，砭法操作可以配合正规治疗方法使用。

其余事项同上。

第二节　肾病综合征

1. 概述

肾病综合征是以大量蛋白尿、低蛋白血症、水肿和高脂血症为主要特征的泌尿系统疾病，是肾小球疾病常见的一组症候群。其共同的病理生理改变是肾小球毛细血管壁对血浆蛋白的通透性明显增高。肾病综合征作为一组临床症候群具有共同的临床表现、病理生理和代谢变化，甚至调理方面亦有共同的规律。但是，由于它是由多种原因、病理和临床疾病所引起的，所以其表现、机理和防治又各有其特殊之处。肾病综合征可分为原发性和继发性两大类。原发性是指由原发性肾小球疾病引起，其中儿童及少年以微小病变型较多见，中年人则以膜型和系膜增生型多见。本节重点介绍原发性肾病综合征。

2. 西医认识

2/3 成人肾病综合征和 90% 的儿童肾病综合征均为原发性，主要由微小病变肾病、系膜增生性肾炎、膜性肾病、系膜毛细血管性肾炎及局灶性肾小球硬化症等肾小球疾病引起。其他经常表现为急慢性肾炎综合征的原发性肾小球疾病，有时也可表现为肾病综合征。少数肾病综合征还可继发于其他慢性疾病，如系统性红斑狼疮性、糖尿病、肾淀粉样变、肾静脉高压、过敏性紫癜肾炎等。此外，一些恶性肿瘤如何杰金病，肺、乳房、胃肠道实体肿瘤等，也可出现肾病综合征的表现。

3. 中医认识

肾病综合征属于中医"水肿"范畴，水肿消退后属于"虚劳""腰痛"等证。本病发生，多因素体脾肾亏虚，复感风、寒、湿邪所致，而其反复发作，往往与酒色、饮食、劳累及外感客邪等诱因有关。水肿的病机，主要与肺、脾、肾三脏及三焦对水液代谢功能的失调有关。由于外邪侵袭，肺失治节，肃降失司，可以出现面部水肿，或加重原来脾肾两虚所引起的水肿；脾虚不能运化，则水湿潴留也可以致水肿；肾虚不能化气，更可使水肿加重。三焦为水液运行之道路，三焦气化的正常与否，直接与肺、脾、肾三脏的功能有关。另外肝主疏泄，肝失条达，亦可使三焦气机壅塞，决渎无权，而致水肿。

4. 检查评估要点

根据上述主要机理认识，重点检查膀胱、肾、肺、脾、胃等经络循行的部位，通过望诊、闻诊、问诊、触诊，初步判断上述经络的虚实。

若见心烦、心下急痛、大便不成形、腹痛腹泻、小便不通、黄疸，则为脾经实证；若见不能卧、站立困难、膝关节寒冷肿痛、脚大趾疼痛麻木，则为脾经虚证。

若见痔疮、疟疾、癫狂、头项疼痛、目黄、泪出、鼻塞流涕、鼻衄，则为膀胱经实证；若见项背部、腰部、臀部、腘窝部、小腿后侧和足部疼痛，则为膀胱经虚证。

若见口热、舌干、咽肿、咳嗽上气、咽干咽痛、心烦、心痛、黄疸，则为肾经实证；若见腹泻，腰骶部和大腿内侧疼痛，下肢痿软无力且自觉寒冷，疲倦嗜睡，脚心热且疼痛，则为肾经虚证。

若见膀胱经络脉色青为寒证、痛证，色红为实热证，肿胀鼓突并且颜色黑暗为顽症，局部颜色淡一般为虚证。余经同此。

切按时，若膀胱脉经络所过之处皮肤冰凉低温，多属虚证；膀胱脉经络所过之处皮肤发热，局部温度升高，按之疼痛，多属实。余经同此。

5. 砭法调理

根据上述综合检查评估结果，结合人体实际，找出本次调理应该优先处理的经络。

若检查评估为脾经实证，按照脾经实证给予泻法处理。

若检查评估为膀胱经实证，按照膀胱经实证给予泻法处理。

6. 注意事项

在病情平稳期，砭法操作可以配合正规治疗方法使用。根据其实际情况，酌情增加腹部和背部的热熨。

其余事项同上。

第三节　肾盂肾炎

1. 概述

肾盂肾炎通常是指由细菌感染所引起的肾盂肾盏黏膜及肾实质的炎症，根据临床病程及症状，可分为急性及慢性两期。本病多见于女性，男性发病较少，约为女性的 1/10，是尿毒症的第二位病因，严重威胁着人们的生命。早期症状有水肿、尿频、尿急和尿痛，夜间排尿的次数和尿量都有所增多。

2. 西医认识

引起肾盂肾炎的致病菌以大肠杆菌为最多（60% ~ 80%），其次为副大肠杆菌、变形杆菌、葡萄球菌、粪链球菌、产碱杆菌，少数为绿脓杆菌，偶亦有真菌、原虫和病毒感染。急性期肾盂、肾盏黏膜充血、肿胀，表面有脓性分泌物，黏膜下有白细胞浸润，小脓肿形成。在一个或多个肾乳头部可见大小不一、伸向皮质部的楔形炎症病灶，楔形的尖顶指向肾乳头。病灶内的肾小管腔中有脓性分泌物，小管的上皮细胞肿胀、坏死脱落，肾间质内有多数白细胞浸润和小脓肿形成。一般肾小球不受累，但其周围可有不同程度的白细胞浸润。慢性肾盂肾炎，除有上述肾盂、肾盏黏膜和肾实质的炎症外，尚有肾盂、肾盏黏膜和乳头部的疤痕形成，以及因疤痕收缩而造成的肾盂、肾盏变形、狭窄；在肾实质内有纤维增生；显微镜下见肾小管上皮萎缩、退化，管腔内有渗出物。肾小球周围亦有不同程度的纤维增生和白细胞浸润。随着病变的进展，肾脏体积缩小、变硬，表面凹凸不平，肾包膜不易剥离，最后可成为"肾盂肾炎固缩肾"，临床上出现肾功能不全。

3. 中医认识

本病属中医"淋证"的范畴。淋证是指小便频数短涩，滴沥刺痛，欲出未尽，小腹拘急，或痛引腰腹的病证。主要是湿热蕴结下焦，导致膀胱气化不利，初起多实，日久则由实转虚，或虚实夹杂，病在膀胱和肾，涉及肝脾。

4. 检查评估要点

根据上述主要机理认识，重点检查膀胱、肾、心包、脾、胃等经络循行的部位，通过望诊、闻诊、问诊、触诊，初步判断上述经络的虚实。

若见口热、舌干、咽肿、咳嗽上气、咽干咽痛、烦心、心痛、黄疸，则为肾经实证；若见腹泻，腰骶部和大腿内侧疼痛，下肢痿软无力且自觉寒冷，疲倦嗜睡，脚心热且疼痛，则为肾经虚证。

若见手心热、臂肘挛急、腋肿、胸胁支满、心悸、面赤、目黄则为心包经实证；若见烦心、心痛、掌中热则为心包经虚证。

若见心包经络脉色青为寒证、痛证，色红为实热证，肿胀鼓突并且颜色黑暗为顽症，局部颜色淡一般为虚证。余经同此。

切按时，若心包脉经络所过之处皮肤冰凉低温，多属虚证；心包脉经络所过之处皮肤发热，局部温度升高，按之疼痛，多属实。余经同此。

5. 砭法调理

根据上述综合检查评估结果，结合人体实际，找出本次调理应该优先处理的经络。

若检查评估为心包经实证，按照心包经实证给予泻法处理。

若检查评估为肾经实证，按照肾经实证给予泻法处理。

6. 注意事项

在病情平稳期，砭法操作可以配合正规治疗方法使用。

其余事项同上。

第四节 慢性肾衰竭

1. 概述

慢性肾衰竭（简称慢性肾衰），是指各种原因造成的慢性进行性肾实质损害，致使肾脏明显萎缩，不能维持其基本功能，临床出现以代谢产物潴留，水、电解质、酸碱平衡失调，全身各系统受累为主要表现的临床综合征，也称为尿毒症。

2. 西医认识

任何泌尿系统疾病能破坏肾的正常结构和功能者，均可引起肾衰。原发性肾病中，慢性肾小球肾炎最为常见，其次为肾小管间质性肾炎。而继发性肾病为全身系统性疾病和中毒等因素导致的肾脏继发性损害，如糖尿病、长期高血压、系统性红斑狼疮、过敏性紫癜、痛风以及多种药物性肾损害等。国外常见的病因依次序是糖尿病肾病、高血压肾病、肾小球肾炎、多囊肾等，而在我国的次序则为肾小球肾炎、糖尿病肾病、高血压肾病、多囊肾、狼疮性肾炎等。有些患者起病隐匿，到肾衰晚期才来就诊，此时双肾已固缩，往往不能确定其病因。

3. 中医认识

慢性肾衰竭虽由多种肾脏疾患转化而来，因其原发病的不同，主要机理也有差异，但总体来说，肾元虚衰，湿浊内蕴是其根本病机，感受外邪、饮食不当、劳倦过度、药毒伤肾常常是其诱发及加重因素。本病病位主要在肾，涉及肺、脾（胃）、肝等脏腑，其基本病机是本虚标实，本虚以肾元亏虚为主，标实为水气、湿浊、湿热、血瘀、肝风之证。

4. 检查评估要点

根据上述主要机理认识，重点检查肾、肺、脾、胃、肝等经络循行的部位，通过望诊、闻诊、问诊、触诊，初步判断上述经络的虚实。

若见心烦、心下急痛、大便不成形、腹痛腹泻、小便不通、黄疸，则为脾经实证；若见不能卧、站立困难、膝关节寒冷肿痛、脚大趾疼痛麻木，则为脾经虚证。

若见口热、舌干、咽肿、咳嗽上气、咽干咽痛、心烦、心痛、黄疸，则为肾经实证；若见腹泻，腰骶部和大腿内侧疼痛，下肢痿软无力且自觉寒冷，疲倦嗜睡，脚心热且疼痛，则为肾经虚证。

若见肾经络脉色青为寒证、痛证，色红为实热证，肿胀鼓突并且颜色黑暗为顽症，局部颜色淡一般为虚证。余经同此。

切按时，若肾脉经络所过之处皮肤冰凉低温，多属虚证；肾脉经络所过之处皮肤发热，局部温度升高，按之疼痛，多属实。余经同此。

5. 砭法调理

根据上述综合检查评估结果，结合人体实际，找出本次调理应该优先处理的经络。

若检查评估为肾经实证，按照肾经实证给予泻法处理。

若检查评估为脾经实证，按照脾经实证给予泻法处理。

6. 注意事项

在病情平稳期，砭法操作可以配合正规治疗方法使用。可以考虑在标准操作之外，适度加大在背部的刮拭面积和力度。

其余事项同上。

第五节　药物性肾损害

1. 概述

药物性肾损害是指肾脏对治疗剂量药物的不良反应和因药物过量或不合理应用而出现的毒性反应，是由包括中草药在内的不同药物所致、具有不同临床特征和不同病理类型的一组疾病。临床检查评估包括：①有药物使用史；②出现全身过敏反应；③尿检异常；④短期内出现进行性肾功能减退。

2. 西医认识

肾脏具有特殊的解剖和生理特点：①肾脏血流丰富；②肾脏具有极为丰富的毛细血管，内皮细胞面积大；③近曲小管细胞对多种药物有分泌和重吸收作用；④肾髓质的逆流倍增系统使肾髓质和乳头部的药物浓度显著增加；⑤当药物排泄时，许多肾实质细胞的酶系统被抑制或灭活；⑥肾脏浓缩尿液；⑦肾组织代谢活性高，含酶丰富，容易受代谢抑制药损害。基于上述特点，肾脏特别容易招致药物的毒性作用。

药物可通过以下几种方式引起肾脏损害：①直接毒性作用；②免疫反应；③缺血性损害；④机械性梗阻；⑤药物对全身的毒性作用，继而累及肾脏。肾毒性药物和毒物，最常见、最主要的药物有：氨基糖苷类、头孢菌素类、青霉素类和其他抗生素约40种；其次为造影剂、非甾体抗炎药、镇痛药、利尿剂、抗尿路感染药、抗肿瘤药、免疫抑制剂；其他类型药。最常见的肾毒性毒物有重金属和类金属有机溶剂、农药、盐类、酚类等。

3. 中医认识

本病多因药物使用不当，而致火热毒邪内生，灼伤肾络，闭阻水道，或热毒耗液，致精亏血少，肾府空虚，或药毒久伤，真阴暗耗，肾气渐虚，至肾元衰败而发病。

4. 检查评估要点

根据上述主要机理认识，重点检查膀胱、肾、脾、胃等经络循行的部位，通过望诊、闻诊、问诊、触诊，初步判断人体上述经络的虚实。

若见心烦、心下急痛、大便不成形、腹痛腹泻、小便不通、黄疸，则为脾经实证；若见不能卧、站立困难、膝关节寒冷肿痛、脚大趾疼痛麻木，则为脾经虚证。

若见痔疮、疟疾、癫狂、头项疼痛、目黄、泪出、鼻塞流涕、鼻衄，则为膀胱

经实证；若见项背部、腰部、臀部、腘窝部、小腿后侧和足部疼痛，则为膀胱经虚证。

若见膀胱经络脉色青为寒证、痛证，色红为实热证，肿胀鼓突并且颜色黑暗为顽症，局部颜色淡一般为虚证。余经同此。

切按时，若膀胱脉经络所过之处皮肤冰凉低温，多属虚证；膀胱脉经络所过之处皮肤发热，局部温度升高，按之疼痛，多属实。余经同此。

5. 砭法调理

根据上述综合检查评估结果，结合人体实际，找出本次调理应该优先处理的经络。

若检查评估为膀胱经实证，按照膀胱经实证给予泻法处理。

若检查评估为脾经实证，按照脾经实证给予泻法处理。

6. 注意事项

在病情平稳期，砭法操作可以配合正规治疗方法使用。建议在标准补泻操作之外，根据实际情况，酌情增加手足的刮拭。

其余事项同上。

第六节　前列腺肥大

1. 概述

前列腺肥大又称前列腺良性增生，常见于 50 岁以上的中老年男性，发病率可达 50% 左右。其主要原因为性激素失去平衡和慢性前列腺增生性改变，造成前列腺肥大，压迫膀胱出口和尿道，主要表现为尿频、夜尿增多、排尿困难甚则闭塞不通或尿失禁，少数可见血尿。中医学把其列入"癃闭"范畴而责之于肺、肾、脾三脏功能失调，认为湿热蕴结、气滞血瘀及下焦亏虚者均可发生本病。

2. 西医认识

有关前列腺肥大的发病机制研究颇多，但病因至今仍未能完全阐明。睾丸存在及年龄增长被认为是前列腺增生的两个重要条件，前列腺增生与体内性腺内分泌紊乱有密切关系。前列腺增生，实际上是指由膀胱颈部到精阜之间一段后尿道周围腺体及其结缔组织、平滑肌组织，受到 5α- 双氢睾丸酮的作用，逐渐增生，增生部分在后尿道及膀胱颈隆起，有时向膀胱内突出，使尿道受压伸长、变窄，膀胱颈部变小，排尿不畅，引起下尿路梗阻。早期膀胱壁代偿增厚，晚期因长期尿潴留，而膀胱壁变薄，黏膜表面出现小梁，严重可形成膀胱憩室，继而造成输尿管和肾盂积水，最后影响肾功能，可导致慢性肾功能衰竭。此外，由于后尿道、膀胱颈部的梗阻，尿流阻滞，常可并发尿路感染和膀胱憩室结石、肿瘤等。

3. 中医认识

依本病的临床表现，中医将其归属于"癃闭""淋证"的范畴。其病机由于下焦气化失常，导致水气潴留。主要与肝、膀胱、肾有关。

4. 检查评估要点

根据上述主要机理认识，重点检查膀胱、肾、肝等经络循行的部位，通过望诊、闻诊、问诊、触诊，初步判断上述经络的虚实。

若见易怒，焦虑，烦躁不安，胸闷，呕逆，腰痛，乳房红肿热痛，咽喉肿痛，头部正顶痛，眩晕，则为肝经实证；若见月经量少，闭经，不孕，乳癖，视物昏花，疝气，遗尿，小便淋沥不尽，面色发青，筋松软无力，手足指趾枯槁，则为肝经虚证。

若见痔疮、疟疾、癫狂、头项疼痛、目黄、泪出、鼻塞流涕、鼻衄，则为膀胱经实证；若见项背部、腰部、臀部、腘窝部、小腿后侧和足部疼痛，则为膀胱经虚证。

若见膀胱经络脉色青为寒证、痛证，色红为实热证，肿胀鼓突并且颜色黑暗为顽症，局部颜色淡一般为虚证。余经同此。

切按时，若膀胱脉经络所过之处皮肤冰凉低温，多属虚证；膀胱脉经络所过之处皮肤发热，局部温度升高，按之疼痛，多属实。余经同此。

5. 砭法调理

根据上述综合检查评估结果，结合人体实际，找出本次调理应该优先处理的经络。

若检查评估为肝经实证，按照肝经实证给予泻法处理。

若检查评估为膀胱经实证，按照膀胱经实证给予泻法处理。

6. 注意事项

在病情平稳期，砭法操作可以配合正规治疗方法使用。

其余事项同上。

第七节　前列腺癌

1. 概述

前列腺癌是男性泌尿生殖系统肿瘤中最为重要的一种，是人类特有的疾病。目前仅手术和放疗有希望治愈前列腺癌，而且只适宜于数量有限的患者，很多疗法仅仅是姑息性的，预后不良。

2. 西医认识

前列腺癌的发病原因与其他部位肿瘤一样，尚未完全明了。已报道的与前列腺癌有关的危险因素几乎没有一种能够恒定地被重现，其中最强的因素之一，是在排除年龄及社会经济状况的影响后，有生育力的前列腺癌患者的子女数明显高于正常人及良性前列腺增生者，其他对相关因素的解释如前列腺曾有淋球菌、病毒或衣原体感染，性生活频繁及激素影响，肝硬化与前列腺癌的关系也有报道。在癌症与职业的关系上，发现前列腺癌发病与接触有关。可以看出，估计某单一影响因素的意义是很困难的。病理方面，无序生长、形成腺体的双层细胞缺陷以及突出的核仁，是检查评估前列腺癌最有说明力的显微镜下特征。

3. 中医认识

依据其临床表现和体征，前列腺癌多属于中医的"癃闭"范畴。前列腺癌的病机主要为正虚邪实，以虚为主。正虚根据脏腑侧重分为肾虚、肝肾阴虚或脾肾两虚。前列腺癌发生的内因是正虚，毒邪侵入体内导致的"标实"是外在的必要条件。与脾、肝、肾有关。

4. 检查评估要点

根据上述主要机理认识，重点检查膀胱、肾、肝、胆、脾等经络循行的部位，通过望诊、闻诊、问诊、触诊，初步判断上述经络的虚实。

若见心烦、心下急痛、大便不成形、腹痛腹泻、小便不通、黄疸，则为脾经实证；若见不能卧、站立困难、膝关节寒冷肿痛、脚大趾疼痛麻木，则为脾经虚证。

若见易怒，焦虑，烦躁不安，胸闷，呕逆，腰痛，乳房红肿热痛，咽喉肿痛，头部正顶痛，眩晕，则为肝经实证；若见月经量少，闭经，不孕，乳癖，视物昏花，疝气，遗尿，小便淋沥不尽，面色发青，筋松软无力，手足指趾枯槁，则为肝经虚证。

若见脾经络脉色青为寒证、痛证，色红为实热证，肿胀鼓突并且颜色黑暗为顽症，局部颜色淡一般为虚证。余经同此。

切按时，若脾脉经络所过之处皮肤冰凉低温，多属虚证；脾脉经络所过之处皮肤发热，局部温度升高，按之疼痛，多属实。余经同此。

5. 砭法调理

若检查评估为肝经实证，按照肝经实证给予泻法处理。

若检查评估为脾经虚证，按照脾经虚证给予补法处理。

6. 注意事项

在病情平稳期，砭法操作可以配合正规治疗方法使用。

其余事项同上。

第八节　糖尿病肾病

1. 概述

糖尿病是由于不同病因与发病机制引起的体内胰岛素相对或绝对不足，以致糖、蛋白质和脂肪代谢障碍，而以慢性高血糖为主要表现的全身性疾病。糖尿病可由不同途径影响肾脏，这些损害可以累及肾脏所有结构，包括与糖代谢有关的肾小球硬化症。

2. 西医认识

本病的基本病理变化为肾小球基底膜增厚和系膜基质增生，根据病变特征可分为结节性肾小球硬化和弥漫性肾小球硬化。其中以肾小球结节性硬化对糖尿病肾病检查评估具有特异性。

肾脏是糖尿病微血管病变最常受累的器官之一，目前研究发现，糖尿病肾病的发病主要与遗传、糖代谢紊乱、血小板功能亢进等有关。

3. 中医认识

糖尿病肾病可归入中医学"消渴""水肿""虚劳"范畴。参照有关章节内容可知，这种肾病与肺、脾、肾有关。

4. 检查评估要点

根据上述主要机理认识，重点检查肾、肺、脾等经络循行的部位，通过望诊、闻诊、问诊、触诊，初步判断上述经络的虚实。

若见心烦、心下急痛、大便不成形、腹痛腹泻、小便不通、黄疸，则为脾经实证；若见不能卧、站立困难、膝关节寒冷肿痛、脚大趾疼痛麻木，则为脾经虚证。

若见口热、舌干、咽肿、咳嗽上气、咽干咽痛、烦心、心痛、黄疸，则为肾经实证；若见腹泻，腰骶部和大腿内侧疼痛，下肢痿软无力且自觉寒冷，疲倦嗜睡，脚心热且疼痛，则为肾经虚证。

若见肾经络脉色青为寒证、痛证，色红为实热证，肿胀鼓突并且颜色黑暗为顽症，局部颜色淡一般为虚证。余经同此。

切按时，若肾脉经络所过之处皮肤冰凉低温，多属虚证；肾脉经络所过之处皮肤发热，局部温度升高，按之疼痛，多属实。余经同此。

5. 砭法调理

若检查评估为脾经实证，按照脾经实证给予泻法处理。

若检查评估为肾经虚证，按照肾经虚证给予补法处理。

6. 注意事项

在病情平稳期，砭法操作可以配合正规治疗方法使用。

其余事项同上。

第九节　IgA 肾病

1. 概述

IgA 肾病是一组不伴有系统性疾病，肾活检免疫病理检查在肾小球系膜区有以 IgA 为主的颗粒样沉积，临床上以血尿为主要表现的肾小球肾炎。IgA 肾病是一个病理学的诊断，临床上可能被诊断为"单纯性血尿""隐匿性肾炎"或"慢性肾炎"等，它是我国最常见的原发性肾小球疾病。

2. 西医认识

IgA 肾病是以反复发作性肉眼或镜下血尿，肾小球系膜细胞增生，基质增多，伴广泛 IgA 沉积为特点的原发性肾小球疾病。1968 年 Berger 首先描述本病，故又称 Berger 病。此外，又被称为 IgA–IgG 系膜沉积性肾炎和 IgA 系膜性肾炎等。IgA 肾病的病因及发病机理目前还未完全清楚，一般认为本病是免疫复合物引起的肾小球疾病。本病须经肾活检证实方可诊断。但在肾小球系膜区中有较明显的 IgA 沉积的疾病很多，应注意鉴别。

3. 中医认识

Ig 肾病归属中医的"尿血""水肿"等病证范围。本病总以肺肾阴虚或肺脾气虚为本，风邪、湿热、瘀血为标，阴虚常兼湿热，气虚可伴血瘀。

4. 检查评估要点

根据上述主要机理认识，重点检查膀胱、肾、肺、脾、胃等经络循行的部位，通过望诊、闻诊、问诊、触诊，初步判断上述经络的虚实。

若见肩背痛，恶风寒，汗出，小便频数且多哈欠，则为肺经实证；若见肩背痛寒、少气不足以息、溺色变，则为肺经虚证。

若见痔疮、疟疾、癫狂、头项疼痛、目黄、泪出、鼻塞流涕、鼻衄，则为膀胱经实证；若见项背部、腰部、臀部、腘窝部、小腿后侧和足部疼痛，则为膀胱经虚证。

若见肾经络脉色青为寒证、痛证，色红为实热证，肿胀鼓突并且颜色黑暗为顽症，局部颜色淡一般为虚证。余经同此。

切按时，若肾脉经络所过之处皮肤冰凉低温，多属虚证；肾脉经络所过之处皮肤发热，局部温度升高，按之疼痛，多属实。余经同此。

5. 砭法调理

若检查评估为肺经虚证，按照肺经虚证给予补法处理。

若检查评估为膀胱经实证，按照膀胱经实证给予泻法处理。

6. 注意事项

在病情平稳期，砭法操作可以配合正规治疗方法使用。

其余事项同上。

第十节 狼疮性肾炎

1. 概述

系统性红斑狼疮（SLE）是一种侵犯全身结缔组织的自身免疫性疾病，病变累及多系统、多脏器。狼疮性肾炎（LN）是 SLE 最常见的内脏损害，在确诊为系统性红斑狼疮患者中，约 70% 有明显肾损害，如做肾活检则几乎所有的患者有肾脏损害的病理改变，其肾脏病变的严重程度直接影响患者的预后。近年来，LN 的发病率有上升趋势，在我国约为 8/10000。本病好发于年轻女性，发病率男女之比约为 1∶9，年龄越小，病情可能越重，预后越差，特别是男性。

2. 西医认识

狼疮性肾炎的发病机理仍不清楚，可能与遗传因素、感染、性激素、食物、药物、紫外线、精神紧张或精神创伤等有关，其中以遗传因素最为重要。本病目前公认是一种免疫复合物介导性肾炎。其主要发病机制应包括抗 DNA 抗体和免疫复合物诱导肾小球损伤，B 细胞产生具有致病作用的抗 DNA 抗体，辅助 T 细胞参与激活 B 细胞，体内核小体增多或出现异常的核小体等。

3. 中医认识

狼疮性肾炎一般可归入中医学"水肿""腰痛""虚劳""阴阳毒"等范畴。本病为本虚标实，病位主要在肝、脾、肾，可涉及心、肺、脑、肌肤、关节甚至全身各个脏器。素体虚弱、肾阴不足是为发病基础，外感热毒、情志失调、劳倦过度、阳光照射等为发病诱因，其基本病机特点为阴虚、热毒、血瘀。在病变过程中既可伴有水湿、痰浊、湿热、风热或风寒等标实之证，也可有气虚、阳虚、气阴两虚、气血两虚和阴阳两虚等虚证。故临床上常出现虚实夹杂、寒热错杂、表里同病等极其复杂的临床表现，临证时应格外注意。

4. 检查评估要点

根据上述主要机理认识，重点检查肝、胃等经络循行的部位，通过望诊、闻诊、问诊、触诊，初步判断上述经络的虚实。

若见口热、舌干、咽肿、咳嗽上气、咽干咽痛、烦心、心痛、黄疸，则为肾经实证；若见腹泻，腰骶部和大腿内侧疼痛，下肢痿软无力且自觉寒冷，疲倦嗜睡，脚心热且疼痛，则为肾经虚证。

若见易怒，焦虑，烦躁不安，胸闷，呕逆，腰痛，乳房红肿热痛，咽喉肿痛，头部正顶痛，眩晕，则为肝经实证；若见月经量少，闭经，不孕，乳癖，视物昏花，疝气，遗尿，小便淋沥不尽，面色发青，筋松软无力，手足指趾枯槁，则为肝经虚证。

若见胃经络脉色青为寒证、痛证，色红为实热证，肿胀鼓突并且颜色黑暗为顽症，局部颜色淡一般为虚证。余经同此。

切按时，若胃脉经络所过之处皮肤冰凉低温，多属虚证；胃脉经络所过之处皮肤发热，局部温度升高，按之疼痛，多属实。余经同此。

5. 砭法调理

若检查评估为肾经虚证，按照肾经虚证给予补法处理。

若检查评估为肝经实证，按照肝经实证给予泻法处理。

6. 注意事项

在病情平稳期，砭法操作可以配合正规治疗方法使用。

其余事项同上。

第十一节　肾淀粉样变

1. 概述

淀粉样变是一种较少见的全身性疾病，病因尚不完全清楚，其特征是淀粉样物质——一种细胞外嗜伊红透明物质沉积于全身各脏器，发病年龄一般在40岁以上，男性多于女性，淀粉样物质沉积于肾所引起的肾脏病变称为肾淀粉样变，临床早期表现为蛋白尿或出现肾病综合征，晚期发生肾功能衰竭。

2. 西医认识

研究发现所有淀粉样沉积物中85%～95%为纤维成分。也有些学者认为淀粉样变性是一种蛋白质二级结构病。研究还发现，明确这些蛋白质不仅具有病因学意义，与临床表现、相关疾病、治疗与预后也有直接的关系。作为一种全身性疾患，除有肾脏受累外，尚有其他脏器受累。由于受累的脏器不同，轻重程度及病变部位不同，故临床表现亦不同。继发性者由于基础疾病不同，其临床表现各异。亦有全身受累不明显，而以肾受累为首发表现者。

3. 中医认识

本病多见于虚劳、积聚、水肿等疾病中。本病主要是先天禀赋不足，或久病体虚难复，使五脏正气耗损，气血日亏，五脏内伤而发病，有先天和后天两方因素。先天者关键在于肾，后天者关键在于脾，而脾肾与五脏之间又相互影响。

4. 检查评估要点

根据上述主要机理认识，重点检查脾、肾、胆等经络循行的部位，通过望诊、闻诊、问诊、触诊，初步判断上述经络的虚实。

若见口热、舌干、咽肿、咳嗽上气、咽干咽痛、烦心、心痛、黄疸，则为肾经实证；若见腹泻，腰骶部和大腿内侧疼痛，下肢痿软无力且自觉寒冷，疲倦嗜睡，脚心热且疼痛，则为肾经虚证。

若见头痛、颔痛、目锐眦痛、缺盆中肿痛、腋下肿、瘰疬、汗出振寒，则为胆经实证；若见胸胁、胁肋部、髋关节、膝外至胫、小腿外侧下段、外踝前皆痛，小趾次趾不用，则为胆经虚证。

若见肾经络脉色青为寒证、痛证，色红为实热证，肿胀鼓突并且颜色黑暗为顽症，局部颜色淡一般为虚证。余经同此。

切按时，若肾脉经络所过之处皮肤冰凉低温，多属虚证；肾脉经络所过之处皮肤发热，局部温度升高，按之疼痛，多属实。余经同此。

5. 砭法调理

若检查评估为肾经实证，按照肾经实证给予泻法处理。

若检查评估为胆经虚证，按照胆经虚证给予补法处理。

6. 注意事项

在病情平稳期，砭法操作可以配合正规治疗方法使用。

其余事项同上。

第十二节　低钾性肾病

1. 概述

由于肾脏或肾外失钾，血钾浓度过低（低于 3.4mmol/L）而引起的肾脏损害，称为低钾性肾病。低钾血症除肾损害外，还可以导致许多器官的功能不全和代谢的改变，如酸碱平衡失调和碳水化合物代谢紊乱。低钾性肾病临床主要表现为尿浓缩功能减退，如能早期发现和及时调理，肾功能常可改善或完全恢复，但形态恢复较功能的恢复缓慢。

2. 西医认识

低钾性肾病的常见病因有：①钾摄入过少，见于长期不能进食者，如消化道梗阻、昏迷及手术后长期禁食而又补钾不足的患者。②胃肠道失钾过多，常见于频繁或持续呕吐，长期大量胃肠道引流、腹泻，继发性醛固酮增多等。③肾性失钾，长期应用强力利尿剂、肾上腺皮质激素和各种原因所致的肾小管－间质病等，可致尿中排钾增多。

3. 中医认识

根据低钾性肾病的临床表现，本病多属中医学的"消渴""呕吐""心悸"等病证范畴，病变的脏腑以脾肾为主。

4. 检查评估要点

根据上述主要机理认识，重点检查膀胱、肾、肺、脾、胃等经络循行的部位，通过望诊、闻诊、问诊、触诊，初步判断上述经络的虚实。

若见心烦、心下急痛、大便不成形、腹痛腹泻、小便不通、黄疸，则为脾经实证；若见不能卧、站立困难、膝关节寒冷肿痛、脚大趾疼痛麻木，则为脾经虚证。

若见口热、舌干、咽肿、咳嗽上气、咽干咽痛、心烦、心痛、黄疸，则为肾经实证；若见腹泻，腰骶部和大腿内侧疼痛，下肢痿软无力且自觉寒冷，疲倦嗜睡，脚心热且疼痛，则为肾经虚证。

若见肾经络脉色青为寒证、痛证，色红为实热证，肿胀鼓突并且颜色黑暗为顽症，局部颜色淡一般为虚证。余经同此。

切按时，若肾脉经络所过之处皮肤冰凉低温，多属虚证；肾脉经络所过之处皮肤发热，局部温度升高，按之疼痛，多属实。余经同此。

5. 砭法调理

若检查评估为脾经虚证，按照脾经虚证给予补法处理。

若检查评估为肾经实证，按照肾经实证给予泻法处理。

6. 注意事项

在病情平稳期，砭法操作可以配合正规治疗方法使用。

其余事项同上。

第十三节　肾小管性酸中毒

1. 概述

肾小管性酸中毒是指当肾小球滤过率正常情况下，肾脏排钾功能降低造成的高氯性代谢性酸中毒。主要为近端和（或）远端肾小管酸化尿液功能障碍所致。它与肾小球滤过率低下所致的肾功能衰竭之低氯性氮质血症不同，以软弱无力、尿多、呕吐为主要表现。

2. 西医认识

本病是由先天遗传缺陷和各种继发因素导致近端肾小管回吸收碳酸氢钠或（和）远端肾小管排酸功能障碍的代谢性酸中毒。按不同临床表现分为四型，根据其程度不同分为完全性和不完性。以完全性远端肾小管酸中毒（完全性Ⅰ型肾小管酸中毒）较常见。

3. 中医认识

本病可参考中医"消渴""呕吐""便秘""五软五迟"等辨证施治。脏腑辨证与脾、肺、肾有关。

4. 检查评估要点

根据上述主要机理认识，重点检查膀胱、肾、肺、脾、胃等经络循行的部位，通过望诊、闻诊、问诊、触诊，初步判断上述经络的虚实。

若见肩背痛，恶风寒，汗出，小便频数且多哈欠，则为肺经实证；若见肩背痛寒，少气不足以息，溺色变，则为肺经虚证。

若见心烦、心下急痛、大便不成形、腹痛腹泻、小便不通、黄疸，则为脾经实证；若见不能卧、站立困难、膝关节寒冷肿痛、脚大趾疼痛麻木，则为脾经虚证。

若见肺经络脉色青为寒证、痛证，色红为实热证，肿胀鼓突并且颜色黑暗为顽症，局部颜色淡一般为虚证。余经同此。

切按时，若肺脉经络所过之处皮肤冰凉低温，多属虚证；肺脉经络所过之处皮肤发热，局部温度升高，按之疼痛，多属实。余经同此。

5. 砭法调理

若检查评估为脾经虚证，按照脾经虚证给予补法处理。

若检查评估为肺经虚证，按照肺经虚证给予补法处理。

6. 注意事项

在病情平稳期，砭法操作可以配合正规治疗方法使用。注意根据实际检查评估结果进行针对性治疗。

其余事项同上。

第十四节　尿道综合征

1. 概述

尿道综合征是指仅有尿频、尿急或尿痛症状，而尿细菌培养为阴性，故又称"无菌性尿频 – 排尿不适综合征"，而非一种疾病。本病多见于女性。

2. 西医认识

近年来对本病病因病理仍然存在一定的争论。部分学者认为与感染、尿路梗阻、心理因素、神经功能异常、尿动力学异常及其他因素有关。

3. 中医认识

本病属中医学"淋证"范畴。本病病位在膀胱，与肝、肾有关。早期病机为湿热下注，肝气郁结，后期为肺肾气阴不足。

4. 检查评估要点

根据上述主要机理认识，重点检查膀胱、肾、心包、肝等经络循行的部位，通过望诊、闻诊、问诊、触诊，初步判断上述经络的虚实。

若见手心热、臂肘挛急、腋肿、胸胁支满、心悸、面赤、目黄，则为心包经实证；若见烦心、心痛、掌中热，则为心包经虚证。

若见易怒，焦虑，烦躁不安，胸闷，呕逆，腰痛，乳房红肿热痛，咽喉肿痛，头部正顶痛，眩晕，则为肝经实证；若见月经量少，闭经，不孕，乳癖，视物昏花，疝气，遗尿，小便淋沥不尽，面色发青，筋松软无力，手足指趾枯槁，则为肝经虚证。

若见心包经络脉色青为寒证、痛证，色红为实热证，肿胀鼓突并且颜色黑暗为顽症，局部颜色淡一般为虚证。余经同此。

切按时，若心包脉经络所过之处皮肤冰凉低温，多属虚证；心包脉经络所过之处皮肤发热，局部温度升高，按之疼痛，多属实。余经同此。

5. 砭法调理

若检查评估为心包经实证，按照心包经实证给予泻法处理。

若检查评估为肝经实证，按照肝经实证给予泻法处理。

6. 注意事项

在标准治疗方案之外，建议在背部的腰骶部进行重点刮拭和热熨。

其余事项同上。

第十五节　乳糜尿

1. 概述

乳糜尿是指尿液中含有乳糜液，外观呈乳白色或奶酪状，其主要成分是甘油三酯，还有白蛋白、卵磷脂、胆固醇、纤维蛋 C 等。乳糜尿混浊度与颜色可有不同，轻者仅表现尿液稍混浊，重者如牛奶并可凝结成块，静置后可分为三层：上层为乳糜液，中层为较清的混悬液，常有小凝集块，下层为红色或粉红色沉淀，内含有淋巴细胞和红细胞等。多数患者间歇性发作，间期为数天、数月以至数年不等。病情的发作与进食油腻食物、过度疲劳等有关。

2. 西医认识

乳糜尿的病因可分两类，即寄生虫性和非寄生虫性。寄生虫性大部分为斑氏丝虫引起，非寄生虫性可由腹腔结核、肿瘤、胸腹部创伤或手术、先天性淋巴管畸形、肾盂肾炎等所致。至于其发病机理，认识尚一致，一般认为与腹部淋巴管梗阻和或胸导管阻塞有关，但也可能与淋巴系统动力学改变，如淋巴管内的瓣膜结构破坏而失去生理功能，逆向流动的淋巴液在泌尿系淋巴管管壁薄弱处进入尿路，产生乳糜尿。

3. 中医认识

乳糜尿多属中医"尿浊""膏淋"等病范畴。中医认为，本病多由于饮食不节、劳倦过度，引起湿热下注，脾肾亏虚，不能升清降浊，固摄精微所致。本病多为虚实夹杂之证。急性发作期以湿热下注为主；反复发作后多表现为正虚邪实，即脾肾两虚、湿热或湿浊下注；缓解期或疾病后期则以脾肾亏虚，不能固摄为主。疾病过程中常夹热毒、瘀血等实邪。本病常因多食肥甘厚味，或劳倦过度，致使病情加重或复发，应予特别注意。

4. 检查评估要点

根据上述主要机理认识，重点检查膀胱、肾、胆、脾、胃等经络循行的部位，通过望诊、闻诊、问诊、触诊，初步判断上述经络的虚实。

若见心烦、心下急痛、大便不成形、腹痛腹泻、小便不通、黄疸，则为脾经实证；若见不能卧、站立困难、膝关节寒冷肿痛、脚大趾疼痛麻木，则为脾经虚证。

若见头痛、颔痛、目锐眦痛、缺盆中肿痛、腋下肿、瘰疬、汗出振寒，则为胆经实证；若见胸胁、胁肋部、髋关节、膝外至胫、小腿外侧下段、外踝前皆痛，小趾次趾不用，则为胆经虚证。

若见胆经络脉色青为寒证、痛证，色红为实热证，肿胀鼓突并且颜色黑暗为顽症，局部颜色淡一般为虚证。余经同此。

切按时，若胆脉经络所过之处皮肤冰凉低温，多属虚证；胆脉经络所过之处皮肤发热，局部温度升高，按之疼痛，多属实。余经同此。

5. 砭法调理

根据上述综合检查评估结果，结合人体实际，找出本次调理应该优先处理的经络。

若检查评估为脾经虚证，按照脾经虚证给予补法处理。

若检查评估为胆经实证，按照胆经实证给予泻法处理。

6. 注意事项

在标准治疗方案之外，建议在腰骶部进行重点刮拭和热熨。

其余事项同上。

第十六节 肾结石

1. 概述

肾结石是指因各种原因导致的难溶性物质在肾盂肾盏等部位沉积，日久导致尿路梗阻甚则影响肾功能的疾病。临床以突发剧烈腰痛或腹痛、血尿等为主要表现。肾结石在我国为常见病、多发病，据统计，我国两广、云、贵、川、浙等省区，肾结石尤其多发。肾结石多见于男性。

2. 西医认识

肾结石形成的机理比较复杂，病因包括局部因素（机械梗阻、感染、异物）、新陈代谢紊乱（肾小管病变、酶代谢紊乱、高钙血症、尿酸结石等）及其他因素。在上述病因作用下，肾脏因局部损伤等形成小结石的核心，或尿中一些不溶性盐类析出形成核心，从而导致结石。

3. 中医认识

肾结石属中医"石淋"范畴。本病有虚实之分，病位在肾与膀胱，尚涉及肝、脾。初起多实，久病必虚。邪实以湿热蕴结、气滞血瘀多见；虚则以脾肾两虚为主。

4. 检查评估要点

根据上述主要机理认识，重点检查膀胱、肾、肺、脾、肝等经络循行的部位，通过望诊、闻诊、问诊、触诊，初步判断上述经络的虚实。

若见肩背痛，恶风寒，汗出，小便频数且多哈欠，则为肺经实证；若见肩背痛寒，少气不足以息，溺色变，则为肺经虚证。

若见口热、舌干、咽肿、咳嗽上气、咽干咽痛、烦心、心痛、黄疸，则为肾经实证；若见腹泻，腰骶部和大腿内侧疼痛，下肢痿软无力且自觉寒冷，疲倦嗜睡，脚心热且疼痛，则为肾经虚证。

若见肾经络脉色青为寒证、痛证，色红为实热证，肿胀鼓突并且颜色黑暗为顽症，局部颜色淡一般为虚证。余经同此。

切按时，若肾脉经络所过之处皮肤冰凉低温，多属虚证；肾脉经络所过之处皮肤发热，局部温度升高，按之疼痛，多属实。余经同此。

5. 砭法调理

若检查评估为肾经实证，按照肾经实证给予泻法处理。

若检查评估为肺经虚证，按照肺经虚证给予补法处理。

6. 注意事项

在标准治疗方案之外，建议在腰部进行重点刮拭和热熨。

其余事项同上。

第十七节　肾下垂

1. 概述

肾下垂为常见的肾脏先天性异常。主要表现为腰痛坠胀，腹中肿块，或有血尿等。B 型超声探查可以确定诊断。

2. 西医认识

肾脏位于胸腰之间两侧的肾窝内，由于背部坚强的纵行肌肉与腹腔脏器的固定，一般不会过多地移位。但因肾周脂肪囊下方是一个潜在的疏松的间隙，因此当腹压增高时，肾脏就可能向下移位，造成肾下垂。

3. 中医认识

本病属中医学"腰痛""积聚""血尿"疾病范畴。本病主要是由于先天不足，复因后天失养，或情志不舒，或湿热下注所致。先天不足或房劳过度，耗精伤血，无以濡养，致肾脏下垂，腰部疼痛；肾虚无以温煦脾土，加之后天乏养，脾不升清，中气下陷，致肾脏亦随之下垂；情志不调，气机不畅，升降失常，清气不升，浊阴不降而致肾脏下垂。

4. 检查评估要点

根据上述主要机理认识，重点检查膀胱、肾、肺、脾、胃等经络循行的部位，通过望诊、闻诊、问诊、触诊，初步判断上述经络的虚实。

若见心烦、心下急痛、大便不成形、腹痛腹泻、小便不通、黄疸，则为脾经实证；若见不能卧、站立困难、膝关节寒冷肿痛、脚大趾疼痛麻木，则为脾经虚证。

若见口热、舌干、咽肿、咳嗽上气、咽干咽痛、心烦、心痛、黄疸，则为肾经实证；若见腹泻，腰骶部和大腿内侧疼痛，下肢痿软无力且自觉寒冷，疲倦嗜睡，脚心热且疼痛，则为肾经虚证。

若见肾经络脉色青为寒证、痛证，色红为实热证，肿胀鼓突并且颜色黑暗为顽症，局部颜色淡一般为虚证。余经同此。

切按时，若肾脉经络所过之处皮肤冰凉低温，多属虚证；肾脉经络所过之处皮肤发热，局部温度升高，按之疼痛，多属实。余经同此。

5. 砭法调理

根据上述综合检查评估结果，结合人体实际，找出本次调理应该优先处理的经络。

若检查评估为脾经实证，按照脾经实证给予泻法处理。

若检查评估为肾经虚证，按照肾经虚证给予补法处理。

6. 注意事项

在标准治疗方案之外，建议在腰部进行重点刮拭和热熨。

其余事项同上。

第十八节　囊性肾病

1. 概述

囊性肾病是指在肾脏出现单个或多个内含液体的良性囊肿性肾脏疾病。自B超和CT应用以来，囊性肾病为临床上常见的肾脏疾病。以单纯性肾囊肿最常见，其次为多囊肾，后者病变广泛，可导致肾功能受损。囊性肾病致使肾脏体积增大，压迫和破坏肾实质组织，产生肾功能不全。临床上可将本病分为婴儿型和成人型。症状通常在 30～40 岁出现，也可以从儿童时期开始，常见腹部肿块、肾结石、尿路感染、血尿、肝脏和胰脏囊肿等。

2. 西医认识

90% 成年型多囊肾患者的异常基因位于 16 号染色体的短臂，称为 ADPKD1 基因，基因产物尚不清楚。多囊肾发病机制未明。按发病年龄分为成年型和婴儿型。成年型为常染色体显性遗传，父母有一方患病，子女有 50% 可能发病；父母均患病，则子女发病率增加到 75%。婴儿型多囊肾是常染色体隐性遗传，父母双方均有致病基因才能使其子女发病，发病概率为 25%。

3. 中医认识

本病可归属于中医"积聚""腰痛""血尿"等疾病范畴。中医认为本病的形成，主要是由于禀赋不足，加之劳倦过度、饮食不节、情志不舒、感受六淫之邪，致经络气血瘀滞不通，气血痰浊瘀血留滞于肾，发为血尿、腰痛。正虚、邪结是积聚发病的两个基本方面，气血凝聚是形成积聚的重要病理改变。病性为本虚标实，病位在肾，与肝、脾功能失调密切相关。

4. 检查评估要点

根据上述主要机理认识，重点检查膀胱、肾、脾、肝等经络循行的部位，通过望诊、闻诊、问诊、触诊，初步判断上述经络的虚实。

若见痔疮、疟疾、癫狂、头项疼痛、目黄、泪出、鼻塞流涕、鼻衄，则为膀胱经实证；若见项背部、腰部、臀部、腘窝部、小腿后侧和足部疼痛，则为膀胱经虚证。

若见口热、舌干、咽肿、咳嗽上气、咽干咽痛、烦心、心痛、黄疸，则为肾经实证；若见腹泻，腰骶部和大腿内侧疼痛，下肢痿软无力且自觉寒冷，疲倦嗜睡，脚心热且疼痛，则为肾经虚证。

若见肾经络脉色青为寒证、痛证，色红为实热证，肿胀鼓突并且颜色黑暗为顽症，局部颜色淡一般为虚证。余经同此。

切按时，若肾脉经络所过之处皮肤冰凉低温，多属虚证；肾脉经络所过之处皮肤发热，局部温度升高，按之疼痛，多属实。余经同此。

5. 砭法调理

根据上述综合检查评估结果，结合人体实际，找出本次调理应该优先处理的

经络。

若检查评估为肾经虚证，按照肾经虚证给予补法处理。

若检查评估为膀胱经实证，按照膀胱经实证给予泻法处理。

6. 注意事项

在标准治疗方案之外，建议在腰部进行重点刮拭。

其余事项同上。

第九章
内分泌和代谢疾病

第一节　甲状腺肿

1. 概述

由于摄碘不足，血中甲状腺激素浓度低，垂体前叶分泌大量的促甲状腺激素，促使甲状腺呈代偿性肿大，通常称为单纯性甲状腺肿。肿大甲状腺组织继而不规则增生和再生，出现结节，则称结节性甲状腺肿。

2. 西医认识

单纯性甲状腺肿的病因可分为三类。首先是合成甲状腺激素原料（碘）的缺乏，这是引起单纯性甲状腺肿的主要原因。其次是甲状腺激素的需要量增加，在青春期、妊娠期、哺乳期和绝经期，身体的代谢旺盛，甲状腺激素的需要量增加，引起长期的促甲状腺激素过多分泌，亦能促使甲状腺肿大，这种肿大是一种生理现象，常在成年人或妊娠哺乳期后自行缩小。最后是甲状腺激素生物合成和分泌的障碍，部分单纯性甲状腺肿的发生是由于甲状腺激素生物合成和分泌过程中某一环节的障碍，由此而引起血中甲状腺激素的减少。

3. 中医认识

中医文献中没有甲状腺的名称，但对甲状腺及其疾病很早就有认识。中医学认为，瘿病乃气滞痰凝壅结颈前，日久引起血脉瘀阻，气、痰、瘀合而为患。从脏腑而论，其病位以肝、心包两脏为主，涉及脾胃。

4. 检查评估要点

根据上述主要机理认识，重点检查肝、胆、心包、脾、胃、肾等经络循行的部位，通过望诊、闻诊、问诊、触诊，初步判断上述经络的虚实。

若见手心热、臂肘挛急、腋肿、胸胁支满、心悸、面赤、目黄，则为心包经实证；若见烦心、心痛、掌中热，则为心包经虚证。

若见易怒，焦虑，烦躁不安，胸闷，呕逆，腰痛，乳房红肿热痛，咽喉肿痛，头部正顶痛，眩晕，则为肝经实证；若见月经量少，闭经，不孕，乳癖，视物昏花，疝气，遗尿，小便淋沥不尽，面色发青，筋松软无力，手足指趾枯槁，则为肝经虚证。

若见肝经络脉色青为寒证、痛证，色红为实热证，肿胀鼓突并且颜色黑暗为顽症，局部颜色淡一般为虚证。余经同此。

切按时，若肝脉经络所过之处皮肤冰凉低温，多属虚证；肝脉经络所过之处皮肤发热，局部温度升高，按之疼痛，多属实。余经同此。

5. 砭法调理

若检查评估为心包经实证，按照心包经实证给予泻法处理。

若检查评估为肝经实证，按照肝经实证给予泻法处理。

6. 注意事项

在标准治疗方案之外，建议在项背部进行重点刮拭。

其余事项同上。

第二节　甲状腺结节

1. 概述

甲状腺结节是临床上最常见的一种甲状腺病证。检查甲状腺结节的目的是排除或发现甲状腺癌，多种甲状腺疾病都可以表现为甲状腺结节，依病因不同，结节可分为增生性甲状腺肿、毒性结节性甲状腺肿、肿瘤性结节、囊性结节和炎症性结节。

2. 西医认识

良性甲状腺结节的病因包括良性腺瘤，局灶性甲状腺炎，多结节性甲状腺肿的突出部分，甲状腺、甲状旁腺和甲状腺舌管囊肿，单叶甲状腺发育不全导致对侧叶增生等。大多数的甲状腺结节是无症状的。甲状腺结节的患病率受检查方式，被检人群的性别、年龄、碘摄入量、放射线照射等因素的影响。

3. 中医认识

肝经起于足大趾，上行绕阴器，过少腹，挟胃，属肝络胆，贯膈布胁肋，循喉咙之后，上颃颡，系目系，上出额，与督脉交于颠。本病在肝经循行部位。肝主疏泄，调畅情志与气机，甲状腺为肝经所络属，可影响及心、脾、肾。

4. 检查评估要点

根据上述主要机理认识，重点检查肝、胆等经络循行的部位，通过望诊、闻诊、问诊、触诊，初步判断上述经络的虚实。

若见头痛、颔痛、目锐眦痛、缺盆中肿痛、腋下肿、瘰疬、汗出振寒，则为胆经实证；若见胸胁、胁肋部、髋关节、膝外至胫、小腿外侧下段、外踝前皆痛，小趾次趾不用，则为胆经虚证。

若见易怒，焦虑，烦躁不安，胸闷，呕逆，腰痛，乳房红肿热痛，咽喉肿痛，头部正顶痛，眩晕，则为肝经实证；若见月经量少，闭经，不孕，乳癖，视物昏花，疝气，遗尿，小便淋沥不尽，面色发青，筋松软无力，手足指趾枯槁，则为肝经虚证。

若见肝经络脉色青为寒证、痛证，色红为实热证，肿胀鼓突并且颜色黑暗为顽症，局部颜色淡一般为虚证。余经同此。

切按时，若肝脉经络所过之处皮肤冰凉低温，多属虚证；肝脉经络所过之处皮肤发热，局部温度升高，按之疼痛，多属实。余经同此。

5. 砭法调理

若检查评估为肝经实证，按照肝经实证给予泻法处理。

若检查评估为胆经虚证，按照胆经虚证给予补法处理。

6. 注意事项

在病情平稳期，砭法操作可以配合正规治疗方法使用。

其余事项同上。

第三节 甲状腺功能亢进症

1. 概述

甲状腺功能亢进症简称甲亢，是指甲状腺功能亢进，典型症状包括食欲亢进、排便增多、消瘦、心悸、手抖、失眠、易激动。体征包括甲状腺肿大，有时会出现眼球突出，更少的情况还会出现周期性麻痹。但有些甲亢的患者，尤其是老年人，症状常不典型。

2. 西医认识

甲状腺功能过于活跃，是因自身合成和分泌甲状腺激素增加所致。甲亢的病因很多，最常见的是 Graves 病，其他还包括多结节毒性甲状腺肿、甲状腺自主功能腺瘤、新生儿甲亢等。近年的研究已证实，本病的发病主要是在遗传基础上，因精神刺激等应激因素而诱发自身免疫反应所致。

3. 中医认识

由于本病具有颈前结块肿大的特征，故属中医"瘿病"范畴。本病的基本病理是气滞痰凝，日久引起血脉瘀阻，气、痰、瘀三者合而为患。气痰瘀交阻，壅结颈前而致颈前肿大成瘿，凝结于眼部而致目突。痰气郁结日久，化火伤阴，而见心烦不寐、口干目涩、消谷善饥、心悸不宁等心、肝、胃阴虚之证。风阳内动，则见手指颤抖；邪热内迫，津液外泄，可见恶热、自汗。阴虚及肾，出现女子闭经、男子阳痿、性欲减退等肾精亏损之证。阴虚火旺过甚，则可见烦躁不安、高热脉疾等症。

4. 检查评估要点

根据上述主要机理认识，重点检查肝、胆、脾、胃、肾等经络循行的部位，通过望诊、闻诊、问诊、触诊初步判断上述经络的虚实。

若见易怒，焦虑，烦躁不安，胸闷，呕逆，腰痛，乳房红肿热痛，咽喉肿痛，头部正顶痛，眩晕，则为肝经实证；若见月经量少，闭经，不孕，乳癖，视物昏花，疝气，遗尿，小便淋沥不尽，面色发青，筋松软无力，手足指趾枯槁，则为肝经虚证。

若见肝经络脉色青为寒证、痛证，色红为实热证，肿胀鼓突并且颜色黑暗为顽症，局部颜色淡一般为虚证。余经同此。

切按时，若肝经经络所过之处皮肤冰凉低温，多属虚证；肝经经络所过之处皮肤发热，局部温度升高，按之疼痛，多属实。余经同此。

5. 砭法调理

根据上述综合检查评估结果，结合人体实际，找出本次调理应该优先处理的经络。

若检查评估为肝经实证，按照肝经实证给予泻法处理。

6. 注意事项

在标准治疗方案之外，建议在项背部进行重点刮拭。

其余事项同上。

第四节 甲状腺功能减退症

1. 概述

甲状腺功能减退症（简称甲减），是由于甲状腺激素合成及分泌减少，或其生理效应不足所致机体代谢降低的一种疾病。按其病因分为原发性甲减、继发性甲减及周围性甲减三类。本病发病隐匿，病程较长，不少患者缺乏特异症状和体征。症状主要表现以代谢率减低和交感神经兴奋性下降为主，病情轻的早期患者可以没有特异症状。典型患者出现畏寒、乏力、手足肿胀感、嗜睡、记忆力减退、少汗、关节疼痛、体重增加、便秘、女性月经紊乱或者月经过多、不孕等症状。体征可有表情呆滞，反应迟钝，声音嘶哑，听力障碍，面色苍白，颜面和（或）眼睑水肿，唇厚舌大，常有齿痕，皮肤干燥、粗糙、脱皮屑，皮肤温度低，水肿，手脚掌皮肤可呈姜黄色，毛发稀疏干燥，跟腱反射时间延长，脉率缓慢。少数病例出现胫前黏液性水肿。本病累及心脏可以出现心包积液和心力衰竭。

2. 西医认识

成年甲状腺机能减退症由于甲状腺本身病变致甲状腺激素缺乏，有原发性和继发性两种原因。原发性者原因不明，可能与甲状腺自身免疫病有关。继发性者原因有：①甲状腺手术切除，或射线及放射性碘治疗；②甲状腺炎；③伴甲状腺肿或结节的功能减退；④甲状腺内广泛病变；⑤使用抗甲状腺药物过量，摄入碘化物过多及阻碍碘化物进入甲状腺的药物；⑥促甲状腺激素分泌不足等。

3. 中医认识

本病属于中医虚损的范畴。本病病位多在肝胆，亦与心有关，临床多见虚证。肝的气血阴阳不足，是虚劳的典型表现。

4. 检查评估要点

根据上述主要机理认识，重点检查肝、胆等经络循行的部位，通过望诊、闻诊、问诊、触诊初步判断上述经络的虚实。

若见头痛、颔痛、目锐眦痛、缺盆中肿痛、腋下肿、瘰疬、汗出振寒，则为胆经实证；若见胸胁、胁肋部、髋关节、膝外至胫、小腿外侧下段、外踝前皆痛，小趾次趾不用，则为胆经虚证。

若见易怒，焦虑，烦躁不安，胸闷，呕逆，腰痛，乳房红肿热痛，咽喉肿痛，头部正顶痛，眩晕，则为肝经实证；若见月经量少，闭经，不孕，乳癖，视物昏花，疝气，遗尿，小便淋沥不尽，面色发青，筋松软无力，手足指趾枯槁，则为肝经虚证。

若见肝经络脉色青为寒证、痛证，色红为实热证，肿胀鼓突并且颜色黑暗为顽症，局部颜色淡一般为虚证。余经同此。

切按时，若肝经经络所过之处皮肤冰凉低温，多属虚证；肝经经络所过之处皮肤发热，局部温度升高，按之疼痛，多属实。余经同此。

5. 砭法调理

若检查评估为肝经虚证，按照肝经虚证给予补法处理。

若检查评估为胆经虚证，按照胆经虚证给予补法处理。

6. 注意事项

在标准治疗方案之外，建议在胁肋部进行重点刮拭，在腹部肝宫区域内重点热熨。

其余事项同上。

第五节 糖尿病

1. 概述

糖尿病是一种有遗传倾向的常见的内分泌代谢疾病。由于体内胰岛素绝对或相对不足，导致糖、脂肪、蛋白质、水和电解质代谢紊乱，其主要持征为高血糖，临床典型表现为"三多一少"（多食、多饮、多尿、体重减少），久病者常伴发心血管、肾、眼及神经等病变。严重患者在应激时可发生酮症酸中毒、高渗性昏迷、乳酸性酸中毒而威胁生命。常并发化脓性感染、尿路感染、肺结核等。根据病因可分为原发性和继发性两大类：原发性者占绝大多数，病因和发病机理尚未完全阐述清楚。继发性者占少数。

2. 西医认识

胰岛素缺乏或胰岛素作用障碍（胰岛素抵抗）是导致本病的直接原因。通俗地说，就是胰岛素不足，或者胰岛素虽然充足但不能正常发挥作用。糖尿病的产生就是以胰岛素为核心，凡是能引起胰岛素缺乏或者能影响胰岛素正常发挥作用的因素，都被认为是具体病因，例如，胰岛 β 细胞缺血、胰岛受体缺乏、胰岛被病毒感染、自身免疫因素等。另外，肥胖、高热量饮食、运动不足等被认为是引起 2 型糖尿病的环境因素。

3. 中医认识

糖尿病临床表现以多食、多饮、多尿及消瘦为特点，故属中医"消渴"范畴。消渴主要是由于素体阴虚、饮食不节，复因情志失调，或劳欲过度，或外感热邪所致，一般是肺脾肾阴虚内热。如果表现不典型，仅为乏力、肥胖、纳呆腹胀等，则为脾虚湿盛。

4. 检查评估要点

根据上述主要机理认识，重点检查肝、脾、肺、肾等经络循行的部位，通过望诊、闻诊、问诊、触诊初步判断上述经络的虚实。

若见心烦、心下急痛、大便不成形、腹痛腹泻、小便不通、黄疸，则为脾经实证；若见不能卧、站立困难、膝关节寒冷肿痛、脚大趾疼痛麻木，则为脾经虚证。

若见易怒，焦虑，烦躁不安，胸闷，呕逆，腰痛，乳房红肿热痛，咽喉肿痛，头部正顶痛，眩晕，则为肝经实证；若见月经量少，闭经，不孕，乳癖，视物昏花，疝气，遗尿，小便淋沥不尽，面色发青，筋松软无力，手足指趾枯槁，则为肝经虚证。

若见肝经络脉色青为寒证、痛证，色红为实热证，肿胀鼓突并且颜色黑暗为顽症，局部颜色淡一般为虚证。余经同此。

切按时，若肝经经络所过之处皮肤冰凉低温，多属虚证；肝经经络所过之处皮肤发热，局部温度升高，按之疼痛，多属实。余经同此。

5. 砭法调理

根据上述综合检查评估结果，结合人体实际，找出本次调理应该优先处理的经络。

若检查评估为肝经实证，按照肝经实证给予泻法处理。

若检查评估为脾经虚证，按照脾经虚证给予补法处理。

6. 注意事项

在标准治疗方案之外，建议在胁肋部进行重点刮拭，在腹部肝宫区域内重点热熨。糖尿病足等局部问题严重的情况，也要立足全身整体状态调整，然后对局部进行有针对性调理。

其余事项同上。

第六节　痛　风

1. 概述

痛风是一组由于嘌呤代谢紊乱所致的疾病。其临床特点为高尿酸血症及由此而引起的痛风性急性关节炎反复发作、痛风石沉积、痛风性慢性关节炎和关节畸形，常累及肾脏，引起慢性间质性肾炎和尿酸肾结石形成。

2. 西医认识

痛风分为原发性和继发性两大类。原发性痛风有一定的家族遗传性，10%～20%的患者有阳性家族史。除1%左右的原发性痛风由先天性酶缺陷引起外，绝大多数发病原因不明。继发性痛风由其他疾病所致，如肾脏病、血液病，或由于服用某些药物、肿瘤放化疗等多种原因引起。高尿酸血症是痛风的重要标志。

3. 中医认识

痛风以关节红、肿、热、痛，反复发作，关节僵硬，活动不便，关节畸形为主要临床表现，可归属于中医"痹证"范畴。与肝、肾、脾等脏腑有关。

4. 检查评估要点

根据上述主要机理认识，重点检查肝、胆、膀胱、脾、肾等经络循行的部位，通过望诊、闻诊、问诊、触诊初步判断上述经络的虚实。

若见心烦、心下急痛、大便不成形、腹痛腹泻、小便不通、黄疸，则为脾经实证；若见不能卧、站立困难、膝关节寒冷肿痛、脚大趾疼痛麻木，则为脾经虚证。

若见口热、舌干、咽肿、咳嗽上气、咽干咽痛、烦心、心痛、黄疸，则为肾经实证；若见腹泻、腰骶部和大腿内侧疼痛、下肢痿软无力且自觉寒冷、疲倦嗜睡、脚心热且疼痛，则为肾经虚证。

若见脾经经络脉色青为寒证、痛证，色红为实热证，肿胀鼓突并且颜色黑暗为顽症，局部颜色淡一般为虚证。余经同此。

切按时，若脾经经络所过之处皮肤冰凉低温，多属虚证；脾经经络所过之处皮肤发热，局部温度升高，按之疼痛，多属实。余经同此。

5. 砭法调理

根据上述综合检查评估结果，结合人体实际，找出本次调理应该优先处理的经络。

若检查评估为脾经实证，按照脾经实证给予泻法处理。

若检查评估为肾经虚证，按照肾经虚证给予补法处理。

6. 注意事项

在急性发作期以外的时段，砭法操作可以配合正规治疗方法使用。

其余事项同上。

第七节 更年期综合征

1. 概述

女性更年期综合征是指女性在绝经前后，由于性激素含量的减少导致的一系列精神及躯体症状，如自主神经功能紊乱、生殖系统萎缩等，还可能出现一系列生理和心理方面的变化，如焦虑、抑郁和睡眠障碍等。女性更年期综合征多见于 46～50 岁的女性。

2. 西医认识

原因是由于生理性或病理性或手术而引起的卵巢功能衰竭。卵巢功能一旦衰竭或被切除和破坏，卵巢分泌的雌激素就会减少。女性全身有 400 多种雌激素受体，分布在女性全身所有的组织和器官，接受雌激素的控制和支配，一旦雌激素减少，就会引发器官和组织的退行性变化，出现一系列的症状。本征的症状是否出现及其轻重程度，除与内分泌功能状态有密切关系外，还与个人体质、健康状态、社会环境以及精神因素等密切相关。

3. 中医认识

更年期综合征在中医上称之为"经断前后诸症"。妇女在经绝前后，肾气渐衰，天癸将竭，冲任脉虚，生殖机能逐渐减退，使机体阴阳失于平衡而导致该病。本病病位在肾，涉及心、肝、脾，多为虚实夹杂之证。

4. 检查评估要点

根据上述主要机理认识，重点检查肝、心包、肾等经络循行的部位，通过望诊、闻诊、问诊、触诊初步判断上述经络的虚实。

若见易怒，焦虑，烦躁不安，胸闷，呕逆，腰痛，乳房红肿热痛，咽喉肿痛，头部正顶痛，眩晕，则为肝经实证；若见月经量少，闭经，不孕，乳癖，视物昏花，疝气，遗尿，小便淋沥不尽，面色发青，筋松软无力，手足指趾枯槁，则为肝经虚证。

若见口热、舌干、咽肿、咳嗽上气、咽干咽痛、烦心、心痛、黄疸，则为肾经实证；若见腹泻、腰骶部和大腿内侧疼痛、下肢痿软无力且自觉寒冷、疲倦嗜睡、脚心热且疼痛，则为肾经虚证。

若见肝经络脉色青为寒证、痛证，色红为实热证，肿胀鼓突并且颜色黑暗为顽症，局部颜色淡一般为虚证。余经同此。

切按时，若肝经经络所过之处皮肤冰凉低温，多属虚证；肝经经络所过之处皮肤发热，局部温度升高，按之疼痛，多属实。余经同此。

5. 砭法调理

根据上述综合检查评估结果，结合人体实际，找出本次调理应该优先处理的经络。

若检查评估为肝经实证，按照肝经实证给予泻法处理。

若检查评估为肾经虚证，按照肾经虚证给予补法处理。

6. 注意事项

在病情平稳期，砭法操作可以配合正规治疗方法使用。

其余事项同上。

第八节　经前期紧张综合征

1. 概述

妇女在月经前 7 ～ 14 天，出现头痛、乳房胀痛、全身乏力、紧张、压抑或易怒、烦躁、失眠、腹痛、水肿等一系列症状，其特点周期性出现，经前症状明显，经后立即消退，即称为经前期紧张综合征。大多数妇女（20% ～ 40%）表现轻度经前期紧张综合征的症状，少数表现精神症状及性格行为改变，严重者影响生活和工作。

2. 西医认识

该综合征发生的原因与病理变化，目前尚无统一的学说。一般认为与下列因素有关：①孕酮缺乏：由于孕酮产生不足，以致雌激素相对过多，使水、盐排出迟缓，引起水潴留而出现浮肿。雌激素过高也可引起糖代谢异常。②维生素 B 族缺乏：临床发现，应用维生素 B 族治疗，可以促进体内过多的雌激素在肝内灭活，增加脑的单胺基生物合成，调节行为和情绪，改善症状。因此认为维生素 B 族缺乏可能是本综合征发病因素之一。③催乳素浓度过高：也有人认为，体内因各种原因引起催乳素浓度过高，也可引起经前期紧张综合征的各种症状出现。

3. 中医认识

经前期紧张综合征，在中医古籍中无此病名，根据月经前、经期出现的症状，如头痛、烦躁、乳房胀痛、浮肿、泄泻等症，与古代医籍中"经行头痛""经行浮肿""经行泄泻""经行乳房胀痛"等相关。经前期紧张综合征的发生，与经前期脏腑功能失调有关。女子以肝为用，肝肾同源，故起于肝、肾，累及心、脾，为本虚标实，虚多实少。

4. 检查评估要点

根据上述主要机理认识，重点检查肝、胆、肾等经络循行的部位，通过望诊、闻诊、问诊、触诊初步判断上述经络的虚实。

若见头痛、颔痛、目锐眦痛、缺盆中肿痛、腋下肿、瘰疬、汗出振寒，则为胆经实证；若见胸胁、胁肋部、髋关节、膝外至胫、小腿外侧下段、外踝前皆痛，小趾次趾不用，则为胆经虚证。

若见易怒，焦虑，烦躁不安，胸闷，呕逆，腰痛，乳房红肿热痛，咽喉肿痛，头部正顶痛，眩晕，则为肝经实证；若见月经量少，闭经，不孕，乳癖，视物昏花，疝气，遗尿，小便淋沥不尽，面色发青，筋松软无力，手足指趾枯槁，则为肝经虚证。

若见肝经络脉色青为寒证、痛证，色红为实热证，肿胀鼓突并且颜色黑暗为顽症，局部颜色淡一般为虚证。余经同此。

切按时，若肝经经络所过之处皮肤冰凉低温，多属虚证；肝经经络所过之处皮肤发热，局部温度升高，按之疼痛，多属实。余经同此。

5. 砭法调理

根据上述综合检查评估结果，结合人体实际，找出本次调理应该优先处理的经络。

若检查评估为肝经实证，按照肝经实证给予泻法处理。

若检查评估为胆经实证，按照胆经实证给予泻法处理。

6. 注意事项

在病情平稳期，砭法操作可以配合正规治疗方法使用。

其余事项同上。

第九节　尿崩症

1. 概述

尿崩症是一种持续排出大量稀释尿液的综合征，其病因多种多样。关于尿崩症的尿量标准目前尚不太统一，Robertson 认为患者 24 小时尿量应超过 2L（或超过 24 小时 30mL/kg），尿比重低于 1.010，尿渗透压低于 300mOsm/（kg·H_2O）。正常人无渴感的情况下刻意饮水造成的水利尿作用亦可使尿量大增，尿比重和尿渗透压下降，此为生理现象，不属于尿崩症的范畴。

2. 西医认识

神经垂体分泌血管升压素（即抗利尿激素）不足及肾对血管升压素不敏感（或称抵抗）是引起尿崩症最常见的原因，二者引起的尿崩症分别称为中枢性尿崩症和肾性尿崩症。妊娠可使血管升压素分解增加，由此引起的尿崩症称为妊娠期尿崩症。原发性烦渴症因渴感异常或精神异常引起过度饮水，从而产生大量稀释尿液，有的学者也将其归入尿崩症的范畴。从本质上说，原发性烦渴症的多尿属于水利尿现象，其尿液浓缩机制并无内在异常。中枢性尿崩症、肾性尿崩症和妊娠期尿崩症由于血管升压素系统功能障碍，故尿液浓缩机制存在内在的异常，它们与原发性烦渴症不同，属于真性尿崩症。

3. 中医认识

中医认为本病的性质是本虚标实，阴虚为本，燥热为标。本病的基本病机不外乎肺、胃、肾三脏热灼阴亏，水液输布失常。病位主要在肾与膀胱，与肺、脾关系密切。本病起病有急有缓，急者骤然发病，缓者在数日或数周内病情逐渐明显。以多尿不禁为首发症状。

4. 检查评估要点

根据上述主要机理认识，重点检查膀胱、肾等经络循行的部位，通过望诊、闻诊、问诊、触诊初步判断上述经络的虚实。

若见痔疮、疟疾、癫狂、头项疼痛、目黄、泪出、鼻塞流涕、鼻衄，则为膀胱经实证；若见项背部、腰部、臀部、腘窝部、小腿后侧和足部疼痛，则为膀胱经虚证。

若见口热、舌干、咽肿、咳嗽上气、咽干咽痛、烦心、心痛、黄疸，则为肾经实证；若见腹泻、腰骶部和大腿内侧疼痛、下肢痿软无力且自觉寒冷、疲倦嗜睡、脚心热且疼痛，则为肾经虚证。

若见膀胱经经络脉色青为寒证、痛证，色红为实热证，肿胀鼓突并且颜色黑暗为顽症，局部颜色淡一般为虚证。余经同此。

切按时，若膀胱经经络所过之处皮肤冰凉低温，多属虚证；膀胱经经络所过之处皮肤发热，局部温度升高，按之疼痛，多属实。余经同此。

5. 砭法调理

根据上述综合检查评估结果，结合人体实际，找出本次调理应该优先处理的经络。

若检查评估为膀胱经实证，按照膀胱经实证给予泻法处理。

若检查评估为肾经虚证，按照肾经虚证给予补法处理。

6. 注意事项

在病情平稳期，砭法操作可以配合正规治疗方法使用。建议在腰骶部加大刮拭的力度和热熨强度。

其余事项同上。

第十节 肥胖病

1. 概述

肥胖症指体内脂肪堆积过多和（或）分布异常、体重增加，是常见的营养障碍性疾病，是遗传因素和环境因素共同作用的结果。肥胖可作为某些疾病的临床表现之一，称为继发性肥胖症，表现为实际体重超过标准体重，但应注意排除健美和举重运动员等特殊人群的非脂肪堆积性体重超标。

2. 西医认识

现代医学认为，单纯性肥胖的病因与发病机制，与遗传因素、精神神经因素、内分泌因素、生活方式与饮食习惯等多方面因素有关。流行病学研究发现，肥胖有明显家庭发病倾向。有人认为，肥胖基因及其表达产物可能与肥胖有关。下丘脑的摄食中枢和周围神经系统对摄食具有调节作用，许多激素，如甲状腺素、胰岛素、糖皮质激素等又可调节摄食，并直接影响脂肪代谢和维持正常体重。研究发现，在生活习惯方面，包括体力活动少、长期高热量饮食、喜食油腻、睡前进食、每日进食次数少而每餐进食量过大等，皆与肥胖发病相关。新的研究观点认为，肥胖是一种慢性、亚临床性炎症，通过分泌炎症因子参与胰岛素抵抗、糖尿病以及心血管疾病的发生。

3. 中医认识

本病属于脾胃虚衰，痰湿偏盛。脾气虚弱则运化转输无力，水谷精微失于输布，化为膏脂和水湿，留滞体内而致肥胖；肾阳虚衰，则血液鼓动无力，水液失于蒸腾气化，致血行迟缓，水湿内停，而成肥胖。病位主要在脾胃，与肾虚关系密切，亦与心肺的功能失调及肝失疏泄有关。

4. 检查评估要点

根据上述主要机理认识，重点检查肝、胆、脾、胃、肾等经络循行的部位，通过望诊、闻诊、问诊、触诊初步判断上述经络的虚实。

若见心烦、心下急痛、大便不成形、腹痛腹泻、小便不通、黄疸，则为脾经实证；若见不能卧、站立困难、膝关节寒冷肿痛、脚大趾疼痛麻木，则为脾经虚证。

若见头痛、颔痛、目锐眦痛、缺盆中肿痛、腋下肿、瘰疬、汗出振寒，则为胆经实证；若见胸胁、胁肋部、髋关节、膝外至胫、小腿外侧下段、外踝前皆痛，小趾次趾不用，则为胆经虚证。

若见脾经络脉色青为寒证、痛证，色红为实热证，肿胀鼓突并且颜色黑暗为顽症，局部颜色淡一般为虚证。余经同此。

切按时，若脾经经络所过之处皮肤冰凉低温，多属虚证；脾经经络所过之处皮肤发热，局部温度升高，按之疼痛，多属实。余经同此。

5. 砭法调理

根据上述综合检查评估结果，结合人体实际，找出本次调理应该优先处理的经络。

若检查评估为脾经虚证，按照脾经虚证给予补法处理。

若检查评估为胆经虚证，按照胆经虚证给予补法处理。

6. 注意事项

基本事项同前。

第十一节　骨质疏松症

1. 概述

骨质疏松症是一种以骨骼中单位体积内骨量减少，骨组织微结构破坏，导致骨脆性增加，易发生骨折为特征的全身代谢性骨病。目前，全世界约有2亿人患骨质疏松症，其发病率已跃居世界各种常见病的第7位，骨质疏松症已被公认为严重的社会公共健康问题。

2. 西医认识

骨质疏松症的具体病因尚未完全明确，一般认为与以下因素有关：

（1）内分泌因素：女性患者由于雌激素缺乏造成骨质疏松，男性患者则为性功能减退所致睾酮水平下降引起骨质疏松症。

（2）遗传因素：骨质疏松症以白人尤其是北欧人种多见，其次为亚洲人，而黑人少见。骨密度为诊断骨质疏松症的重要指标，骨密度值主要决定于遗传因素。

（3）营养因素：低钙饮食者易发生骨质疏松；维生素D的缺乏导致骨基质的矿化受损可出现骨质软化症；长期蛋白质缺乏造成骨基质蛋白合成不足导致新骨生成落后，亦可造成骨质疏松症。

（4）废用因素：肌肉对骨组织产生机械力的影响，肌肉发达骨骼强壮，则骨密度高。由于老年人活动减少，肌肉强度减弱，机械刺激少，骨量减少，容易出现骨质疏松。

3. 中医认识

本病起病隐袭，发展缓慢，多在中老年后发病。病初为肝失条达，脾胃虚弱，若调理不当，久致肾精亏损，督脉空虚，筋骨失养，抗邪无力，而致外邪乘虚而入，从而出现腰背疼痛等症。久病体虚气弱，气虚无力推动血行脉中，使经络不通，气血不畅，故老年人肝脾肾俱虚的同时，往往伴随血瘀。瘀阻经络，经络不通，则出现疼痛、功能障碍。血瘀又可致血行障碍，营养物质不能濡养脏腑，引起肝脾肾俱虚，而加重骨质疏松的症状。因此，骨质疏松症的发生与肾、肝、脾等都有关系，其中肾亏为主，肝失疏泄为关键，脾虚为辅，血瘀是促进因素。

4. 检查评估要点

根据上述主要机理认识，重点检查肝、胆、脾、胃、肾等经络循行的部位，通过望诊、闻诊、问诊、触诊初步判断上述经络的虚实。

若见心烦、心下急痛、大便不成形、腹痛腹泻、小便不通、黄疸，则为脾经实证；若见不能卧、站立困难、膝关节寒冷肿痛、脚大趾疼痛麻木，则为脾经虚证。

若见口热、舌干、咽肿、咳嗽上气、咽干咽痛、烦心、心痛、黄疸，则为肾经实证；若见腹泻、腰骶部和大腿内侧疼痛、下肢痿软无力且自觉寒冷、疲倦嗜睡、脚心热且疼痛，则为肾经虚证。

若见脾经络脉色青为寒证、痛证，色红为实热证，肿胀鼓突并且颜色黑暗为顽症，局部颜色淡一般为虚证。余经同此。

切按时，若脾经经络所过之处皮肤冰凉低温，多属虚证；脾经经络所过之处皮肤发热，局部温度升高，按之疼痛，多属实。余经同此。

5. 砭法调理

根据上述综合检查评估结果，结合人体实际，找出本次调理应该优先处理的经络。

若检查评估为脾经虚证，按照脾经虚证给予补法处理。

若检查评估为肾经虚证，按照肾经虚证给予补法处理。

6. 注意事项

该问题的调理周期较长，需要定期复查确定进展。嘱患者注意饮食、起居、情志的综合调理，并节欲宝精。

其余事项同上。

第十二节　男性不育症

1. 概述

男性不育症是指由于男性因素引起的不育。一般把婚后同居 2 年以上未采取任何避孕措施而女方未怀孕者称为不育症。发生率为 10% 左右。临床上把男性不育分为性功能障碍和性功能正常两类。近几年随着人们对人类生殖问题认识的提高以及男科学研究的飞速发展，男性不育的发现率逐步增高，已引起男科学工作者的高度重视。

2. 西医认识

本病的发病原因复杂，很多疾病或因素均可导致男性不育。根据精液检查的结果，可分类为无精子症、重度少精子症、少精子症、精子数正常性不育症、多精子症以及精子无力症等。

3. 中医认识

中医认为男性不育肾虚为其核心。肾藏精，主生殖，肾的精气盛衰直接关系到人的生殖功能和生长发育。肾所藏之精的亏虚是造成不育症的根本原因，肝肾同主下焦，肝藏血，肾藏精，精血相生，乙癸同源，肝血不足则肾精亏乏，继则水亏火衰，不能生化，出现男性不育。

4. 检查评估要点

根据上述主要机理认识，重点检查肝、脾、胃、肾等经络循行的部位，通过望诊、闻诊、问诊、触诊初步判断上述经络的虚实。

若见口热、舌干、咽肿、咳嗽上气、咽干咽痛、烦心、心痛、黄疸，则为肾经实证；若见腹泻、腰骶部和大腿内侧疼痛、下肢痿软无力且自觉寒冷、疲倦嗜睡、脚心热且疼痛，则为肾经虚证。

若见易怒，焦虑，烦躁不安，胸闷，呕逆，腰痛，乳房红肿热痛，咽喉肿痛，头部正顶痛，眩晕，则为肝经实证；若见月经量少，闭经，不孕，乳癖，视物昏花，疝气，遗尿，小便淋沥不尽，面色发青，筋松软无力，手足指趾枯槁，则为肝经虚证。

若见肝经络脉色青为寒证、痛证，色红为实热证，肿胀鼓突并且颜色黑暗为顽症，局部颜色淡一般为虚证。余经同此。

切按时，若肝经经络所过之处皮肤冰凉低温，多属虚证；肝经经络所过之处皮肤发热，局部温度升高，按之疼痛，多属实。余经同此。

5. 砭法调理

根据上述综合检查评估结果，结合人体实际，找出本次调理应该优先处理的经络。

若检查评估为肝经实证，按照肝经实证给予泻法处理。

若检查评估为肾经虚证，按照肾经虚证给予补法处理。

6. 注意事项

该问题的调理周期较长，需要定期检查精液情况。嘱患者注意饮食、起居、情志的综合调理，并适度节欲。

其余事项同上。

第十三节　男性性腺功能减退症

1. 概述

男性性腺功能减退，是指在男性一生中的不同时期可能因各种原因导致体内雄激素水平不足而造成其靶器官形态、功能异常，进而引起相应的临床症状。

2. 西医认识

男性性腺功能减退症是由各种原因导致的男性睾酮或双氢睾酮缺乏、降低或受体功能障碍，使其不能发挥正常的生理功能，从而导致男性性腺功能减退。该类疾病可发生在下丘脑－垂体－睾丸－靶器官轴的任何环节，根据缺陷产生的时间和程度不同，可以表现为男性性分化异常、性发育延迟及成年后的性腺功能减退导致的性功能障碍、不育等。常伴有由于睾酮缺乏或作用缺乏导致的骨质疏松或胰岛素抵抗等代谢异常。

3. 中医认识

肾之阴阳是各脏阴阳之根本，该问题的基础在于肾之阴阳失调。或素体阴虚，或素体阳虚，或素体肾气不足，或久病及肾，呈肾阴阳俱虚之势，从而形成此证。基本病机是肾之阴阳失衡，心肝受损，心肾不交，脾胃失健。

4. 检查评估要点

根据上述主要机理认识，重点检查肝、胆、心包、脾、肾等经络循行的部位，通过望诊、闻诊、问诊、触诊初步判断上述经络的虚实。

若见手心热、臂肘挛急、腋肿、胸胁支满、心悸、面赤、目黄，则为心包经实证；若见烦心、心痛、掌中热，则为心包经虚证。

若见头痛、颔痛、目锐眦痛、缺盆中肿痛、腋下肿、瘰疬、汗出振寒，则为胆经实证；若见胸胁、胁肋部、髋关节、膝外至胫、小腿外侧下段、外踝前皆痛，小趾次趾不用，则为胆经虚证。

若见心包经络脉色青为寒证、痛证，色红为实热证，肿胀鼓突并且颜色黑暗为顽症，局部颜色淡一般为虚证。余经同此。

切按时，若心包经经络所过之处皮肤冰凉低温，多属虚证；心包经经络所过之处皮肤发热，局部温度升高，按之疼痛，多属实。余经同此。

5. 砭法调理

根据上述综合检查评估结果，结合人体实际，找出本次调理应该优先处理的经络。

若检查评估为心包经虚证，按照心包经虚证给予补法处理。

若检查评估为胆经虚证，按照胆经虚证给予补法处理。

6. 注意事项

在标准操作之外，酌情增加腹部肾宫区和全脊柱的热熨力度。

其余事项同上。

第十四节　多囊卵巢综合征

1. 概述

多囊卵巢综合征是妇科临床常见的内分泌疾病，发病率可达 5% ～ 10%。其中高雄激素血症是其主要的内分泌特点。多囊卵巢综合征患者不论青春期或育龄期，血液中雄激素过高而抑制卵泡发育使卵泡闭锁致排卵稀发或无排卵，临床表现为月经稀发、闭经，或婚后不孕，并伴见多毛、脱发、痤疮、肥胖等。

2. 西医认识

近年来很多学者指出，多囊卵巢综合征患者有明确的家族聚集性，呈常染色体共显性遗传，符合多基因遗传性疾病的规律。青春期患有贪食、偏食等饮食障碍的女性常发生多囊卵巢综合征，其中最主要的原因是青春期的生理性胰岛素抵抗，由于环境、饮食、精神紧张等原因，发展为病理性胰岛素抵抗，一直持续到育龄期，成为多囊卵巢综合征发病的一个重要原因。精神、心理发病因素对多囊卵巢综合征患者有很大影响，如学习紧张、缺乏运动锻炼、饮食单一、作息不规律、盲目减肥等，很可能是多囊卵巢综合征的病因之一，也是造成远期并发症的重要因素。

3. 中医认识

多囊卵巢综合征临床表现为月经稀发、闭经、不孕、肥胖、多毛等一系列生殖内分泌失调，可见肾虚是本病发生的主要机制，气血痰湿壅滞为其兼夹病机。肾藏精，精生血，主生长发育与生殖，卵子是生殖之精，肾精充盛是卵子发育成熟的前提。若肾精亏虚，则卵子难以发育成熟，滞留不长而导致不排卵；肾阳主动，卵子发育成熟排出要靠肾阳的鼓动，若肾阳虚，命门火衰，则使得脾阳不振，无法健运水谷精微，则产生痰湿，以致积聚壅滞子宫、胞脉而致卵巢增大，包膜增厚，卵子难以排出；若肾气虚，肾的闭藏功能失调，开阖不当，气血不畅，则使得卵泡发育中止、萎缩，也出现排卵障碍。故肾虚痰瘀是多囊卵巢综合征发病的基本病理。

4. 检查评估要点

根据上述主要机理认识，重点检查肝、肾等经络循行的部位，通过望诊、闻诊、问诊、触诊初步判断上述经络的虚实。

若见口热、舌干、咽肿、咳嗽上气、咽干咽痛、烦心、心痛、黄疸，则为肾经实证；若见腹泻、腰骶部和大腿内侧疼痛、下肢痿软无力且自觉寒冷、疲倦嗜睡、脚心热且疼痛，则为肾经虚证。

若见易怒，焦虑，烦躁不安，胸闷，呕逆，腰痛，乳房红肿热痛，咽喉肿痛，头部正顶痛，眩晕，则为肝经实证；若见月经量少，闭经，不孕，乳癖，视物昏花，疝气，遗尿，小便不尽，面色发青，筋松软无力，手足指趾枯槁，则为肝经虚证。

若见肝经络脉色青为寒证、痛证，色红为实热证，肿胀鼓突并且颜色黑暗为顽症，局部颜色淡一般为虚证。余经同此。

切按时，若肝经经络所过之处皮肤冰凉低温，多属虚证；肝经经络所过之处皮肤发热，局部温度升高，按之疼痛，多属实。余经同此。

5. 砭法调理

根据上述综合检查评估结果，结合人体实际，找出本次调理应该优先处理的经络。

若检查评估为肝经虚证，按照肝经虚证给予补法处理。

若检查评估为肾经虚证，按照肾经虚证给予补法处理。

6. 注意事项

在病情平稳期，砭法操作可以配合正规治疗方法使用。

其余事项同上。

第十章
风湿和免疫系统疾病

第一节　类风湿关节炎

1. 概述

类风湿关节炎是一种以关节滑膜炎为特征的慢性全身性自身免疫性疾病，临床以慢性对称性多关节肿痛伴晨僵、晚期关节强直畸形和功能严重受损为特征。本病好发年龄在 15 岁以后，高峰在 35 ～ 45 岁，发病男女之比为 1：2 ～ 1：4。该病在某些家族中发病率较高。寒冷、潮湿、疲劳、营养不良、创伤、精神因素等常为其诱发因素，国内报道本病发病率为 1.6%。

2. 西医认识

造成类风湿关节炎的原因有很多，到目前为止，仍不十分清楚，但是，一般认为与各种感染（如病毒、细菌等）、遗传、内分泌、代谢、营养及物理等因素有关，尤其是各种感染及免疫反应与类风湿关节炎的发病可能更密切。

人们发现类风湿关节炎高发于女性，更年期妇女患病率达高峰，女性患者妊娠期间病情可缓解，表明类风湿关节炎与雌激素有极大的关系。体质因素也是导致类风湿关节炎发病的常见因素。类风湿关节炎在比较寒冷的环境病发率高，表明其病发也与季节、温度、生活环境有关。类风湿关节炎家族中病发率极高，表明类风湿关节炎的发病与遗传因素有一定的关系。

3. 中医认识

本病相当于中医学的"尪痹"。风寒湿热之邪留滞于关节筋骨，气血痹阻，久之损伤肝肾阴血，表现以小关节疼痛、肿胀、屈伸不利、晨僵甚至僵硬变形为主要特征。本病因其风寒湿热之病因，及筋骨、肌肉、关节疼痛、重着、酸楚、麻木和屈伸不利之证候表现与痹病相同，故历代医家以痹病辨证论治。又因其病变主要在小关节，呈对称性，有晨僵甚至僵硬变形，而不同于痹病，近代一些医书另立尪痹之名，专篇论治。本病病位在关节经络，病性有虚实之分，早期多实证，后期多虚实夹杂或虚证。

4. 检查评估要点

根据上述主要机理认识，重点检查肺、脾、肾、膀胱等经络循行的部位，通过望诊、闻诊、问诊、触诊初步判断上述经络的虚实。

若见手心热，咳嗽，呼吸不畅，咽喉痛，肩背痛，痔疮，小便淋沥不尽，频繁哈欠，则为肺经实证；若见倦怠乏力，少气懒言，面色苍白，容易外感，皮毛干枯，呼吸气短，手足畏寒，情绪低落，甚至悲伤，则为肺经虚证。

若见尿频、痔疮、疟疾、癫狂、目黄、泪出、鼻塞流涕、鼻衄，则为膀胱经实证；若见头、项背部、腰部、臀部、腘窝部、小腿后侧、脚发凉且疼痛，则为膀胱经虚证。

若见膀胱经经络脉色青为寒证、痛证，色红为实热证，肿胀鼓突并且颜色黑暗为顽症，局部颜色淡一般为虚证。余经同此。

切按时，若膀胱经经络所过之处皮肤冰凉低温，多属虚证；膀胱经经络所过之处皮肤发热，局部温度升高，按之疼痛，多属实。余经同此。

5. 砭法调理

若检查评估为肺经虚证，按照肺经虚证给予补法处理。

若检查评估为膀胱经实证，按照膀胱经实证给予泻法处理。

6. 注意事项

在病情平稳期，砭法操作可以配合正规治疗方法使用。

其余事项同上。

第二节　强直性脊柱炎

1. 概述

强直性脊柱炎是一种以骶髂关节和脊柱慢性炎症为主的全身性疾病。其病理特征是肌腱和韧带附着点炎症，主要见于青壮年，20～30岁为发病高峰年龄，45岁以后很少发病。男性发病率较高，女性发病率较低，且病情一般较轻，外周关节表现较多，脊柱改变较男性相对少见。

2. 西医认识

强直性脊柱炎的病因目前尚未完全阐明，大多认为与遗传、感染、免疫环境因素等有关。

强直性脊柱炎比类风湿关节炎具有更强的家族遗传倾向，这说明遗传因素对本病起着决定性作用。有些学者经过大量观察，发现不少男性强直性脊柱炎患者合并有前列腺炎。另外有一些专家发现，本病患者中，溃疡性结肠炎和局限性肠炎的发病率较一般人高，从而推测致病因素可能是感染。

目前尚无一种学说能够阐明强直性脊柱炎的全部病因，可能是在遗传基础上，由感染等多方面的影响而发病。

3. 中医认识

本病属于中医"骨痹""肾痹"等范畴内。与肝肾虚衰、跌仆损伤、外邪乘袭等因素有关。

4. 检查评估要点

根据上述主要机理认识，重点检查肺、脾、肾、肝、膀胱等经络循行的部位，通过望诊、闻诊、问诊、触诊初步判断上述经络的虚实。

若见尿频、痔疮、疟疾、癫狂、目黄、泪出、鼻塞流涕、鼻衄，则为膀胱经实证；若见头、项背部、腰部、臀部、腘窝部、小腿后侧、脚发凉且疼痛，则为膀胱经虚证。

若见易怒，焦虑，烦躁不安，胸闷，呕逆，腰痛，乳房红肿热痛，咽喉肿痛，头部正顶痛，眩晕，则为肝经实证；若见月经量少，闭经，不孕，乳癖，视物昏花，疝气，遗尿，小便淋沥不尽，面色发青，筋松软无力，手足指趾枯槁，则为肝经虚证。

若见肝经络脉色青为寒证、痛证，色红为实热证，肿胀鼓突并且颜色黑暗为顽症，局部颜色淡一般为虚证。余经同此。

切按时，若肝经经络所过之处皮肤冰凉低温，多属虚证；肝经经络所过之处皮肤发热，局部温度升高，按之疼痛，多属实。余经同此。

5. 砭法调理

根据上述综合检查评估结果，结合人体实际，找出本次调理应该优先处理的经络。

若检查评估为膀胱经实证，按照膀胱经实证给予泻法处理。

若检查评估为肝经实证，按照肝经实证给予泻法处理。

6. 注意事项

在病情稳定期，砭法操作可以配合正规治疗方法使用。

建议在标准操作之外，加大对骶髂关节等局部的刮拭力度，适度增加全脊柱范围的热熨力度。

其余事项同上。

第三节 硬皮病

1. 概述

硬皮病是一种以皮肤炎性、变性、增厚和纤维化进而硬化和萎缩为特征的结缔组织病，此病可以引起多系统损害。其中系统性硬化除皮肤、滑膜、指（趾）动脉出现退行性病变外，消化道、肺、心脏和肾等内脏器官也可受累。临床上分局限性和系统性两型。好发于 20 ～ 50 岁之青壮年，以女性多见。

2. 西医认识

硬皮病的病因仍不明确，可能在遗传、环境因素（病毒感染、化学物质如硅等）、女性激素、细胞及体液免疫异常等因素作用下，成纤维细胞合成并分泌胶原增加，导致皮肤和内脏的纤维化。化学物质或病毒感染是影响疾病易感性的环境因素。工作中常暴露于二氧化硅的人群患此病的危险性相对增高。

3. 中医认识

本病在中医学中无相应病名，根据本病的临床表现，可归属"皮痹""风湿痹"等范畴。早在《黄帝内经》中即有"皮痹"的记载，还提到了本病的转归。如《素问·痹论》有"痹入脏者死"的论述，说明本病日久可影响脏腑，甚至导致死亡。隋代《诸病源候论》云："痹者……其状肌肉顽厚，或肌肉疼痛……由血气虚则受风湿而成此病。"对本病的症状和病因有进一步的认识。宋代吴彦夔在《传信适用方》中形象地描述："四肢坚如石，以物击似钟磬，日渐瘦恶。"更接近于硬皮病的临床表现。

4. 检查评估要点

根据上述主要机理认识，重点检查肝、胃等经络循行的部位，通过望诊、闻诊、问诊、触诊初步判断上述经络的虚实。

若见发热，食欲旺盛且排便迅速，时常感到饥饿，前额疼痛，鼻衄，胃痛，反酸，则为胃经实证；若见身冷，食欲不振，胃中寒，腹胀满，倦怠乏力，则为胃经虚证。

若见易怒，焦虑，烦躁不安，胸闷，呕逆，腰痛，乳房红肿热痛，咽喉肿痛，头部正顶痛，眩晕，则为肝经实证；若见月经量少，闭经，不孕，乳癖，视物昏花，疝气，遗尿，小便淋沥不尽，面色发青，筋松软无力，手足指趾枯槁，则为肝经虚证。

若见肝经络脉色青为寒证、痛证，色红为实热证，肿胀鼓突并且颜色黑暗为顽症，局部颜色淡一般为虚证。余经同此。

切按时，若肝经经络所过之处皮肤冰凉低温，多属虚证；肝经经络所过之处皮肤发热，局部温度升高，按之疼痛，多属实。余经同此。

5. 砭法调理

根据上述综合检查评估结果，结合人体实际，找出本次调理应该优先处理的经络。

若检查评估为胃经虚证，按照胃经虚证给予补法处理。

若检查评估为肝经实证，按照肝经实证给予泻法处理。

6. 注意事项

在病情稳定期，砭法操作可以配合正规治疗方法使用。

建议在标准操作之外，加大对病变部位局部的刮拭力度。

其余事项同上。

第四节 干燥综合征

1. 概述

干燥综合征是一种侵犯外分泌腺体尤以唾液腺和泪腺为主的慢性自身免疫性疾病，它可同时累及其他器官造成多种多样的临床表现。目前认为与 EB 病毒感染相关的称原发性干燥综合征，继发于类风湿关节炎、系统性红斑狼疮、系统性硬皮病者为继发性干燥综合征。

2. 西医认识

发病原因目前尚不明确。一般认为由于免疫系统出现异常，将体内的一些外分泌组织，如唾液腺、汗腺、泪腺等，都当作异物破坏。临床出现的其他症状，如肺纤维化、肾小管损害、肝损害，都与此相关。后期还有部分患者会转为恶性淋巴瘤。

可能的发病因素如下：

（1）自身免疫：干燥综合征患者体内检测出多种自身抗体，如抗核抗体、类风湿因子、抗 RNP 抗体、抗 SSA 抗体、抗 SSB 抗体等，出现高球蛋白血症，反映了自身免疫的异常。

（2）遗传基础：在对免疫遗传的研究测定中，医学家发现干燥综合征有遗传倾向。

（3）病毒感染：目前至少有三种病毒如 EB 病毒、巨细胞病毒、艾滋病病毒被认为与干燥综合征有关，其中主要是 EB 病毒。

3. 中医认识

干燥综合征在中医学文献中无相似病名记载，其临床表现在许多古典医籍中有类似描述。本病的病因是先天禀赋不足，阴虚燥热，或由调摄不慎，久病失养，外感风、暑、燥、火之邪，阳热亢盛，伤津耗液，导致阴津亏虚，清窍失于濡润而致病，日久则瘀血痹阻，络脉不通，累及皮肤、筋骨，深入脏腑而使病情进展。其主要病机为素体虚弱，阴津亏虚，燥热内盛，致瘀血阻滞，阴虚络瘀。

4. 检查评估要点

根据上述主要机理认识，重点检查肺、肾、膀胱等经络循行的部位，通过望诊、闻诊、问诊、触诊初步判断上述经络的虚实。

若见尿频、痔疮、疟疾、癫狂、目黄、泪出、鼻塞流涕、鼻衄，则为膀胱经实证；若见头、项背部、腰部、臀部、腘窝部、小腿后侧、脚发凉且疼痛，则为膀胱经虚证。

若见尿色深赤或浑浊、口热、舌干、咽肿、咳嗽上气、咽干咽痛、心烦、耳鸣，则为肾经实证；若见腹泻、腰骶部和大腿内侧疼痛、阳痿、手足厥冷、疲倦嗜睡、足心热、足跟痛，则为肾经虚证。

若见肾经络脉色青为寒证、痛证，色红为实热证，肿胀鼓突并且颜色黑暗为顽症，局部颜色淡一般为虚证。余经同此。

切按时，若肾经经络所过之处皮肤冰凉低温，多属虚证；肾经经络所过之处皮肤发热，局部温度升高，按之疼痛，多属实。余经同此。

5. 砭法调理

根据上述综合检查评估结果，结合人体实际，找出本次调理应该优先处理的经络。

若检查评估为膀胱经实证，按照膀胱经实证给予泻法处理。

若检查评估为肾经虚证，按照肾经虚证给予补法处理。

6. 注意事项

基本事项同前。

第五节 白塞病

1. 概述

白塞病病因不明，可能与病毒感染、自身免疫和遗传等因素相关。它是一种全身性疾病，可以侵犯多系统、多器官和组织，如口、眼、外阴、皮肤、关节、血管、神经、心、肺、胃肠道、肝、肾等。眼部病变常导致失明，动脉瘤破裂、胃肠道穿孔或严重的中枢神经系统受累可导致死亡。患者以青壮年为主，男女比例为0.77∶1。

2. 西医认识

病因尚不清楚。有学者认为与单纯疱疹病毒感染有关，有学者认为与链球菌感染有关，有学者认为可能与结核病有密切关系；也有学者认为是一种自身免疫性疾病。本病实系血管炎病变。血管壁和血管周围以及附近组织中皆可见淋巴细胞及单核细胞浸润，可有血管壁的坏死和血管栓塞。受累的血管可为动脉也可为静脉，可为毛细血管、细小血管（如皮下结节），亦可为大中型血管如肾动脉、肺动脉、主动脉、下肢动静脉、肺静脉、下腔静脉等。上皮细胞破坏，可在口腔、阴部形成溃疡，甚至形成胃肠道溃疡，而出现消化道大出血。

3. 中医认识

本病中医称"狐惑"。本病的病因是外感湿热毒气，阴虚内热，口、眼、外阴溃烂为本病"三主症"，治疗以清热解毒为法则。至今许多医生遵此原则，辨证施治白塞病均取得较好疗效。

4. 检查评估要点

根据上述主要机理认识，重点检查心包、肝、肾等经络循行的部位，通过望诊、闻诊、问诊、触诊初步判断上述经络的虚实。

若见手心热、臂肘挛急、腋肿、胸胁支满、心悸、面赤、头昏、头痛，则为心包经实证；若见失眠多梦、健忘心烦、心痛、语言不畅、掌心热、中指挛痛，则为心包经虚证。

若见易怒，焦虑，烦躁不安，胸闷，呕逆，腰痛，乳房红肿热痛，咽喉肿痛，头部正顶痛，眩晕，则为肝经实证；若见月经量少，闭经，不孕，乳癖，视物昏花，疝气，遗尿，小便淋沥不尽，面色发青，筋松软无力，手足指趾枯槁，则为肝经虚证。

若见肝经络脉色青为寒证、痛证，色红为实热证，肿胀鼓突并且颜色黑暗为顽症，局部颜色淡一般为虚证。余经同此。

切按时，若肝经经络所过之处皮肤冰凉低温，多属虚证；肝经经络所过之处皮肤发热，局部温度升高，按之疼痛，多属实。余经同此。

5. 砭法调理

根据上述综合检查评估结果，结合人体实际，找出本次调理应该优先处理的经络。

若检查评估为心包经实证，按照心包经实证给予泻法处理。

若检查评估为肝经实证，按照肝经实证给予泻法处理。

6. 注意事项

在病情平稳期，砭法操作可以配合正规治疗方法使用。

结合具体情况，在标准操作之外，可酌情加刮脾经血海穴附近区域。

其余事项同上。

第六节 肩关节周围炎

1. 概述

肩关节周围炎是发生于肩关节周围软组织的无菌性炎症，以单侧肩关节无明显外伤出现疼痛、活动受限，经数月或更长时间可自行减轻以至自愈为特点。临床表现早期仅以疼痛为主，或仅有轻微隐痛，或肩关节不适和有束缚感，继则疼痛加重，夜间尤甚，常影响睡眠，肩关节活动也完全受限，最后形成"冻结状态"。因好发于中老年人，故又称"老年肩""五十肩"。

2. 西医认识

本病由于肩关节周围的肌肉、肌腱、韧带、滑囊和关节囊等软组织发生慢性无菌性炎症，导致关节内外粘连，妨碍肩关节活动所致。可因外伤、慢性劳损、较长时间不活动或固定、局部受风寒侵袭等而发作。肩关节周围结构的慢性损伤主要表现为增生、粗糙及关节内外粘连，从而产生疼痛和功能受限。后期粘连变得非常紧密，甚至与骨膜粘连，此时疼痛消失，但功能障碍却难以恢复。

3. 中医认识

中医据其表现称"漏肩风""冻结肩""肩痹"等。本病多由年老体弱，肝肾亏损，气血不足，筋失濡养，关节失于滑利，或风寒湿邪乘虚而入，寒凝筋脉，或外伤闪挫，局部瘀血，经络闭阻，筋络关节失荣等所致。

4. 检查评估要点

根据上述主要机理认识，重点检查胆、胃、脾、肝等经络循行的部位，通过望诊、闻诊、问诊、触诊初步判断上述经络的虚实。

若见发热，食欲旺盛且排便迅速，时常感到饥饿，前额疼痛，鼻衄，胃痛，反酸，则为胃经实证；若见身冷，食欲不振，胃中寒，腹胀满，倦怠乏力，则为胃经虚证。

若见头痛、颔痛、目锐眦痛、缺盆中肿痛、腋下肿、瘰疬、汗出振寒，则为胆经实证；若见胸胁、胁肋部、髋关节、膝外至胫、小腿外侧下段、外踝前皆痛，小趾次趾不用，则为胆经虚证。

若见胆经络脉色青为寒证、痛证，色红为实热证，肿胀鼓突并且颜色黑暗为顽症，局部颜色淡一般为虚证。余经同此。

切按时，若胆经经络所过之处皮肤冰凉低温，多属虚证；胆经经络所过之处皮肤发热，局部温度升高，按之疼痛，多属实。余经同此。

5. 砭法调理

若检查评估为胃经实证，按照胃经实证给予泻法处理。

若检查评估为胆经实证，按照胆经实证给予泻法处理。

6. 注意事项

在病情平稳期，砭法操作可以配合正规治疗方法使用。

在标准操作之外，可以在肩关节周围、胃经条口、上下巨虚等穴位皮肤区域扩大刮拭范围。

其余事项同上。

第七节 腱鞘炎

1. 概述

腱鞘炎是指腱鞘因机械性摩擦而引起的慢性无菌性炎性病变。腱鞘是肌腱的一种辅助装置，是肌腱周围的结缔组织为适应肌腱滑动而分化形成的包绕肌腱的双层套管状结构，对肌腱起约束、支持、润滑和增强拉力的作用。

2. 西医认识

腱鞘炎基本的病理变化是腱鞘增厚、狭窄，继之肌腱也发生变性、变形膨大，程度严重时，狭窄的腱鞘和变形的肌腱可以发生绞锁。多见于手工劳动者，也可以继发于某些静止期或亚临床型结缔组织疾病。

3. 中医认识

本病中医按部位分别归属痹证中的"腕痹""肘痹""筋痹""筋伤"等范畴。中医认为气血亏虚、筋脉失养,复感风寒而致经脉痹阻而发为本病。一般多见于体质虚弱,气血不足的患者。

4. 检查评估要点

根据上述主要机理认识,重点检查疼痛部位所在经络,比如肺、脾、肾、膀胱等经络循行的部位,通过望诊、闻诊、问诊、触诊初步判断上述经络的虚实。

若见手心热,咳嗽,呼吸不畅,咽喉痛,肩背痛,痔疮,小便淋沥不尽,频繁哈欠,则为肺经实证;若见倦怠乏力,少气懒言,面色苍白,容易外感,皮毛干枯,呼吸气短,手足畏寒,情绪低落,甚至悲伤,则为肺经虚证。

若见耳聋、目黄、颊肿,则为小肠经实证;若见颈、颔、肩、肘、臂外后廉痛,则为小肠经虚证。

若见肺经络脉色青为寒证、痛证,色红为实热证,肿胀鼓突并且颜色黑暗为顽症,局部颜色淡一般为虚证。余经同此。

切按时,若肺经经络所过之处皮肤冰凉低温,多属虚证;肺经经络所过之处皮肤发热,局部温度升高,按之疼痛,多属实。余经同此。

5. 砭法调理

根据上述综合检查评估结果,结合人体实际,找出本次调理应该优先处理的经络。

若检查评估为小肠经实证,按照小肠经实证给予泻法处理。

若检查评估为肺经虚证,按照肺经虚证给予补法处理。

6. 注意事项

在病情平稳期,砭法操作可以配合正规治疗方法使用。

在标准操作之外,可以在局部痛点进行和缓轻柔的反复刮拭。

其余事项同上。

第八节　颈椎病

1. 概述

颈椎病是一种常见的颈段脊柱慢性退行性疾病,本病又称颈椎退行性关节炎、颈肩综合征或颈椎综合征。它是指颈椎间盘退行性变及其继发性椎间关节退行性变所致脊髓、神经根、椎动脉、交感神经等邻近组织受累而引起的相应的临床症状和体征。主要表现为颈、肩、臂部酸胀、疼痛、麻木，亦可致头晕目眩等症。本病发病率高，多见于40岁以上的伏案工作者。

2. 西医认识

颈椎病的发病机制尚不完全清楚，较为公认的发病机制为机械压迫、颈椎不稳定及脊髓血液循环障碍等，但这些因素并不能完全解释临床上的所有征象。颈椎病的病理生理过程相当复杂，其发病因素多种多样，其中年龄问题、慢性损伤等因素在颈椎病的产生和复发中起着重要作用。

颈椎病的基本病理变化是椎间盘的退行性变。颈椎位于头颅与胸廓之间，颈椎间盘在承重的情况下要做频繁的活动，容易受到过多的细微创伤和劳损而发病。

3. 中医认识

中医学虽没有颈椎病的提法，但其相关证治理论与经验记载散见于古籍"痹证""痿证""项强""眩晕"等篇章之中，认为此病的发生主要是由于颈部伤筋后复感风寒邪气所致，与肝、脾、胃、膀胱等脏腑有关。

4. 检查评估要点

根据上述主要机理认识，重点检查胃、胆、膀胱等经络循行的部位，通过望诊、闻诊、问诊、触诊初步判断上述经络的虚实。

若见发热，食欲旺盛且排便迅速，时常感到饥饿，前额疼痛，鼻衄，胃痛，反酸，则为胃经实证；若见身冷，食欲不振，胃中寒，腹胀满，倦怠乏力，则为胃经虚证。

若见皮肤瘙痒、红疹，腹痛，肠鸣，腹泻，肩背疼痛，则为大肠经实证；若见便秘，腹部胀痛，痔疮，肩背部畏寒怕冷，活动不便，乃至僵硬、疼痛，则为大肠经虚证。

若见大肠经络脉色青为寒证、痛证，色红为实热证，肿胀鼓突并且颜色黑暗为顽症，局部颜色淡一般为虚证。余经同此。

切按时，若大肠经经络所过之处皮肤冰凉低温，多属虚证；大肠经经络所过之处皮肤发热，局部温度升高，按之疼痛，多属实。余经同此。

5. 砭法调理

根据上述综合检查评估结果，结合人体实际，找出本次调理应该优先处理的经络。

若检查评估为大肠经实证，按照大肠经实证给予泻法处理。

若检查评估为胃经实证，按照胃经实证给予泻法处理。

6. 注意事项

在标准操作之外，可以在颈项部和肩背部进行适度刮拭，并扩大热熨范围。其余事项同上。

第九节　腰椎间盘突出症

1. 概述

腰椎间盘突出症是因腰椎间盘变性，破裂后髓核突（脱）向后方或突至终板内，致使相邻组织遭受刺激或压迫而出现的一系列临床症状。依据髓核突出的部位与方向，可将其分为椎体型和椎管型两大类。

2. 西医认识

多因强力举重及扭闪所致。正常椎间盘弹性很大，可承受巨大的压力而不致破裂，随着年龄的增长，经常受到挤压、扭转等应力作用和轻微损伤的积累，椎间盘发生退行性变，使纤维环破裂，引起椎间盘病变。多位于第四、五腰椎和第五腰椎、第一骶椎两间隙。

3. 中医认识

腰椎间盘突出症，据其临床表现特点，属中医学"腰痛""痹证"的范畴。中医学认为此病多因肾虚、外伤、劳损或寒湿侵袭腰部等所致。外邪侵袭多因居处潮湿，或劳作汗出当风，衣服冷湿，或冒雨着凉，或长夏之季，劳作于湿热交蒸之处，寒湿、湿热、暑热等邪气乘劳作之虚，侵袭腰府，造成腰部经脉受阻，气血不畅而发生腰痛。若寒邪为病，寒伤阳，主收引，腰府阳气既虚，络脉又壅遏拘急，故生腰痛。若湿邪为病，湿性重着、黏滞、下趋，滞碍气机，可使腰府经气郁而不行，血络瘀而不畅，以致肌肉筋脉拘急而发腰痛。感受湿热之邪，热伤阴，湿伤阳，且湿热黏滞，壅遏经脉，气血郁滞不行而腰痛。腰部持续用力，劳作太过，或长期体位不正，或腰部用力不当，摒气闪挫，跌仆外伤，劳损腰府筋脉气血，或久病入络，气血运行不畅，均可使腰部气机壅滞，血络瘀阻，而生腰痛。先天禀赋不足，加之劳累太过，或久病体虚，或年老体衰，或房事不节，以致肾精亏损，无以濡养腰府筋脉，而发生腰痛。历代医家认为，肾亏体虚是腰痛的重要病机。

4. 检查评估要点

根据上述主要机理认识，重点检查脾、肾、膀胱等经络循行的部位，通过望诊、闻诊、问诊、触诊初步判断上述经络的虚实。

若见恶心、呕吐、腹痛、大便不成形、腹泻、水肿、黄疸，则为脾经实证；

若见失眠、乏力、腹中寒冷疼痛、膝关节寒冷肿痛、脚大趾疼痛麻木，则为脾经虚证。

若见尿频、痔疮、疟疾、癫狂、目黄、泪出、鼻塞流涕、鼻衄，则为膀胱经实证；若见头、项背部、腰部、臀部、腘窝部、小腿后侧、脚发凉且疼痛，则为膀胱经虚证。

若见膀胱经络脉色青为寒证、痛证，色红为实热证，肿胀鼓突并且颜色黑暗为顽症，局部颜色淡一般为虚证。余经同此。

切按时，若膀胱经经络所过之处皮肤冰凉低温，多属虚证；膀胱经经络所过之处皮肤发热，局部温度升高，按之疼痛，多属实。余经同此。

5. 砭法调理

根据上述综合检查评估结果，结合人体实际，找出本次调理应该优先处理的经络。

若检查评估为脾经实证，按照脾经实证给予泻法处理。

若检查评估为膀胱经虚证，按照膀胱经虚证给予补法处理。

6. 注意事项

在标准操作之外，可以在腰骶部进行适度用力刮拭，并扩大热熨范围。

其余事项同上。

第十节　坐骨神经痛

1. 概述

坐骨神经痛是由各种原因引起的以坐骨神经通路的一段或全长的放射性疼痛为主症的病证。其临床表现为单侧或双侧起自腰部、臀部或大腿后侧放射至下肢远端的疼痛，疼痛呈现阵发性或持续性，可以是放射性、烧灼样或刀割样疼痛，常因行走、咳嗽、弯腰、排便而加剧。本症在春夏之交、秋冬之交气候变化时易诱发。

2. 西医认识

坐骨神经痛，病因复杂多样，且可反复发作。坐骨神经痛在临床上分为原发性坐骨神经痛和继发性坐骨神经痛两类，原发性坐骨神经痛（坐骨神经炎）的发病与受寒、潮湿、损伤和感染等有关。继发性坐骨神经痛为神经通路的邻近组织病变产生机械性压迫或粘连所引起，如腰椎间盘突出症、脊椎肿瘤以及椎间关节、骶髂关节、骨盆的病变和腰骶软组织劳损等。

原发性坐骨神经痛，起病呈急性或亚急性发作，沿坐骨神经通路上有放射痛和明显的压痛点，起病数日后最剧烈，经数周或数月后渐渐缓解，常因感受寒湿而诱发。继发性坐骨神经痛，有原发病可查，咳嗽、喷嚏、排便可使疼痛加重。腰椎旁有压痛及叩击痛，腰部活动障碍，活动时下肢有放射痛。继发性坐骨神经痛应针对病因治疗。

3. 中医认识

在中医学中，本症属于"偏痹""腰腿痛"范畴。此病由于风寒或风湿之邪客于经络，经气阻滞，不通则痛，或外伤跌仆，致气血瘀阻，经络不通而致病。其发病部位主要在足三阳经的循行部位。寒湿痹阻，由于寒湿之邪乘虚侵袭，留注经络、关节、肌骨之间。血瘀阻络，为瘀血阻滞经脉，故痛有定处，按之则痛甚，舌质紫暗，或有瘀斑，日轻夜重，均为瘀血内停征象。也有肝肾不足，不能濡养筋脉所导致的疼痛。

4. 检查评估要点

根据上述主要机理认识，重点检查肝、肾、膀胱等经络循行的部位，通过望诊、闻诊、问诊、触诊初步判断上述经络的虚实。

若见尿频、痔疮、疟疾、癫狂、目黄、泪出、鼻塞流涕、鼻衄，则为膀胱经实证；若见头、项背部、腰部、臀部、腘窝部、小腿后侧、脚发凉且疼痛，则为膀胱经虚证。

若见膀胱经络脉色青为寒证、痛证，色红为实热证，肿胀鼓突并且颜色黑暗为顽症，局部颜色淡一般为虚证。余经同此。

切按时，若膀胱经经络所过之处皮肤冰凉低温，多属虚证；膀胱经经络所过之处皮肤发热，局部温度升高，按之疼痛，多属实。余经同此。

5. 砭法调理

根据上述综合检查评估结果，结合人体实际，找出本次调理应该优先处理的经络。

若检查评估为膀胱经实证，按照膀胱经实证给予泻法处理。

6. 注意事项

在病情平稳期，砭法操作可以配合正规治疗方法使用。

其余事项同上。

第十一节 系统性红斑狼疮

1. 概述

系统性红斑狼疮是一种自身免疫性累及多系统多脏器特别是皮肤和肾脏的结缔组织病。本病好发于青年女性，男女之比为 1∶7～1∶9，发病年龄多在 20～40 岁。我国患病率约为 70/10 万人口，高于西方国家；病死率为 16%～36%。

2. 西医认识

（1）遗传因素：已经证明，同卵双生者同患系统性红斑狼疮的发生率为 24%～58%，而在异卵双生者为 6%。本病在 HLA–DR2、DR3 及 DR7 基因携带者的发病率远高于这些基因阴性者。由此可见，系统性红斑狼疮的发生与遗传因素有关。

（2）环境因素：紫外线、某些药品及食物（如苜蓿类、鱼油）等均可能诱导本病的发生。

（3）感染因素：人类免疫缺陷病毒（HIV–1、致癌 RNA 病毒）及某些细菌脂多糖可能与本病的发生有关。

（4）性激素：已经证实，雌激素与系统性红斑狼疮的发病密切相关。本病在女性占绝对优势，生育期发病多于绝经期。同时，患者的雌激素水平异常等，均提示性激素参与了系统性红斑狼疮的发生。

3. 中医认识

本病相当于中医的"蝶疮流注"。它是一种以面部红斑、发热、关节肌肉疼痛伴多脏腑受损为特征的病证。病位主要在气血、经络，可累及五脏六腑、四肢百骸。初期以实证为主，中期虚实并见，后期则以虚损为主。

4. 检查评估要点

根据上述主要机理认识，重点检查胃、心包、肝、肾等经络循行的部位，通过望诊、闻诊、问诊、触诊初步判断上述经络的虚实。

若见尿色深赤或浑浊、口热、舌干、咽肿、咳嗽上气、咽干咽痛、心烦、耳鸣，则为肾经实证；若见腹泻、腰骶部和大腿内侧疼痛、阳痿、手足厥冷、疲倦嗜睡、足心热、足跟痛，则为肾经虚证。

若见手心热、臂肘挛急、腋肿、胸胁支满、心悸、面赤、头昏、头痛，则为心包经实证；若见失眠多梦、健忘心烦、心痛、语言不畅、掌心热、中指挛痛，则为心包经虚证。

若见肾经络脉色青为寒证、痛证，色红为实热证，肿胀鼓突并且颜色黑暗为顽症，局部颜色淡一般为虚证。余经同此。

切按时，若肾经经络所过之处皮肤冰凉低温，多属虚证；肾经经络所过之处皮肤发热，局部温度升高，按之疼痛，多属实。余经同此。

5. 砭法调理

若检查评估为心包经实证，按照心包经实证给予泻法处理。

若检查评估为肾经虚证，按照肾经虚证给予补法处理。

6. 注意事项

在病情平稳期，砭法操作可以配合正规治疗方法使用。

其余事项同上。

第十一章
皮肤科疾病

第一节 湿 疹

1. 概述

所谓湿疹，缘于本病损害处具有渗出潮湿倾向之征，故名。该病可称得最常见的皮肤病。中医文献有数十种病名与现代医学称为湿疹的表现很相似，如浸淫疮、湿癣、四弯风等。

2. 西医认识

湿疹的发病原因非常复杂，很难查清，往往是外界刺激与身体过敏素质相互作用的结果。体内因素包括寄生虫病，感染病灶中的生物性致敏原，某些代谢、内分泌或消化道等功能失调，及人体本身某些组织在某些因子的影响下，其成分发生改变而形成自身抗原等。外界因素包括食物方面的如鱼、虾、牛肉、羊肉、狗肉等，吸入物如花粉、尘螨、羊毛、羽毛等，化学物品如化妆品、染料、合成纤维等，气候条件中的冷、热、干燥、潮湿等，以及局部多汗、搔抓皮肤的刺激等。另外，由于精神刺激，过度疲劳，精神压抑，也可引起湿疹或使湿疹症状加重。上述原因可以单独致病，也可以是几种因素联合致病，错综复杂，很难找到准确的致病原。

3. 中医认识

中医称本病为湿疮，但根据发病特点和部位不同而病名各异，如泛发性湿疹，称为浸淫血风疮、粟疮等；局限发于耳部的耳周湿疹，称为旋耳疮；发于阴囊部的阴囊湿疹，称为绣球风；对称发于肘、腘窝部的湿疹，称为四弯风；发于脐窝部的脐窝湿疹，称为脐疮；发于乳部的乳头湿疹，称为乳头风；发于下肢的湿疹，称为湿毒疮等。中医学认为，本病由禀赋不耐，饮食失节，过食腥发动风之品，伤及脾胃，脾失健运，湿热内蕴，加上复感风湿热邪，内外之邪相搏，浸淫肌肤而发本病。

急性者以湿热为主。

4. 检查评估要点

根据上述主要机理认识，重点检查肺、胃、膀胱等经络循行的部位，通过望诊、闻诊、问诊、触诊初步判断上述经络的虚实。

若见手心热，咳嗽，呼吸不畅，咽喉痛，肩背痛，痔疮，小便淋沥不尽，频繁哈欠，则为肺经实证；若见倦怠乏力，少气懒言，面色苍白，容易外感，皮毛干枯，呼吸气短，手足畏寒，情绪低落，甚至悲伤，则为肺经虚证。

若见发热，食欲旺盛且排便迅速，时常感到饥饿，前额疼痛，鼻衄，胃痛，反酸，则为胃经实证；若见身冷，食欲不振，胃中寒，腹胀满，倦怠乏力，则为胃经虚证。

若见肺经络脉色青为寒证、痛证，色红为实热证，肿胀鼓突并且颜色黑暗为顽症，局部颜色淡一般为虚证。余经同此。

切按时，若肺经经络所过之处皮肤冰凉低温，多属虚证；肺经经络所过之处皮肤发热，局部温度升高，按之疼痛，多属实。余经同此。

5. 砭法调理

若检查评估为肺经虚证，按照肺经虚证给予补法处理。

若检查评估为胃经实证，按照胃经实证给予泻法处理。

6. 注意事项

在病情平稳期，砭法操作可以配合正规治疗方法使用。

其余事项同上。

第二节　异位性皮炎

1. 概述

异位性皮炎又称异位性湿疹，是一种具有遗传倾向的过敏性炎症性皮肤病。自幼发病，由儿童期延续到成年人，皮疹在不同的年龄有不同的表现，易伴发哮喘、过敏性鼻炎，易成慢性，反复发作，瘙痒剧烈。

2. 西医认识

病因较复杂，尚不明了。一般认为与遗传、免疫和环境有关。先天性过敏素质是主要因素。患者常具有特殊类型的遗传倾向和体质的易感性。3/4 的患者与遗传因素有关。同时，患者可以由各种吸入或食入的变态反应原进入体内诱发皮肤的过敏反应。吸入性变应原包括动物毛、真菌、屋尘、花粉、昆虫等；食入性变应原主要为食物，如牛奶、鸡鱼、虾等蛋白质。另外，有人证明皮肤或远处病灶的感染性变应原，如细菌、病毒等，可使患者病情加剧。本病的发病机制，多数人认为属Ⅰ型变态反应。另一种观点认为是非变态反应性机制，其症状由血管功能失调而致。

3. 中医认识

中医学认为，本病是由于先天禀赋不耐，脾失健运，湿热内生，复感风湿热邪，郁于肌肤腠而发病。由于反复发作，缠绵日久，致使脾虚血燥，肌肤失养而致。

4. 检查评估要点

根据上述主要机理认识，重点检查肺、心包等经络循行的部位，通过望诊、闻诊、问诊、触诊初步判断上述经络的虚实。

若见手心热，咳嗽，呼吸不畅，咽喉痛，肩背痛，痔疮，小便淋沥不尽，频繁哈欠，则为肺经实证；若见倦怠乏力，少气懒言，面色苍白，容易外感，皮毛干枯，呼吸气短，手足畏寒，情绪低落，甚至悲伤，则为肺经虚证。

若见手心热、臂肘挛急、腋肿、胸胁支满、心悸、面赤、头昏、头痛，则为心包经实证；若见失眠多梦、健忘心烦、心痛、语言不畅、掌心热、中指挛痛，则为心包经虚证。

若见肺经络脉色青为寒证、痛证，色红为实热证，肿胀鼓突并且颜色黑暗为顽症，局部颜色淡一般为虚证。余经同此。

切按时，若肺经经络所过之处皮肤冰凉低温，多属虚证；肺经经络所过之处皮肤发热，局部温度升高，按之疼痛，多属实。余经同此。

5. 砭法调理

根据上述综合检查评估结果，结合人体实际，找出本次调理应该优先处理的经络。

若检查评估为肺经实证，按照肺经实证给予泻法处理。

若检查评估为心包经实证，按照心包经实证给予泻法处理。

6. 注意事项

在病情平稳期，砭法操作可以配合正规治疗方法使用。

其余事项同上。

第三节　接触性皮炎

1. 概述

接触性皮炎是指由于接触某种外界物质后，在皮肤及黏膜接触部位发生的炎症性反应。病程多呈急性过程，去除接触物质后，损害很快消退，若再接触，皮炎可再发，长期反复接触，反复发病，可使皮炎转呈慢性经过。

2. 西医认识

接触性皮炎是通过接触外界刺激物引起的炎症性皮肤病，外界物质引起的接触性皮炎可分为原发性刺激和变态反应两种。①原发性刺激：接触的物质本身对皮肤具有强烈的刺激性或毒性，任何人接触该物质均可发生皮炎。一种是短期接触即可发病者，多是刺激性很强的物质，如强酸、强碱、斑蝥和某些刺激性强烈或浓度较大的化学物质，能直接损害人体细胞，使蛋白质凝固，细胞坏死，无个体选择性，且无潜伏期。另一种是刺激性较弱，由长时间接触后发病，如肥皂、洗衣粉、洗洁净及有机溶剂等。②变态反应：接触物质本身并无刺激性及毒性，多数人接触后不发病，仅有少数具过敏体质的人在接触后，经过一定时间的潜伏期，在接触部位的皮肤、黏膜上发生变态反应性炎症。变态反应性接触性皮炎主要为第Ⅳ型变态反应（迟发性变态反应）。

3. 中医认识

中医病名无确切性，有因接触漆而引起者，称"漆疮"；有因贴膏药引起者，称"膏药风"；因接触马桶引起者，称为"马桶癣"；有因使用化妆品而引起者，称"粉花疮"。中医学认为，本病是由于禀赋不耐，皮肤腠理不密，接触某些物质后，毒邪侵入皮肤，蕴郁化热，邪热与气血相搏而发病。

4. 检查评估要点

根据上述主要机理认识，重点检查肺、脾、膀胱等经络循行的部位，通过望诊、闻诊、问诊、触诊初步判断上述经络的虚实。

若见恶心、呕吐、腹痛、大便不成形、腹泻、水肿、黄疸，则为脾经实证；若见失眠、乏力、腹中寒冷疼痛、膝关节寒冷肿痛、脚大趾疼痛麻木，则为脾经虚证。

若见尿频、痔疮、疟疾、癫狂、目黄、泪出、鼻塞流涕、鼻衄，则为膀胱经实证；若见头、项背部、腰部、臀部、腘窝部、小腿后侧、脚发凉且疼痛，则为膀胱经虚证。

若见脾经络脉色青为寒证、痛证，色红为实热证，肿胀鼓突并且颜色黑暗为顽症，局部颜色淡一般为虚证。余经同此。

切按时，若脾经经络所过之处皮肤冰凉低温，多属虚证；脾经经络所过之处皮肤发热，局部温度升高，按之疼痛，多属实。余经同此。

5. 砭法调理

根据上述综合检查评估结果，结合人体实际，找出本次调理应该优先处理的经络。

若检查评估为膀胱经实证，按照膀胱经实证给予泻法处理。

若检查评估为脾经虚证，按照脾经虚证给予补法处理。

6. 注意事项

在病情平稳期，砭法操作可以配合正规治疗方法使用。

新发突发者多为实热，可根据检查评估结果给予泻法；而经久不愈或者迁延反复者，可根据检查评估结果，给予适当的补法调整，或者攻补兼施。

在标准操作以外，适当增强对腹部脾宫区的热熨。

其余事项同上。

第四节 激素依赖性皮炎

1. 概述

激素依赖性皮炎，又称皮质类固醇激素依赖性皮炎，是由于患者或医生对外用激素的适应证把握不准确，或过度外用激素所导致的皮损对激素的依赖，以及由于这种依赖性迫使患者长期外用激素引起的皮肤炎症性损害。

2. 西医认识

皮质类固醇激素具有抑制免疫反应的抗过敏作用，外用后能减轻充血和水肿，使瘙痒的程度和某些皮肤损害的炎性反应暂时得以缓解和消退，但长期应用会产生依赖性皮炎。临床上主要是激素使用不当，适应证选择不当，药物品种选择不当，用药部位选择不当，外用时间过长，把药品当化妆品使用所致。

3. 中医认识

中医学认为其主要机理为风、热、毒邪阻滞面部，浸淫血脉。本病为面部疾病，面部皮肤病与风邪密切相关，头部为诸阳之会，风为阳邪，易袭阳位。药毒之邪日久滞留于面部，风邪与毒邪相合为患，郁而化热，浸淫血脉，故面部出现红斑、灼热、瘙痒。日久毒热之邪阻于面部，气凝血滞，故出现色素沉着、痤疮。

4. 检查评估要点

根据上述主要机理认识，重点检查心包、脾、肝等经络循行的部位，通过望诊、闻诊、问诊、触诊初步判断上述经络的虚实。

若见恶心、呕吐、腹痛、大便不成形、腹泻、水肿、黄疸，则为脾经实证；若

见失眠、乏力、腹中寒冷疼痛、膝关节寒冷肿痛、脚大趾疼痛麻木，则为脾经虚证。

若见手心热、臂肘挛急、腋肿、胸胁支满、心悸、面赤、头昏、头痛，则为心包经实证；若见失眠多梦、健忘心烦、心痛、语言不畅、掌心热、中指挛痛，则为心包经虚证。

若见心包经络脉色青为寒证、痛证，色红为实热证，肿胀鼓突并且颜色黑暗为顽症，局部颜色淡一般为虚证。余经同此。

切按时，若心包经经络所过之处皮肤冰凉低温，多属虚证；心包经经络所过之处皮肤发热，局部温度升高，按之疼痛，多属实。余经同此。

5. 砭法调理

根据上述综合检查评估结果，结合人体实际，找出本次调理应该优先处理的经络。

若检查评估为心包经实证，按照心包经实证给予泻法处理。

若检查评估为脾经虚证，按照脾经虚证给予补法处理。

6. 注意事项

在病情平稳期，砭法操作可以配合正规治疗方法使用。

新发突发者为实热，可根据检查评估结果给予泻法；而经久不愈或者迁延反复者，可根据检查评估结果给予适当的补法调整，或者攻补兼施。

其余事项同上。

第五节　药物性皮炎

1. 概述

药物性皮炎又称药疹，是指药物通过口服、注射、吸入等任何途径进入人体内，在皮肤黏膜上引起的炎症反应，严重者可累及机体的各个系统。药物性皮炎在临床上较为常见，可发于任何年龄，尤以青壮年占多数。临床表现多种多样，发病急，皮疹多样化，大多呈全身性、对称、广泛分布。

2. 西医认识

引起药物性皮炎的药物种类很多，任何一种药物在一定条件下，都可能引起。致敏药物常见的有：①解热镇痛药：其中以吡唑酮类和水杨酸类的发病率最高，主要成分大多是阿司匹林、氨基比林、非那西丁及保泰松等；②磺胺类药：以磺胺甲噁唑为主；③抗生素类：以青霉素类特别是氨苄西林引起的较多；④安眠镇静药：如苯巴比妥、苯妥英钠、甲丙氨酯等；⑤生物及血清制品：如破伤风抗毒素、抗蛇毒血清、狂犬病疫苗等；⑥中药：中药注射液有柴胡、复方地龙板蓝根、穿心莲等，中药饮片有葛根、天花粉、丹参、毛冬青、紫草、防风、青蒿、大黄、蓖麻子、鱼腥草、蟾蜍、白蒺藜、益母草等，中成药有六神丸、云南白药、牛黄解毒片等。药物性皮炎的发病机制是多方面的，有变态反应、毒性反应、光感作用等，其中主要是变态反应。

3. 中医认识

中医称本病为"中药毒""药毒"。一般来说，是由于人体正气不足，感受外邪，毒热在皮，不能外泄，故而引发疮疡。

4. 检查评估要点

根据上述主要机理认识，重点检查心包、脾等经络循行的部位，通过望诊、闻诊、问诊、触诊初步判断上述经络的虚实。

若见皮肤瘙痒、红疹，腹痛，肠鸣，腹泻，肩背疼痛，则为大肠经实证；若见便秘，腹部胀痛，痔疮，肩背部畏寒怕冷，活动不便，乃至僵硬、疼痛，则为大肠经虚证。

若见手心热、臂肘挛急、腋肿、胸胁支满、心悸、面赤、头昏、头痛，则为心包经实证；若见失眠多梦、健忘心烦、心痛、语言不畅、掌心热、中指挛痛，则为心包经虚证。

若见心包经经络脉色青为寒证、痛证，色红为实热证，肿胀鼓突并且颜色黑暗为顽症，局部颜色淡一般为虚证。余经同此。

切按时，若心包经经络所过之处皮肤冰凉低温，多属虚证；心包经经络所过之处皮肤发热，局部温度升高，按之疼痛，多属实。余经同此。

5. 砭法调理

根据上述综合检查评估结果，结合人体实际，找出本次调理应该优先处理的经络。

若检查评估为心包经实证，按照心包经实证给予泻法处理。

若检查评估为大肠经虚证，按照大肠经虚证给予补法处理。

6. 注意事项

在病情平稳期，砭法操作可以配合正规治疗方法使用。

新发突发者多为实热，可根据检查评估结果给予泻法，而经久不愈或者迁延反复者，可根据检查评估结果给予适当的补法调整，或者攻补兼施。

其余事项同上。

第六节 荨麻疹

1. 概述

荨麻疹是一种以风团时隐时现为主的瘙痒性过敏性皮肤病，是由各种因素致皮肤和黏膜发生血管扩张、大量液体渗出而引起的一种暂时性皮肤局部水肿性损害。它本身既是一个独立的疾病，又是许多疾病的症状之一。

2. 西医认识

本病是由于皮肤和黏膜微血管壁通透性增加，微血管扩张，液体渗出形成的局部水肿。有变态反应和非变态反应两种。常见的发病诱因如下：①食物：主要是动物蛋白性食物，如鱼、虾、蟹、羊肉、牛肉、蛋类等，还有蘑菇、草莓、核桃和其他海味等；②药物：多种药物都可导致；③感染：各种感染因素均可引起本病，如病毒（肝炎、传染性单核细胞增多症和柯萨奇病毒感染等）、细菌（急性扁桃体炎、咽炎、脓疱疮、疖、胆囊炎、阑尾炎、胰腺炎、乳腺炎、败血症等）、真菌（白色念珠菌、癣菌等）、寄生虫（蛔虫、钩虫、血吸虫、丝虫、原虫等）；④物理因素：冷、热、日光、摩擦和压力等；⑤动物和植物因素：昆虫叮咬、羽毛、花粉、尘螨等；⑥精神因素及内分泌改变：如精神紧张、感情冲动等；⑦其他：月经、绝经、妊娠等也可引起本病。与遗传也有一定关系。

3. 中医认识

中医学认为，本病是由于禀性不耐，卫外不固；或因风寒、风热之邪客于肌肤皮毛腠理间，营卫不和，毛窍阻滞；或因过食膏粱厚味、鱼腥发物，肠中有虫，肠胃不和，蕴湿生热，郁于肌肤；或因平素体弱，气血不足，或病久气血被耗，血虚生风，气虚卫外不固，风邪乘虚侵袭；或因冲任不调，营血不足，或情志不遂，肝郁气滞，肝肾失于濡养，生风生燥，阻于肌肤而发。

4. 检查评估要点

根据上述主要机理认识，重点检查肺、心包等经络循行的部位，通过望诊、闻诊、问诊、触诊初步判断上述经络的虚实。

若见手心热，咳嗽，呼吸不畅，咽喉痛，肩背痛，痔疮，小便淋沥不尽，频繁哈欠，则为肺经实证；若见倦怠乏力，少气懒言，面色苍白，容易外感，皮毛干枯，呼吸气短，手足畏寒，情绪低落，甚至悲伤，则为肺经虚证。

若见耳聋、目黄、颊肿，则为小肠经实证；若见颈、颔、肩、肘、臂外后廉痛，则为小肠经虚证。

若见肺经络脉色青为寒证、痛证，色红为实热证，肿胀鼓突并且颜色黑暗为顽症，局部颜色淡一般为虚证。余经同此。

切按时，若肺经经络所过之处皮肤冰凉低温，多属虚证；肺经经络所过之处皮肤发热，局部温度升高，按之疼痛，多属实。余经同此。

5. 砭法调理

根据上述综合检查评估结果，结合人体实际，找出本次调理应该优先处理的经络。

若检查评估为肺经实证，按照肺经实证给予泻法处理。

若检查评估为小肠经实证，按照小肠经实证给予泻法处理。

6. 注意事项

在病情恢复期，砭法操作可以配合正规治疗方法使用。循经刮拭时，应酌情避让皮损所在局部。

新发突发者多为实热，可根据检查评估结果给予泻法，而经久不愈或者迁延反复者，可根据检查评估结果给予适当的补法调整，或者攻补兼施。

其余事项同上。

第七节 丘疹性荨麻疹

1. 概述

丘疹性荨麻疹又名荨麻疹样苔藓、婴儿苔藓、急性单纯性痒疹，是一种儿童常见的过敏性皮肤病。其特点为纺锤形水肿性红色风团样丘疹或丘疱疹，自觉瘙痒。

2. 西医认识

目前认为本病与昆虫叮咬有关，如臭虫、跳蚤、虱、蚊、螨、恙虫等叮咬，为一种过敏反应。也有人认为与胃肠道功能紊乱，食用鱼、虾、蛋牛奶等因素有关。

3. 中医认识

中医称本病为"土风疮""水疥""水疮湿疡"。中医学认为，本病主要是由于禀赋不耐，外受虫毒，或食入腥发动风助火之物，中焦运化失调，湿热郁阻而发。

4. 检查评估要点

根据上述主要机理认识，重点检查心包三焦、肝、胆等经络循行的部位，通过望诊、闻诊、问诊、触诊初步判断上述经络的虚实。

若见偏头痛，耳鸣耳聋，咽喉肿痛，上肢与肩部酸痛，不欲饮食，则为三焦经实证；若见畏寒，自汗，目外眦痛，颊痛，耳后、肩部、肘部、前臂外侧疼痛，手无名指不用，神疲，倦怠，则为三焦经虚证。

若见易怒，焦虑，烦躁不安，胸闷，呕逆，腰痛，乳房红肿热痛，咽喉肿痛，头部正顶痛，眩晕，则为肝经实证；若见月经量少，闭经，不孕，乳癖，视物昏花，疝气，遗尿，小便淋沥不尽，面色发青，筋松软无力，手足指趾枯槁，则为肝经虚证。

若见肝经络脉色青为寒证、痛证，色红为实热证，肿胀鼓突并且颜色黑暗为顽症，局部颜色淡一般为虚证。余经同此。

切按时，若肝经经络所过之处皮肤冰凉低温，多属虚证；肝经经络所过之处皮肤发热，局部温度升高，按之疼痛，多属实。余经同此。

5. 砭法调理

根据上述综合检查评估结果，结合人体实际，找出本次调理应该优先处理的经络。

若检查评估为三焦经虚证，按照三焦经虚证给予补法处理。

若检查评估为肝经实证，按照肝经实证给予泻法处理。

6. 注意事项

在标准操作的基础上，对于脾胃湿热和肺胃风寒等问题也应加以调整，具体策略根据检查评估结果而定。

新发突发者多为实热，可根据检查评估结果给予泻法，而经久不愈或者迁延反复者，可根据检查评估结果给予适当的补法调整，或者攻补兼施。

其余事项同上。

第八节　单纯疱疹

1. 概述

单纯疱疹是一种由单纯疱疹病毒所致的急性病毒性皮肤病。以皮肤黏膜交界处的局限性簇集性小水疱、反复发作为特征。

2. 西医认识

单纯疱疹的病原体是人类单纯疱疹病毒。根据其抗原性不同，可分为 HSV-I 型和 HSV-II 型。人是单纯疱疹病毒唯一自然宿主。病毒经过口腔、呼吸道、生殖器以及皮肤破损处侵入体内，潜藏于人体正常黏膜、血液、唾液、神经组织以及多数器官内。当某些诱发因素如发热、受凉、日晒、情绪激动、胃肠功能紊乱、药物过敏、食入某些食物、一氧化碳中毒、过度疲劳、机械性刺激或者月经、妊娠等即促成本病发生。

3. 中医认识

中医称本病为"热疮""火燎疮"。宋代《圣济总录》认为："热疮本于热盛，风气因而乘之，故谓之热疮。"中医学认为单纯疱疹的发生，多由于外感风热或湿热毒邪，客于肺胃二经，热毒蕴蒸而生，也有因胃肠积热、肝经郁热者。反复发作者，易损伤气阴而导致气阴不足，虚热内扰。

4. 检查评估要点

根据上述主要机理认识，重点检查肺、胃等经络循行的部位，通过望诊、闻诊、问诊、触诊初步判断上述经络的虚实。

若见偏头痛，耳鸣耳聋，咽喉肿痛，上肢与肩部酸痛，不欲饮食，则为三焦经实证；若见畏寒，自汗，目外眦痛，颊痛，耳后、肩部、肘部、前臂外侧疼痛，手无名指不用，神疲，倦怠，则为三焦经虚证。

若见发热，食欲旺盛且排便迅速，时常感到饥饿，前额疼痛，鼻衄，胃痛，反酸，则为胃经实证；若见身冷，食欲不振，胃中寒，腹胀满，倦怠乏力，则为胃经虚证。

若见三焦经络脉色青为寒证、痛证，色红为实热证，肿胀鼓突并且颜色黑暗为顽症，局部颜色淡一般为虚证。余经同此。

切按时，若三焦经经络所过之处皮肤冰凉低温，多属虚证；三焦经经络所过之处皮肤发热，局部温度升高，按之疼痛，多属实。余经同此。

5. 砭法调理

根据上述综合检查评估结果，结合人体实际，找出本次调理应该优先处理的经络。

若检查评估为三焦经实证，按照三焦经实证给予泻法处理。

若检查评估为胃经实证，按照胃经实证给予泻法处理。

6. 注意事项

根据所发部位，结合检查评估，优选相应经络进行调整。

新发突发者多为实热，可根据检查评估结果给予泻法，而经久不愈或者迁延反复者，可根据检查评估结果给予适当的补法调整，或者攻补兼施。

其余事项同上。

第九节 带状疱疹

1. 概述

带状疱疹是由水痘－带状疱疹病毒感染所引起的急性疱疹性皮肤病，其特点是，累及感觉神经及所属的相应皮区，带状排列的簇集性水疱，常沿单侧性周围神经分布，伴神经痛，愈后极少复发。

2. 西医认识

带状疱疹的病原体为水痘－带状疱疹病毒，儿童初感，发为水痘，不表现症状者则为隐性感染。此后病毒进入皮肤的感觉神经末梢，且沿着脊髓后根或三叉神经节的神经纤维向中心移动，持久地以潜伏的形式长期存在脊髓神经节内或三叉神经节内。当宿主身体免疫力低下时，如某些感染（感冒）、恶性肿瘤（白血病、淋巴肿瘤）、系统性红斑狼疮、烧伤、严重外伤、放射治疗、使用某些药物（砷剂、锑剂、免疫抑制药）、神经系统障碍及疲劳等，此种潜伏的病毒可被激发而引起该神经区的带状疱疹。

3. 中医认识

中医称本病为"缠腰火丹""蛇串疮"。中医学认为，本病主要是由于情志内伤，肝气郁结，久而化火，肝经火毒，外溢皮肤而发；或饮食失节，脾失健运，湿热内生，蕴湿化热，湿热搏结，蕴积肌肤而成；或湿热蕴蒸于皮肤，壅阻经络，而致气血瘀滞，疼痛日久不止。本病初起多为湿热困阻，中期多为湿毒火盛，后期多为火热伤阴，气滞血瘀，或脾虚湿阻，余毒不清。

4. 检查评估要点

根据上述主要机理认识，重点检查肺、心包、胆等经络循行的部位，通过望诊、闻诊、问诊、触诊初步判断上述经络的虚实。

若见手心热、臂肘挛急、腋肿、胸胁支满、心悸、面赤、头昏、头痛，则为心包经实证；若见失眠多梦、健忘心烦、心痛、语言不畅、掌心热、中指挛痛，则为心包经虚证。

若见偏头痛、颔痛、目锐眦痛、缺盆中肿痛、腋下肿、瘰疬、汗出振寒、右侧上腹部疼痛、口苦、眩晕、耳鸣，则为胆经实证；若见头昏，身寒冷重滞，肤色晦暗，胸胁、胁肋部、髋关节、膝外至胫、小腿外侧下段、外踝前皆痛，小趾次趾挛痛，则为胆经虚证。

若见心包经络脉色青为寒证、痛证，色红为实热证，肿胀鼓突并且颜色黑暗为顽症，局部颜色淡一般为虚证。余经同此。

切按时，若心包经经络所过之处皮肤冰凉低温，多属虚证；心包经经络所过之处皮肤发热，局部温度升高，按之疼痛，多属实。余经同此。

5. 砭法调理

根据上述综合检查评估结果，结合人体实际，找出本次调理应该优先处理的经络。

若检查评估为心包经实证，按照心包经实证给予泻法处理。

若检查评估为胆经实证，按照胆经实证给予泻法处理。

6. 注意事项

根据所发部位，结合检查评估，优选相应经络进行调整。少年和青壮年多为肝胆湿热，以泻法为主。老年患者经久不愈的，多为阳气不足，重点检查肺、脾、肾经，适度考虑用补法治疗。

其余事项同上。

第十节 寻常疣

1. 概述

寻常疣是一种常见的由病毒感染引起的发于皮肤浅表的良性赘生物，以局灶性表皮增厚、坚硬，表面干燥粗糙如刺的疣状物，能自身接触播散为特点。

2. 西医认识

寻常疣的病原体是人类乳头瘤病毒，人是它的唯一宿主，宿主细胞是皮肤和黏膜上皮细胞，病毒存在于棘细胞层中，并可促使细胞增生，形成疣状损害。其主要由于直接接触传染，亦可通过污染器物损伤皮肤而间接感染。

3. 中医认识

中医称本病为"疣目""枯筋箭""千日疮""瘊子"。本病主要是由于风热毒邪搏于肺卫，肝经血燥，血不养筋，筋气不荣，肌肤不润所致，或因气血不和，腠理不密，感受毒邪，致使气血凝滞，瘀聚肌肤而成。

4. 检查评估要点

根据上述主要机理认识，重点检查肺、膀胱等经络循行的部位，通过望诊、闻诊、问诊、触诊初步判断上述经络的虚实。

若见手心热，咳嗽，呼吸不畅，咽喉痛，肩背痛，痔疮，小便淋沥不尽，频繁哈欠，则为肺经实证；若见倦怠乏力，少气懒言，面色苍白，容易外感，皮毛干枯，

呼吸气短，手足畏寒，情绪低落，甚至悲伤，则为肺经虚证。

若见尿频、痔疮、疟疾、癫狂、目黄、泪出、鼻塞流涕、鼻衄，则为膀胱经实证；若见头、项背部、腰部、臀部、腘窝部、小腿后侧、脚发凉且疼痛，则为膀胱经虚证。

若见肺经络脉色青为寒证、痛证，色红为实热证，肿胀鼓突并且颜色黑暗为顽症，局部颜色淡一般为虚证。余经同此。

切按时，若肺经经络所过之处皮肤冰凉低温，多属虚证；肺经经络所过之处皮肤发热，局部温度升高，按之疼痛，多属实。余经同此。

5. 砭法调理

根据上述综合检查评估结果，结合人体实际，找出本次调理应该优先处理的经络。

若检查评估为肺经虚证，按照肺经虚证给予补法处理。

若检查评估为膀胱经实证，按照膀胱经实证给予泻法处理。

6. 注意事项

基本事项同上。

第十一节 扁平疣

1. 概述

扁平疣是一种常见的病毒性皮肤病，好发于青年人面部或手背及前臂，以米粒至黄豆大的扁平丘疹为特点。

2. 西医认识

扁平疣的病原体为人体乳头瘤病毒。大多突然起病，皮损多发于面部、手背、手臂，表现为大小不等的扁平丘疹，轻度隆起，表面光滑，呈圆形、椭圆形或多角形，边界清楚，可密集分布，或由于局部搔抓而呈线状排列，一般无自觉症状，部分患者自觉轻微瘙痒。病程呈慢性经过，可持续多年，部分患者可自行好转。

3. 中医认识

中医称本病为"扁瘊"。本病是由于外感风热之毒，蕴阻肌肤；或肝失疏泄，肝经郁热，血燥聚结；或由于气血不和，肺脾气虚，痰湿阻络所致。

4. 检查评估要点

根据上述主要机理认识，重点检查肺、胃等经络循行的部位，通过望诊、闻诊、问诊、触诊初步判断上述经络的虚实。

若见易怒，焦虑，烦躁不安，胸闷，呕逆，腰痛，乳房红肿热痛，咽喉肿痛，头部正顶痛，眩晕，则为肝经实证；若见月经量少，闭经，不孕，乳癖，视物昏花，疝气，遗尿，小便淋沥不尽，面色发青，筋松软无力，手足指趾枯槁，则为肝经虚证。

若见手心热，咳嗽，呼吸不畅，咽喉痛，肩背痛，痔疮，小便淋沥不尽，频繁哈欠，则为肺经实证；若见倦怠乏力，少气懒言，面色苍白，容易外感，皮毛干枯，呼吸气短，手足畏寒，情绪低落，甚至悲伤，则为肺经虚证。

若见肝经络脉色青为寒证、痛证，色红为实热证，肿胀鼓突并且颜色黑暗为顽症，局部颜色淡一般为虚证。余经同此。

切按时，若肝经经络所过之处皮肤冰凉低温，多属虚证；肝经经络所过之处皮肤发热，局部温度升高，按之疼痛，多属实。余经同此。

5. 砭法调理

根据上述综合检查评估结果，结合人体实际，找出本次调理应该优先处理的经络。

若检查评估为肝经实证，按照肝经实证给予泻法处理。

若检查评估为肺经虚证，按照肺经虚证给予补法处理。

6. 注意事项

可酌情在疣体周围加强刮拭，使热感透至皮肤深层。

其他事项同上。

第十二节　毛囊炎、疖及疖病

1. 概述

毛囊炎与疖系由金黄色葡萄球菌侵犯毛囊及毛囊周围的化脓性炎症。毛囊炎为毛囊发生的急性、亚急性或慢性化脓性或非化脓性炎症；疖是一种急性化脓性毛囊深部和毛囊周围感染；多发及反复发作者，称疖病。

2. 西医认识

毛囊炎、疖及疖病的病原菌主要为金黄色葡萄球菌，其次为表皮葡萄球菌。糖尿病、肾炎贫血及瘙痒性皮肤病等患者易于发生。其中疖病与机体抵抗力降低有密切关系。经常接触焦油类物质，或长期应用焦油类或皮质类固醇激素药物，以及皮肤经常受到摩擦等刺激，均可成为诱发因素。

3. 中医认识

中医把发于颈后发际者称为"发际疮"，发于须部者称为"须疮"，发于臀部者称为"坐板疮"，另外还有"暑疖""热疖""疖疮""蝼蛄疖"之称。中医认为，内郁湿热，外感风邪，两相搏结，蕴阻肌肤，或夏秋季节感受暑毒，或因天气闷热，汗出不畅，暑湿热蕴蒸肌肤，引起痱子，复经搔抓，破伤染毒，或体质虚弱，皮毛不固，外邪侵袭肌肤，均可发病。

4. 检查评估要点

根据上述主要机理认识，重点检查肺、心包等经络循行的部位，通过望诊、闻诊、问诊、触诊初步判断上述经络的虚实。

若见手心热，咳嗽，呼吸不畅，咽喉痛，肩背痛，痔疮，小便淋沥不尽，频繁哈欠，则为肺经实证；若见倦怠乏力，少气懒言，面色苍白，容易外感，皮毛干枯，呼吸气短，手足畏寒，情绪低落，甚至悲伤，则为肺经虚证。

若见手心热、臂肘挛急、腋肿、胸胁支满、心悸、面赤、头昏、头痛，则为心包经实证；若见失眠多梦、健忘心烦、心痛、语言不畅、掌心热、中指挛痛，则为心包经虚证。

若见肺经络脉色青为寒证、痛证，色红为实热证，肿胀鼓突并且颜色黑暗为顽症，局部颜色淡一般为虚证。余经同此。

切按时，若肺经经络所过之处皮肤冰凉低温，多属虚证；肺经经络所过之处皮肤发热，局部温度升高，按之疼痛，多属实。余经同此。

5. 砭法调理

根据上述综合检查评估结果，结合人体实际，找出本次调理应该优先处理的经络。

若检查评估为心包经实证，按照心包经实证给予泻法处理。

若检查评估为肺经实证，按照肺经实证给予泻法处理。

6. 注意事项

在病情平稳期，砭法操作可以配合正规治疗方法使用。

其余事项同上。

第十三节　丹　毒

1. 概述

丹毒是由溶血性链球菌感染引起的皮肤和皮下组织内的淋巴管及周围软组织的

急性炎症。为好发于颜面及下肢的局限性红肿，境界明显，扩展迅速，罕见化脓。

2. 西医认识

丹毒的病原菌为 A 族乙型溶血性链球菌。大多由皮肤或黏膜破伤而侵入，足癣、小腿溃疡、瘙痒性皮肤病、接种、放射线损伤、皮肤皲裂或轻微外伤等均可成为诱发因素。复发性丹毒系细菌潜伏于淋巴管内，当身体抵抗力下降时，即可复发。

3. 中医认识

中医称本病亦为丹毒。本病的发生，多由于血分有热，火毒侵犯肌肤。血热内蕴，破伤染毒，复感风热湿邪，内外合邪，热毒之气蕴结而发。皮肤破损、嗜辛酗酒、正气亏虚、卫外乏力，均与本病的发生有关。

4. 检查评估要点

根据上述主要机理认识，重点检查胃、心包、肝等经络循行的部位，通过望诊、闻诊、问诊、触诊初步判断上述经络的虚实。

若见发热，食欲旺盛且排便迅速，时常感到饥饿，前额疼痛，鼻衄，胃痛，反酸，则为胃经实证；若见身冷，食欲不振，胃中寒，腹胀满，倦怠乏力，则为胃经虚证。

若见手心热、臂肘挛急、腋肿、胸胁支满、心悸、面赤、头昏、头痛，则为心包经实证；若见失眠多梦、健忘心烦、心痛、语言不畅、掌心热、中指挛痛，则为心包经虚证。

若见胃经经络脉色青为寒证、痛证，色红为实热证，肿胀鼓突并且颜色黑暗为顽症，局部颜色淡一般为虚证。余经同此。

切按时，若胃经经络所过之处皮肤冰凉低温，多属虚证；胃经经络所过之处皮肤发热，局部温度升高，按之疼痛，多属实。余经同此。

5. 砭法调理

根据上述综合检查评估结果，结合人体实际，找出本次调理应该优先处理的经络。

若检查评估为心包经实证，按照心包经实证给予泻法处理。

若检查评估为胃经虚证，按照胃经虚证给予补法处理。

6. 注意事项

在病情平稳期，砭法操作可以配合正规治疗方法使用。

其余事项同上。

第十四节 冻 疮

1. 概述

冻疮是寒冷所致的发于末梢部位局限性炎症性皮肤病。本病是中纬度到高纬度地区冬季的常见病，易患者大多具有冻疮体质，每年冬季即患本病，至春季气候转暖后自愈，但次年入冬后又易复发。

2. 西医认识

寒冷是发病的主要原因。低温作用于皮肤，皮肤小动脉痉挛收缩，久之血管麻痹而扩张，静脉淤血，使局部血液循环不良，致局限性组织浸润，产生不同程度炎症。此外，鞋袜过紧、局部多汗、潮湿、自主神经紊乱、肢端血液循环障碍、营养不良、贫血、内分泌障碍、缺乏运动等常为发病诱因。

3. 中医认识

中医学认为，本病系素体阳虚，复感外寒侵袭，寒凝肌肤，气血运行不畅，气血凝滞肌肤而成。

4. 检查评估要点

根据上述主要机理认识，重点检查肾、膀胱等经络循行的部位，通过望诊、闻诊、问诊、触诊初步判断上述经络的虚实。

若见尿频、痔疮、疟疾、癫狂、目黄、泪出、鼻塞流涕、鼻衄，则为膀胱经实证；若见头、项背部、腰部、臀部、腘窝部、小腿后侧、脚发凉且疼痛，则为膀胱经虚证。

若见尿色深赤或浑浊、口热、舌干、咽肿、咳嗽上气、咽干咽痛、心烦、耳鸣，则为肾经实证；若见腹泻、腰骶部和大腿内侧疼痛、阳痿、手足厥冷、疲倦嗜睡、足心热、足跟痛，则为肾经虚证。

若见膀胱经络脉色青为寒证、痛证，色红为实热证，肿胀鼓突并且颜色黑暗为顽症，局部颜色淡一般为虚证。余经同此。

切按时，若膀胱经经络所过之处皮肤冰凉低温，多属虚证；膀胱经经络所过之处皮肤发热，局部温度升高，按之疼痛，多属实。余经同此。

5. 砭法调理

根据上述综合检查评估结果，结合人体实际，找出本次调理应该优先处理的经络。

若检查评估为膀胱经实证，按照膀胱经实证给予泻法处理。

若检查评估为肾经虚证，按照肾经虚证给予补法处理。

6. 注意事项

在病情平稳期，砭法操作可以配合正规治疗方法使用。

冻疮患者多为阳虚体质，在手足三阳经络重点诊察经络异常反应，并按照虚实补泻原则进行操作。

其余事项同上。

第十五节　神经性皮炎

1. 概述

神经性皮炎又称慢性单纯性苔藓，是一种常见的慢性皮肤神经功能障碍性皮肤病，以皮损呈苔藓样变、阵发性剧痒、慢性经过、易于反复发作为主要特征。

2. 西医认识

一般认为，本病系大脑皮质兴奋和抑制功能平衡失调所致。常见的诱因有过度疲劳、精神紧张、搔抓、摩擦、日晒、多汗、饮酒、局部刺激和内分泌失调等。目前认为神经性皮炎不是独立的原发病，是其他皮肤病因为瘙痒而反复搔抓引起皮肤肥厚的一种表现。本病最常见于成人特应性皮炎，也见于神经性瘙痒症。刺激性饮食与不良嗜好（抽烟、酗酒）也可诱发或加重本病。肛门周围及女性阴部神经性皮炎则应排除蛲虫及阴道滴虫或霉菌感染。

3. 中医认识

中医因其好发于颈部，故又名"摄领疮"。其他还有"顽癣""干癣"等称谓。中医认为，本病初起多与风湿热之邪阻滞肌肤，血热生风，湿热蕴阻有关；或与局部刺激、七情内伤、肝郁化火有关；或血虚肝旺，紧张思虑过度，忧愁烦恼而致；或脾胃湿热，复感风邪，蕴阻肌肤而发。病程多缠绵难愈，易反复发作。

4. 检查评估要点

根据上述主要机理认识，重点检查胃、心包等经络循行的部位，通过望诊、闻诊、问诊、触诊初步判断上述经络的虚实。

若见发热，食欲旺盛且排便迅速，时常感到饥饿，前额疼痛，鼻衄，胃痛，反酸，则为胃经实证；若见身冷，食欲不振，胃中寒，腹胀满，倦怠乏力，则为胃经虚证。

若见手心热、臂肘挛急、腋肿、胸胁支满、心悸、面赤、头昏、头痛，则为心包经实证；若见失眠多梦、健忘心烦、心痛、语言不畅、掌心热、中指挛痛，则为心包经虚证。

若见心包经络脉色青为寒证、痛证，色红为实热证，肿胀鼓突并且颜色黑暗为顽症，局部颜色淡一般为虚证。余经同此。

切按时，若心包经经络所过之处皮肤冰凉低温，多属虚证；心包经经络所过之处皮肤发热，局部温度升高，按之疼痛，多属实。余经同此。

5. 砭法调理

根据上述综合检查评估结果，结合人体实际，找出本次调理应该优先处理的经络。

若检查评估为心包经实证，按照心包经实证给予泻法处理。

若检查评估为胃经实证，按照胃经实证给予泻法处理。

6. 注意事项

基本事项同上。

第十六节　结节性痒疹

1. 概述

结节性痒疹是一种慢性炎症性皮肤病，以剧痒和结节性损害为特征。病因与昆虫叮咬、胃肠功能紊乱、内分泌代谢障碍及神经、精神因素有关。本病女性多见。皮损好发于四肢，也可见于腰臀部，最多见于小腿伸侧。

2. 西医认识

病因尚未明确，患者多为过敏体质，与蚊、白蛉等昆虫叮咬有关，新陈代谢异常、胃肠功能失调、内分泌功能紊乱也可能与本病有关。初期为针帽至米粒大的丘疹，逐渐增大成为绿豆至黄豆大、半球形、坚实隆起皮肤表面的丘疹与结节，顶端角化明显，呈疣状外观，表面粗糙，呈褐色或灰褐色，散在孤立，触之有坚实感。由于剧烈搔抓，发生表皮剥脱、出血及血痂。结节周围的皮肤有色素沉着或增厚，呈苔藓样变。

3. 中医认识

本病属中医的"马疥""痒风"等范畴。本病是内蕴湿邪，复感外界风毒，致使湿邪风毒凝聚，经络阻隔，气血凝滞，形成结节作痒，或毒虫叮咬，毒邪内侵所致。

4. 检查评估要点

根据上述主要机理认识，重点检查肝、胆等经络循行的部位，通过望诊、闻诊、问诊、触诊初步判断上述经络的虚实。

若见易怒，焦虑，烦躁不安，胸闷，呕逆，腰痛，乳房红肿热痛，咽喉肿痛，头部正顶痛，眩晕，则为肝经实证；若见月经量少，闭经，不孕，乳癖，视物昏花，疝气，遗尿，小便淋沥不尽，面色发青，筋松软无力，手足指趾枯槁，则为肝经虚证。

若见偏头痛、颔痛、目锐眦痛、缺盆中肿痛、腋下肿、瘰疬、汗出振寒、右侧上腹部疼痛、口苦、眩晕、耳鸣，则为胆经实证；若见头昏，身寒冷重滞，肤色晦暗，胸胁、胁肋部、髋关节、膝外至胫、小腿外侧下段、外踝前皆痛，小趾次趾挛痛，则为胆经虚证。

若见肝经络脉色青为寒证、痛证，色红为实热证，肿胀鼓突并且颜色黑暗为顽症，局部颜色淡一般为虚证。余经同此。

切按时，若肝经经络所过之处皮肤冰凉低温，多属虚证；肝经经络所过之处皮肤发热，局部温度升高，按之疼痛，多属实。余经同此。

5. 砭法调理

根据上述综合检查评估结果，结合人体实际，找出本次调理应该优先处理的经络。

若检查评估为肝经实证，按照肝经实证给予泻法处理。

若检查评估为胆经实证，按照胆经实证给予泻法处理。

6. 注意事项

基本事项同上。

第十七节 痒 疹

1. 概述

痒疹属瘙痒性的皮肤病。皮肤损害多是孤立的丘疹或结节，愈后留以色素沉着，好发于四肢伸侧，局部皮损处有剧烈瘙痒。病程较长，有时数月或数年不愈。

2. 西医认识

本病的原因不明，部分与虫咬、妊娠、接触致敏物、日晒、摄入食物及药物有关。此外，消化系统功能障碍、感染、体内恶性肿瘤、神经精神因素等，都可能与本病的发生有关。

3. 中医认识

本病与中医"粟疮"相类似。中医学认为，本病的发生或因于感受风、湿、热之邪，聚结皮肤，或因饮食不节，脏腑功能失调，阴虚血燥血瘀，肌肤失养所致。

4. 检查评估要点

根据上述主要机理认识，重点检查脾、胃等经络循行的部位，通过望诊、闻诊、问诊、触诊初步判断上述经络的虚实。

若见发热，食欲旺盛且排便迅速，时常感到饥饿，前额疼痛，鼻衄，胃痛，反酸，则为胃经实证；若见身冷，食欲不振，胃中寒，腹胀满，倦怠乏力，则为胃经虚证。

若见偏头痛、耳鸣耳聋、咽喉肿痛、上肢与肩部酸痛、不欲饮食，则为三焦经实证；若见畏寒，自汗，目外眦痛，颊痛，耳后、肩部、肘部、前臂外侧疼痛，手无名指不用，神疲，倦怠，则为三焦经虚证。

若见三焦经络脉色青为寒证、痛证，色红为实热证，肿胀鼓突并且颜色黑暗为顽症，局部颜色淡一般为虚证。余经同此。

切按时，若三焦经经络所过之处皮肤冰凉低温，多属虚证；三焦经经络所过之处皮肤发热，局部温度升高，按之疼痛，多属实。余经同此。

5. 砭法调理

根据上述综合检查评估结果，结合人体实际，找出本次调理应该优先处理的经络。

若检查评估为三焦经实证，按照三焦经实证给予泻法处理。

若检查评估为胃经实证，按照胃经实证给予泻法处理。

6. 注意事项

基本事项同上。

第十八节　银屑病

1. 概述

银屑病俗称牛皮癣，是一种常见的红斑鳞屑性皮肤病。其临床特点是在皮肤上反复出现多层银白色干燥的鳞屑，经过缓慢，具有复发倾向。

2. 西医认识

银屑病的病因尚未完全明了，各家观点不一，其中主要有遗传、感染、免疫、代谢障碍、内分泌影响、神经精神因素等学说。其中较为公认的学说是多基因遗传背景下 T 细胞介导的免疫性疾病。在临床上，病程可分为静止期、进行期和消退期。青壮年为主要的发病群体，在冬季较易发生。

3. 中医认识

中医称本病为"白疕"。银屑病治疗难度较大，并且容易反复发作，对患者身心都造成了一定的影响。近年来，中医外治法在斑块型银屑病的治疗中取得了一定进展，主要包括药浴外洗法、中药封包疗法、针刺疗法、火针疗法、走罐疗法、刺络放血疗法以及火疗等。根据临床研究，目前较为一致的看法是肺胃和肝肾阴血亏虚，燥热毒邪蕴积血分所致。

4. 检查评估要点

根据上述主要机理认识，重点检查肺、胃、膀胱等经络循行的部位，通过望诊、闻诊、问诊、触诊初步判断上述经络的虚实。

若见手心热，咳嗽，呼吸不畅，咽喉痛，肩背痛，痔疮，小便淋沥不尽，频繁哈欠，则为肺经实证；若见倦怠乏力，少气懒言，面色苍白，容易外感，皮毛干枯，呼吸气短，手足畏寒，情绪低落，甚至悲伤，则为肺经虚证。

若见尿频、痔疮、疟疾、癫狂、目黄、泪出、鼻塞流涕、鼻衄，则为膀胱经实证；若见头、项背部、腰部、臀部、腘窝部、小腿后侧、脚发凉且疼痛，则为膀胱经虚证。

若见肺经络脉色青为寒证、痛证，色红为实热证，肿胀鼓突并且颜色黑暗为顽症，局部颜色淡一般为虚证。余经同此。

切按时，若肺经经络所过之处皮肤冰凉低温，多属虚证；肺经经络所过之处皮肤发热，局部温度升高，按之疼痛，多属实。余经同此。

5. 砭法调理

若检查评估为肺经实证，按照肺经实证给予泻法处理。

若检查评估为膀胱经实证，按照膀胱经实证给予泻法处理。

6. 注意事项

在病情静止期，砭法操作可以配合正规治疗方法使用。

根据患者实际年龄特点、体质强弱，结合实际的经络检查评估结果，动态调整砭法治疗思路。重视心理疏导。可适度增强呼吸补泻的强度。

其余事项同上。

第十九节　玫瑰糠疹

1. 概述

玫瑰糠疹是一种常见的急性自限性炎症性皮肤病。其特点是在躯干部出现玫瑰色圆形或椭圆形或环形鳞屑性红斑，长轴与皮纹一致。

2. 西医认识

本病病因尚不明了，一般多倾向于病毒感染，也有人怀疑与细菌、真菌或寄生虫感染以及过敏反应等因素有关。近年来有人认为系自体免疫性疾病。

3. 中医认识

中医学认为，本病是由血热之体，外感风邪，内外合邪，内热凝滞，郁于肌肤，闭塞肌腠而发病。主要为肝肾阴血亏虚，肺经复感外邪。

4. 检查评估要点

根据上述主要机理认识，重点检查肝、肾等经络循行的部位，通过望诊、闻诊、问诊、触诊初步判断上述经络的虚实。

若见尿色深赤或浑浊、口热、舌干、咽肿、咳嗽上气、咽干咽痛、烦心、耳鸣，则为肾经实证；若见腹泻、腰骶部和大腿内侧疼痛、阳痿、手足厥冷、疲倦嗜睡、足心热、足跟痛，则为肾经虚证。

若见易怒，焦虑，烦躁不安，胸闷，呕逆，腰痛，乳房红肿热痛，咽喉肿痛，头部正顶痛，眩晕，则为肝经实证；若见月经量少，闭经，不孕，乳癖，视物昏花，疝气，遗尿，小便淋沥不尽，面色发青，筋松软无力，手足指趾枯槁，则为肝经虚证。

若见肝经络脉色青为寒证、痛证，色红为实热证，肿胀鼓突并且颜色黑暗为顽症，局部颜色淡一般为虚证。余经同此。

切按时，若肝经经络所过之处皮肤冰凉低温，多属虚证；肝经经络所过之处皮肤发热，局部温度升高，按之疼痛，多属实。余经同此。

5. 砭法调理

根据上述综合检查评估结果，结合人体实际，找出本次调理应该优先处理的经络。

若检查评估为肝经实证，按照肝经实证给予泻法处理。

若检查评估为肾经虚证，按照肾经虚证给予补法处理。

6. 注意事项

在病情平稳期，砭法操作可以配合正规治疗方法使用。

注意避让皮损的局部，重视对整体的合理调整。

其余事项同上。

第二十节 白色糠疹

1. 概述

白色糠疹又称单纯糠疹，是一种以圆形或椭圆形色素减退斑、上覆糠秕状鳞屑为特征的常见皮肤病。

2. 西医认识

本病具体病因不明，有学者认为可能与感染有关，如糠秕孢子菌感染，但至今未能分离出致病菌或病毒；或认为与寄生虫感染有关，故有"虫斑"的说法。另外还有学者认为与特异性体质、干燥性皮肤、营养不良或维生素缺乏及强烈日光暴晒有关。

3. 中医认识

中医有"桃花癣""吹花癣""风癣"等名称。认为本病或为肺胃风热，或因虫积毒气滞于头面而成。气血失和不能荣于面肤则发白斑，风盛血热则起鳞屑，风邪上扰则瘙痒。

4. 检查评估要点

根据上述主要机理认识，重点检查肺、脾等经络循行的部位，通过望诊、闻诊、问诊、触诊，初步判断上述经络的虚实。

若见手心热，咳嗽，呼吸不畅，咽喉痛，肩背痛，痔疮，小便淋沥不尽，频繁哈欠，则为肺经实证；若见倦怠乏力，少气懒言，面色苍白，容易外感，皮毛干枯，呼吸气短，手足畏寒，情绪低落，甚至悲伤，则为肺经虚证。

若见恶心、呕吐、腹痛、大便不成形、腹泻、水肿、黄疸，则为脾经实证；若见失眠、乏力、腹中寒冷疼痛、膝关节寒冷肿痛、脚大趾疼痛麻木，则为脾经虚证。

若见肺经络脉色青为寒证、痛证，色红为实热证，肿胀鼓突并且颜色黑暗为顽症，局部颜色淡一般为虚证。余经同此。

切按时，若肺脉经络所过之处皮肤冰凉低温，多属虚证；肺脉经络所过之处皮肤发热，局部温度升高，按之疼痛，多属实。余经同此。

5. 砭法调理

根据上述综合检查评估结果，结合人体实际，找出本次调理应该优先处理的经络。

若检查评估为肺经实证，按照肺经实证给予泻法处理。

若检查评估为脾经虚证，按照脾经虚证给予补法处理。

6. 注意事项

基本事项同前。

第二十一节　黄褐斑

1. 概述

黄褐斑是一种发于面部黑色素过度沉着性皮肤病。以颜面部出现局限性淡褐色或褐色皮肤色斑为特征。

2. 西医认识

病因尚未完全明了。一般认为与内分泌失调有关。其发病与妊娠、长期口服避孕药、月经紊乱有关。可能雌激素刺激黑色素细胞与黄体酮联合作用使黑色素产生增加所致。也见于某些女性生殖系统疾病、结核、癌症、慢性酒精中毒、肝病等情况。某些化妆品及日光照射，与黄褐斑的发生和加剧也有关。

3. 中医认识

中医称本病为"面色黧黑"。认为本病多因肾阴不足，肾水不能上承，或忧思抑郁，肝失条达，郁久化热，火燥结滞于面，或气滞血瘀，胃中郁热，阳明经络阻滞，或汗出当风，肌肤营养失和，或冲任失调，妊娠时期，肝血以养胎而面部失养发病。

4. 检查评估要点

根据上述主要机理认识，重点检查肾、肝等经络循行的部位，通过望诊、闻诊、问诊、触诊，初步判断上述经络的虚实。

若见尿色深赤或浑浊，口热，舌干，咽肿，咳嗽上气，咽干咽痛，烦心，耳鸣，则为肾经实证；若见腹泻，腰骶部和大腿内侧疼痛，阳痿，手足厥冷，疲倦嗜睡，足心热，足跟痛，则为肾经虚证。

若见易怒，焦虑，烦躁不安，胸闷，呕逆，腰痛，乳房红肿热痛，咽喉肿痛，头部正顶痛，眩晕，则为肝经实证；若见月经量少，闭经，不孕，乳癖，视物昏花，疝气，遗尿，小便淋沥不尽，面色发青，筋松软无力，手足指趾枯槁，则为肝经虚证。

若见肝经络脉色青为寒证、痛证，色红为实热证，肿胀鼓突并且颜色黑暗为顽症，局部颜色淡一般为虚证。余经同此。

切按时，若肝脉经络所过之处皮肤冰凉低温，多属虚证；肝脉经络所过之处皮肤发热，局部温度升高，按之疼痛，多属实。余经同此。

5. 砭法调理

根据上述综合检查评估结果，结合人体实际，找出本次调理应该优先处理的经络。

若检查评估为肝经虚证，按照肝经虚证给予补法处理。

若检查评估为肾经虚证，按照肾经虚证给予补法处理。

6. 注意事项

在标准操作之外，可以适当增强对颈项部和腰骶部等的刮拭力度。

应该把治疗思路从面部调理转变为对全身的调节，比如背部的督脉、华佗夹脊穴和膀胱经的双侧线，可以适度增强刮拭和热熨。

其余事项同上。

第二十二节 寻常性痤疮

1. 概述

寻常性痤疮又称青年痤疮，是一种毛囊与皮脂腺的慢性炎症性皮肤病。常于青春期开始发病，好发于面部、胸背等处。据统计，约有80%的成年人在青春期患过痤疮，但每个人发病的轻重程度不一。

2. 西医认识

引起痤疮的原因有多种，其发病机制至今尚未完全清楚，但是痤疮的发病与雄性激素分泌量增多有关，已基本上得到肯定。青春期体内雄性激素水平增高，刺激皮脂腺，使皮脂分泌增多，导致了皮脂淤积，毛囊口堵塞，形成脂栓，增多的皮脂不能及时排出，皮脂就在毛囊内积聚起来，在皮肤上形成一颗颗米粒大的疙瘩，能挤出细条状乳白色豆渣样物质，即是粉刺。皮脂腺的分泌除与雄激素关系密切外，还与性别、年龄、人种、温度等有关。另外遗传、内分泌失调、摄入高糖高脂饮食、消化功能紊乱、便秘、吃辛辣食品及巧克力、饮用刺激性饮料（如浓酒、咖啡、浓茶）、过食煎炒、外用化妆品、口服避孕药、长期服用皮质类固醇激素等，也可引起痤疮的发生。

3. 中医认识

中医称本病为"痤""粉刺""肺风粉刺"，俗称暗疮、青春痘等。中医学认为，痤疮与肺、脾、肾有关，由于肺经有热、外感风热，以致风热郁滞皮肤，或饮食不节，过食肥甘厚味、辛辣煎炒，脾胃湿热内生，外蒸肌肤而致，或肾气旺盛，命门火旺，心火炽盛上炎面部所致。

4. 检查评估要点

根据上述主要机理认识，重点检查肺、胃等经络循行的部位，通过望诊、闻诊、问诊、触诊，初步判断上述经络的虚实。

若见手心热，咳嗽，呼吸不畅，咽喉痛，肩背痛，痔疮，小便淋沥不尽，频繁哈欠，则为肺经实证；若见倦怠乏力，少气懒言，面色苍白，容易外感，皮毛干枯，呼吸气短，手足畏寒，情绪低落，甚至悲伤，则为肺经虚证。

若见发热，食欲旺盛且排便迅速，时常感到饥饿，前额疼痛，鼻衄，胃痛，反酸，则为胃经实证；若见身冷，食欲不振，胃中寒，腹胀满，倦怠乏力，则为胃经虚证。

若见肺经络脉色青为寒证、痛证，色红为实热证，肿胀鼓突并且颜色黑暗为顽症，局部颜色淡一般为虚证。余经同此。

切按时，若肺脉经络所过之处皮肤冰凉低温，多属虚证；肺脉经络所过之处皮肤发热，局部温度升高，按之疼痛，多属实。余经同此。

5. 砭法调理

根据上述综合检查评估结果，结合人体实际，找出本次调理应该优先处理的经络。

若检查评估为胃经实证，按照胃经实证给予泻法处理。

若检查评估为肺经实证，按照肺经实证给予泻法处理。

6. 注意事项

注意避让皮损部位。根据实际情况，酌情增大刮拭力度和区域。

其余事项同上。

第二十三节　酒渣鼻

1. 概述

酒渣鼻又名"玫瑰痤疮""酒渣性痤疮"，是血管运动神经失调引起的局部皮肤毛细血管长期扩张所致的慢性皮肤疾病。皮损特点为弥漫性皮肤潮红，伴有丘疹、脓疱及毛细血管扩张等，因其发生于面部，尤以鼻尖部最为显著，所以严重影响了面部的容貌。

2. 西医认识

酒渣鼻的发病原因尚不完全明了，可能是在皮脂溢出的基础上，体内外各种有害因子的作用，使颜面血管运动神经失调，毛细血管长期扩张的结果。常见各种有害因子包括：嗜酒，进食辛辣刺激性食物，饮浓茶、咖啡，胃肠功能紊乱，病灶感染，高温或寒冷刺激，精神因素，内分泌障碍，心血管疾病，毛孔内毛囊虫寄生等。

3. 中医认识

中医称本病为"酒糟鼻""赤鼻"等。中医学认为，本病多由肺胃积热上蒸，每遇风寒外束，血瘀凝结而成。或饮食辛辣刺激之品，嗜酒之人，湿热熏蒸，复遇风寒之邪，交阻肌肤所致。

4. 检查评估要点

根据上述主要机理认识，重点检查心包、脾等经络循行的部位，通过望诊、闻诊、问诊、触诊，初步判断人体上述经络的虚实。

若见恶心、呕吐、腹痛、大便不成形、腹泻、水肿、黄疸，则为脾经实证；若见失眠、乏力、腹中寒冷疼痛、膝关节寒冷肿痛、脚大趾疼痛麻木，则为脾经虚证。

若见手心热、臂肘挛急、腋肿、胸胁支满、心悸、面赤、头昏、头痛，则为心包经实证；若见失眠多梦、健忘心烦、心痛、语言不畅、掌心热、中指挛痛，则为心包经虚证。

若见心包经络脉色青为寒证、痛证，色红为实热证，肿胀鼓突并且颜色黑暗为顽症，局部颜色淡一般为虚证。余经同此。

切按时，若心包脉经络所过之处皮肤冰凉低温，多属虚证；心包脉经络所过之处皮肤发热，局部温度升高，按之疼痛，多属实。余经同此。

5. 砭法调理

根据上述综合检查评估结果，结合人体实际，找出本次调理应该优先处理的经络。

若检查评估为心包经实证，按照心包经实证给予泻法处理。

若检查评估为脾经实证，按照脾经实证给予泻法处理。

6. 注意事项

基本事项同上。

第二十四节 脂溢性皮炎

1. 概述

脂溢性皮炎是在皮脂溢出部位，皮脂分泌过多，由于内外刺激而引起的一种红斑鳞屑炎症性皮肤病。其继发湿疹样变化称为脂溢性湿疹。

2. 西医认识

脂溢性皮炎是在皮脂溢出症的基础上而发症，所以引起脂溢性皮炎主要先有皮脂的溢出过多，皮脂溢出过多的原因多与性激素平衡失调有关，特别是雄性激素的水平增高，促使皮脂腺分泌增多所致。在皮脂分泌过多的基础上，下列因素可促使或诱发脂溢性皮炎：细菌感染、鳞屑或痂皮的自体过敏作用、消化不良、内分泌功能失调、遗传因素、代谢障碍、精神因素、B 族维生素缺乏、机械性刺激、化学性刺激、进食过多高能量饮食、饮酒、进食辛辣刺激之品、不良卫生习惯等。这些均可导致本病的发生和发展。

3. 中医认识

中医称本病为"面游风""白屑风""纽扣风"。中医学认为，本病为风邪侵袭，郁久则使血燥，阴血不足，风燥热邪蕴阻肌肤，肌肤失去濡养而致。或由于过食肥甘油腻、辛辣酒类等，以致肠胃运化失常，湿热内生，湿热蕴积肌肤而成。

4. 检查评估要点

根据上述主要机理认识，重点检查脾、胆等经络循行的部位，通过望诊、闻诊、问诊、触诊，初步判断上述经络的虚实。

若见恶心、呕吐、腹痛、大便不成形、腹泻、水肿、黄疸，则为脾经实证；若见失眠、乏力、腹中寒冷疼痛、膝关节寒冷肿痛、脚大趾疼痛麻木，则为脾经虚证。

若见偏头痛、颌痛、目锐眦痛、缺盆中肿痛、腋下肿、瘰疬、汗出振寒、右侧上腹部疼痛、口苦、眩晕、耳鸣，则为胆经实证；若见头昏，身寒冷重滞，肤色晦暗，胸胁、胁肋部、髋关节、膝外至胫、小腿外侧下段、外踝前皆痛，小趾次趾挛痛，则为胆经虚证。

若见脾经络脉色青为寒证、痛证，色红为实热证，肿胀鼓突并且颜色黑暗为顽症，局部颜色淡一般为虚证。余经同此。

切按时，若脾脉经络所过之处皮肤冰凉低温，多属虚证；脾脉经络所过之处皮肤发热，局部温度升高，按之疼痛，多属实。余经同此。

5. 砭法调理

根据上述综合检查评估结果，结合人体实际，找出本次调理应该优先处理的经络。

若检查评估为脾经虚证，按照脾经虚证给予补法处理。

若检查评估为胆经实证，按照胆经实证给予泻法处理。

6. 注意事项

基本事项同上。

第二十五节　唇　炎

1. 概述

唇炎是一组唇部黏膜慢性炎症性疾病。在临床上可分为接触性唇炎、剥脱性唇炎、光化性唇炎、腺性唇炎、肉芽肿性唇炎、浆细胞性唇炎等类型。多发生于下唇部，临床上以局部红肿痒痛、干燥脱屑、溃烂流黄水为特征。

2. 西医认识

接触性唇炎为唇部及其周围的皮肤接触某些刺激物或致敏物引起的变态反应性炎症现象。剥脱性唇炎的原因不明，可能与急性炎症、日晒、烟酒及化妆品刺激有关，常伴有脂溢性皮炎、皮脂腺异位症，或有舔唇、咬指甲的习惯。某些含有致敏物的唇膏、牙膏，有些含有抗生素或其他药品的漱口水等也可能致敏而发生唇炎。

白色念珠菌感染可引起真菌性唇炎。裂沟深者可向皮肤延伸，并可出血及形成血痂，裂沟经久难愈。

光线性唇炎与日光照射有密切关系，症状轻重与照射时间长短成正比，多见于内服或外用含有光敏性物质再经日光照射致敏而发病。本病有一定的家族遗传史。浆细胞性唇炎可能是对一些未明刺激（如机械创伤、光化性损伤）的免疫反应。

3. 中医认识

唇炎在中医古籍中有"舔唇风""唇湿""驴嘴风"等名。此证多发生于下唇，由阳明胃经风火凝结而成。初起发痒，色红作肿，日久破裂流水，疼如火燎，如风盛则不时抖动。或由于脾胃湿热内蕴，郁久化火，火邪熏蒸，日久精伤血燥而成。

4. 检查评估要点

根据上述主要机理认识，重点检查胃、心包等经络循行的部位，通过望诊、闻诊、问诊、触诊，初步判断上述经络的虚实。

若见发热，食欲旺盛且排便迅速，时常感到饥饿，前额疼痛，鼻衄，胃痛，反酸，则为胃经实证；若见身冷，食欲不振，胃中寒，腹胀满，倦怠乏力，则为胃经虚证。

若见手心热、臂肘挛急、腋肿、胸胁支满、心悸、面赤、头昏、头痛，则为心包经实证；若见失眠多梦、健忘心烦、心痛、语言不畅、掌心热、中指挛痛，则为心包经虚证。

若见胃经络脉色青为寒证、痛证，色红为实热证，肿胀鼓突并且颜色黑暗为顽症，局部颜色淡一般为虚证。余经同此。

切按时，若胃经经络所过之处皮肤冰凉低温，多属虚证；胃经经络所过之处皮肤发热，局部温度升高，按之疼痛，多属实。余经同此。

5. 砭法调理

根据上述综合检查评估结果，结合人体实际，找出本次调理应该优先处理的经络。

若检查评估为胃经实证，按照胃经实证给予泻法处理。

若检查评估为心包经实证，按照心包经实证给予泻法处理。

6. 注意事项

基本事项同上。

第十二章
妇科疾病

第一节　霉菌性阴道炎

1. 概述

霉菌性阴道炎主要是由于感染了白色念珠菌、新隐球菌及其他念珠菌引起的阴道炎症。在治疗无效或经常复发的阴道炎人体中常可分离出这类霉菌。临床上以白带增多，呈豆腐渣样，阴部瘙痒、灼痛等为主要表现。

2. 西医认识

霉菌性阴道炎的易患因素与机体的细胞免疫力低下有关。应用免疫抑制剂，长期应用广谱抗菌素、肾上腺皮质激素、抗肿瘤药物等，可致体内菌群失调，改变了阴道内微生物之间的相互抑制关系，致使霉菌繁殖引起感染。此外孕妇、糖尿病患者，接受雌激素治疗的患者以及严重的传染病、消耗性疾病、缺乏 B 族维生素等也成为本病的易感人群和好发因素。本病的治疗主要是消除诱因、杀菌、改变阴道的酸碱度等。

3. 中医认识

霉菌性阴道炎归属于中医学"带下病""阴痒"范畴。《金匮要略》中称"下白物"。本病形成系由脾气之虚、肝气之郁、湿气之浸、热气之逼、带脉之伤所致。此外尚可因摄生不慎，洗浴用具不洁，感染湿毒，直犯阴器，侵于任带二脉，致任脉不固，带脉失约，秽液下流而发。治疗上以补虚泻实、清热利湿解毒为主。

4. 检查评估要点

根据上述主要机理认识，重点检查脾、肝等经络循行的部位，通过望诊、闻诊、问诊、触诊，初步判断上述经络的虚实。

若见恶心、呕吐、腹痛、大便不成形、腹泻、水肿、黄疸，则为脾经实证；若

见失眠、乏力、腹中寒冷疼痛、膝关节寒冷肿痛、脚大趾疼痛麻木，则为脾经虚证。

若见易怒，焦虑，烦躁不安，胸闷，呕逆，腰痛，乳房红肿热痛，咽喉肿痛，头部正顶痛，眩晕，则为肝经实证；若见月经量少，闭经，不孕，乳癖，视物昏花，疝气，遗尿，小便淋沥不尽，面色发青，筋松软无力，手足指趾枯槁，则为肝经虚证。

若见肝经络脉色青为寒证、痛证，色红为实热证，肿胀鼓突并且颜色黑暗为顽症，局部颜色淡一般为虚证。余经同此。

切按时，若肝经经络所过之处皮肤冰凉低温，多属虚证；肝经经络所过之处皮肤发热，局部温度升高，按之疼痛，多属实。余经同此。

5. 砭法调理

根据上述综合检查评估结果，结合人体实际，找出本次调理应该优先处理的经络。

若检查评估为脾经虚证，按照脾经虚证给予补法处理。

若检查评估为肝经实证，按照肝经实证给予泻法处理。

6. 注意事项

除了标准操作流程之外，还可以根据实际情况，增加对腰骶部的刮拭。

基本事项同上。

第二节　滴虫性阴道炎

1. 概述

滴虫性阴道炎是感染了阴道毛滴虫后引起的一种阴道炎症，是最常见的阴道炎症之一。临床上以白带增多、质稀有泡沫、秽臭、阴道瘙痒为主要表现。

2. 西医认识

滴虫性阴道炎的发病是由于感染的阴道毛滴虫消耗了阴道内的糖原，破坏了阴道的自净防御机能，继发细菌感染所致。滴虫的传染途径有二：①直接传染，即通过性交传染；②间接传染，通过公共浴盆、浴池、浴巾、游泳池、衣物、器械等途径传播。此外滴虫尚可寄居于尿道、膀胱、肾盂等处，最适宜滴虫生存的 pH 值为 5.5 ～ 6.0。本病的治疗以杀菌、灭虫为主要手段。

3. 中医认识

滴虫性阴道炎属于中医学"带下病""阴痒"的范畴。病因为肝经血少，津液枯竭，气血不能运行，而壅郁生湿，湿生热，热生虫。治法除清热渗湿杀虫外，又当滋肝养血，补助脾土，养阴燥湿。

4. 检查评估要点

根据上述主要机理认识，重点检查脾、心包等经络循行的部位，通过望诊、闻诊、问诊、触诊，初步判断上述经络的虚实。

若见恶心、呕吐、腹痛、大便不成形、腹泻、水肿、黄疸，则为脾经实证；若见失眠、乏力、腹中寒冷疼痛、膝关节寒冷肿痛、脚大趾疼痛麻木，则为脾经虚证。

若见手心热、臂肘挛急、腋肿、胸胁支满、心悸、面赤、头昏、头痛，则为心包经实证；若见失眠多梦、健忘心烦、心痛、语言不畅、掌心热、中指挛痛，则为心包经虚证。

若见心包经络脉色青为寒证、痛证，色红为实热证，肿胀鼓突并且颜色黑暗为顽症，局部颜色淡一般为虚证。余经同此。

切按时，若心包经经络所过之处皮肤冰凉低温，多属虚证；心包经经络所过之处皮肤发热，局部温度升高，按之疼痛，多属实。余经同此。

5. 砭法调理

根据上述综合检查评估结果，结合人体实际，找出本次调理应该优先处理的经络。

若检查评估为心包经实证，按照心包经实证给予泻法处理。

若检查评估为脾经虚证，按照脾经虚证给予补法处理。

6. 注意事项

除了标准操作流程之外，还可以根据实际情况，增加对腰骶部的刮拭。

基本事项同上。

第三节 慢性子宫颈炎

1. 概述

慢性子宫颈炎是妇科疾病中最为常见的一种。经产妇女较为多见。临床主要表现为白带增多，呈乳白色或微黄色，或为黏稠状脓性，有时为血性或夹杂血丝。一般通过妇科检查不难诊断。宫颈局部多表现为子宫颈糜烂、子宫颈肥大、子宫颈管炎、子宫颈腺体囊肿及子宫颈鳞状上皮化生等。

2. 西医认识

宫颈内膜皱襞及分泌物等客观因素的存在，使细菌易于生长。另外，长期的慢性刺激，或性生活不洁，或分娩时细菌侵入感染后不易彻底清除等，均可以导致慢性子宫颈炎。目前很多学者认识到慢性宫颈炎与宫颈癌的发病有一定关系，故积极治疗宫颈炎对预防宫颈癌有重要意义。迄今为止，本病的治疗方法以局部治疗为主，采用药物疗法或物理疗法。对特殊较重的病例，经过各种治疗无效者也可采取手术治疗。

3. 中医认识

慢性子宫颈炎临床主要表现为阴道分泌物增多，色白或黄白相兼，有异味。这与中医的带下病相似，故属"带下"范畴。此为妇女常见病、多发病，因此有"十女九带"之说。带下病是由外感和内伤所致湿浊内停，伤及任带二脉，造成任脉不固，带脉失约，导致带下。因此，本病与肝、脾、肾三脏均有关联。调理上要调脏腑，行气血，辨阴阳，本着虚者补之、实者泻之、寒者热之、热者寒之的原则，临证灵活运用，方能药到病除。

4. 检查评估要点

根据上述主要机理认识，重点检查肺、脾、肾等经络循行的部位，通过望诊、闻诊、问诊、触诊，初步判断上述经络的虚实。

若见恶心、呕吐、腹痛、大便不成形、腹泻、水肿、黄疸，则为脾经实证；若见失眠、乏力、腹中寒冷疼痛、膝关节寒冷肿痛、脚大趾疼痛麻木，则为脾经虚证。

若见尿色深赤或浑浊、口热、舌干、咽肿、咳嗽上气、咽干咽痛、烦心、耳鸣，则为肾经实证；若见腹泻、腰骶部和大腿内侧疼痛、阳痿、手足厥冷、疲倦嗜睡、足心热、足跟痛，则为肾经虚证。

若见脾经络脉色青为寒证、痛证，色红为实热证，肿胀鼓突并且颜色黑暗为顽症，局部颜色淡一般为虚证。余经同此。

切按时，若脾经经络所过之处皮肤冰凉低温，多属虚证；脾经经络所过之处皮肤发热，局部温度升高，按之疼痛，多属实。余经同此。

5. 砭法调理

根据上述综合检查评估结果，结合人体实际，找出本次调理应该优先处理的经络。

若检查评估为肾经虚证，按照肾经虚证给予补法处理。

若检查评估为脾经虚证，按照脾经虚证给予补法处理。

6. 注意事项

除了标准操作流程之外，还可以根据实际情况，增加对腰骶部的刮拭。

基本事项同上。

第四节 闭 经

1. 概述

闭经是妇科疾病中常见的症状，通常按闭经出现的时间分为原发性和继发性两类。凡地处温带，年逾 18 周岁而月经尚未来潮者，称为原发性闭经；而在月经周期建立以后，非生理性停经达到或超过 3 个月者，称为继发性闭经。

2. 西医认识

子宫内膜周期性的变化是由卵巢周期性变化引起的，卵巢的正常功能是由脑垂体前叶分泌的促性腺激素所调节，而垂体分泌的促性腺激素又受下丘脑分泌的促性腺激素释放激素和催乳素抑制因子的控制。为此，下丘脑 – 垂体 – 卵巢轴中任何一个环节受到干扰，均可导致月经紊乱，以至闭经。闭经的病因十分复杂，它不但涉及下丘脑 – 垂体 – 卵巢轴，而且有时发生在内分泌器官的器质性病变。目前多按发病部位分为全身性疾病所致的闭经、肾上腺皮质功能失调性闭经、甲状腺功能失调性闭经、子宫性闭经以及使用避孕药后所致的闭经等。因多种疾病都可引发闭经，故对于本病的治疗需尽早明确发病的原因，根据病因进行适当及时的治疗。

3. 中医认识

闭经，中医学中亦称"闭经"。闭经分为虚、实两类。虚者多因先天不足或后天损伤，致经源匮乏，血海空虚，无余可下；实者多因邪气阻隔，胞脉壅塞，冲任阻滞，血海不满不溢。临证常分为肝肾不足、气血虚弱等多种类型。

4. 检查评估要点

根据上述主要机理认识，重点检查脾、肾、膀胱、肝等经络循行的部位，通过望诊、闻诊、问诊、触诊，初步判断上述经络的虚实。

若见痔疮、疟疾、癫狂、头项疼痛、目黄、泪出、鼻塞流涕、鼻衄，则为膀胱经实证；若见项背部、腰部、臀部、腘窝部、小腿后侧和足部疼痛，则为膀胱经虚证。

若见易怒，焦虑，烦躁不安，胸闷，呕逆，腰痛，乳房红肿热痛，咽喉肿痛，头部正顶痛，眩晕，则为肝经实证；若见月经量少，闭经，不孕，乳癖，视物昏花，疝气，遗尿，小便淋沥不尽，面色发青，筋松软无力，手足指趾枯槁，则为肝经虚证。

若见肝经络脉色青为寒证、痛证，色红为实热证，肿胀鼓突并且颜色黑暗为顽症，局部颜色淡一般为虚证。余经同此。

切按时，若肝经经络所过之处皮肤冰凉低温，多属虚证；肝经经络所过之处皮肤发热，局部温度升高，按之疼痛，多属实。余经同此。

5. 砭法调理

根据上述综合检查评估结果，结合人体实际，找出本次调理应该优先处理的经络。

若检查评估为肝经实证，按照肝经实证给予泻法处理。

若检查评估为膀胱经实证，按照膀胱经实证给予泻法处理。

6. 注意事项

除了标准操作流程之外，还可以根据实际情况，增加对腰骶部的刮拭。

基本事项同上。

第五节 痛 经

1. 概述

痛经是指妇女在经期及其前后，出现小腹或腰部疼痛，甚至痛及腰骶，每随月经周期而发，严重者可伴恶心呕吐、冷汗淋漓、手足厥冷甚至昏厥，给工作及生活带来影响。目前临床常将其分为原发性和继发性两种，原发性痛经多指生殖器官无明显病变者，故又称功能性痛经，多见于青春期少女、未婚及已婚未育者。此种痛经在正常分娩后疼痛多可缓解或消失。继发性痛经则多因生殖器官器质性病变所致。

2. 西医认识

原发性痛经的发生除体质、精神因素外，主要与患者分泌期子宫内膜内前列腺素含量过高有关，故痛经经常发生在有排卵的月经周期。另外，子宫颈管狭窄，子宫过度倾屈，导致经血外流不畅，亦可引起痛经。对本病的治疗，目前多采用甾体激素类药物抑制排卵及前列腺素拮抗物、解痉镇痛类药物，这些方法虽可获得疗效，但激素类药物易干扰正常月经周期，导致月经紊乱，而后者半衰期短，疗效不能持久，尚达不到根治的目的。

3. 中医认识

痛经，中医学亦称"痛经"，又名"经行腹痛""经期腹痛""经痛"等。中医学认为，妇女在经期及月经前后，生理上冲任的气血较平时变化急骤，此时若感病邪或潜在病因与气血相干，以致冲任、胞宫气血运行不畅，则"不通则痛"，或致冲任、胞宫失于濡养，而"不荣则痛"。治疗上，以调理冲任气血为主，又须根据不同证型，或行气，或活血，或散寒，或凉血，或补虚，或泻实。方法上治分两步，经期调血止痛治标，平时辨证求因治本，并结合素体情况，或调肝，或益肾，或扶脾，使气血流通，经血畅行，腹痛消失。

4. 检查评估要点

根据上述主要机理认识，重点检查肝、膀胱等经络循行的部位，通过望诊、闻诊、问诊、触诊，初步判断上述经络的虚实。

若见痔疮、疟疾、癫狂、头项疼痛、目黄、泪出、鼻塞流涕、鼻衄，则为膀胱经实证；若见项背部、腰部、臀部、腘窝部、小腿后侧和足部疼痛，则为膀胱经虚证。

若见易怒，焦虑，烦躁不安，胸闷，呕逆，腰痛，乳房红肿热痛，咽喉肿痛，头部正顶痛，眩晕，则为肝经实证；若见月经量少，闭经，不孕，乳癖，视物昏花，疝气，遗尿，小便淋沥不尽，面色发青，筋松软无力，手足指趾枯槁，则为肝经虚证。

若见肝经络脉色青为寒证、痛证，色红为实热证，肿胀鼓突并且颜色黑暗为顽症，局部颜色淡一般为虚证。余经同此。

切按时，若肝经经络所过之处皮肤冰凉低温，多属虚证；肝经经络所过之处皮肤发热，局部温度升高，按之疼痛，多属实。余经同此。

5. 砭法调理

根据上述综合检查评估结果，结合人体实际，找出本次调理应该优先处理的经络。

若检查评估为肝经实证，按照肝经实证给予泻法处理。

若检查评估为膀胱经实证，按照膀胱经实证给予泻法处理。

6. 注意事项

除了标准操作流程之外，还可以根据实际情况，增加对腰骶部的刮拭。

基本事项同上。

第六节　功能失调性子宫出血

1. 概述

功能失调性子宫出血是由内分泌失调所引起的子宫内膜异常出血，简称功血。临床上以阴道不规则流血甚至出现贫血为其特征。本病属非器质性疾病，一般分为无排卵型和排卵型两大类。无排卵型比较多见，占80% ～ 90%，常发生在青春期和绝经期，无排卵型功血多见于中年妇女。

2. 西医认识

正常月经有赖于下丘脑-垂体-卵巢轴系统的相互调节及制约，大脑皮质控制下丘脑的功能。任何内外界因素干扰了此系统的功能均可导致功血。功血的发病机理，主要为性腺内分泌失调，而不同时期发病机理亦不相同。青春期卵巢开始发育，丘脑下部-垂体-卵巢间的调节功能及周期性反馈作用尚未稳定，卵泡虽有发育但无排卵，不同发育时期的卵泡能分泌雌激素，在不同量的雌激素作用下，子宫内膜一直处于增生状态而导致功血。更年期卵巢开始萎缩，失去性激素对丘脑下部和垂体的正反馈作用，使下丘脑分泌促黄体生成素释放因子减少，黄体生成素不能产生中期波峰，而产生过多的促卵泡激素，刺激卵巢形成大型卵泡囊肿或多发性闭锁卵泡，从而不断分泌雌激素，由于雌激素的持续作用，使子宫内膜呈增生期改变或增生过长导致子宫出血。育龄妇女患病，多为黄体生成素分泌不足或持续存在，以致黄体成熟不良或持续分泌而造成子宫内膜不规则剥脱出血。

3. 中医认识

功能失调性子宫出血属于中医学中"崩漏"证的范畴。中医学认为，本病的发生主要是由于冲任损伤所致。各种原因引起的血热、肾虚、脾虚、血瘀等均可伤及冲任二脉，冲任损伤，不能约制其经血，故血从胞中非时而下。少量为漏，大量为崩。

4. 检查评估要点

根据上述主要机理认识，重点检查脾、肾、肝等经络循行的部位，通过望诊、闻诊、问诊、触诊，初步判断上述经络的虚实。

若见恶心、呕吐、腹痛、大便不成形、腹泻、水肿、黄疸，则为脾经实证；若见失眠、乏力、腹中寒冷疼痛、膝关节寒冷肿痛、脚大趾疼痛麻木，则为脾经虚证。

若见易怒，焦虑，烦躁不安，胸闷，呕逆，腰痛，乳房红肿热痛，咽喉肿痛，头部正顶痛，眩晕，则为肝经实证；若见月经量少，闭经，不孕，乳癖，视物昏花，疝气，遗尿，小便淋沥不尽，面色发青，筋松软无力，手足指趾枯槁，则为肝经虚证。

若见肝经络脉色青为寒证、痛证，色红为实热证，肿胀鼓突并且颜色黑暗为顽症，局部颜色淡一般为虚证。余经同此。

切按时，若肝经经络所过之处皮肤冰凉低温，多属虚证；肝经经络所过之处皮肤发热，局部温度升高，按之疼痛，多属实。余经同此。

5. 砭法调理

根据上述综合检查评估结果，结合人体实际，找出本次调理应该优先处理的经络。

若检查评估为肝经实证，按照肝经实证给予泻法处理。

若检查评估为脾经虚证，按照脾经虚证给予补法处理。

6. 注意事项

除了标准操作流程之外，还可以根据实际情况，增加对腰骶部的刮拭。

基本事项同上。

第七节　代偿性月经

1. 概述

代偿性月经是与月经周期相似的周期性子宫外出血的一种疾病。临床最常见的出血部位是鼻黏膜，因此鼻衄是临床常见的症状，多同时伴有月经量减少或闭经。此外，胃、肠、膀胱、肺、乳腺、皮肤、外耳道、眼等部位也可发生。本病以青春期女子多见。

2. 西医认识

本病的发病原因及机理目前尚不清楚，一般认为可能是由于血中雌激素含量减低，血液中产生一种类似优球蛋白样毒素，使黏膜血管扩张，脆性增强，易破裂出血所造成。亦有人认为可能是由于内膜组织通过血流而移植于鼻黏膜及其他部位，受体内激素的影响，和子宫一样发生周期性出血所引起。由于多数病例流血很少，多能自止，故不需任何治疗，但流血量多时则需治疗。主要以止血为主，药物治疗效果目前尚未得到肯定。

3. 中医认识

代偿性月经属中医的"经行吐衄""倒经""逆经""错经"范畴。本病临床上主要表现为经期或经行前后，有规律地出现吐血、衄血，同时可伴有月经量少或月经闭止不行，症状每伴随月经周期发作。中医认为，本病的发生主要是血热气逆，冲任失调。因气为血帅，血随气行，气郁化热，则血热而妄行，气逆则血逆而上溢。经行之际，血不下行而随冲气上逆，出于鼻则为鼻衄，出于口则为吐血。近年来许多医家认为除此之外还可因瘀血内阻胞脉，血行不畅，使郁火上冲，伤及阳络引起口鼻出血。血热之因有情志抑郁，或暴怒伤肝，肝郁气滞，郁久化火，火炎气逆；嗜食辛辣之品，或过服辛燥之剂，致胃火炽盛；也有平素肺肾阴虚，虚火上炎，灼伤血络。本病主要涉及的脏腑为心包、肝。治疗总的原则是"热者清之，逆者平之"。

4. 检查评估要点

根据上述主要机理认识，重点检查心包、肝、肾等经络循行的部位，通过望诊、闻诊、问诊、触诊，初步判断上述经络的虚实。

若见手心热、臂肘挛急、腋肿、胸胁支满、心悸、面赤、头昏、头痛，则为心包经实证；若见失眠多梦、健忘心烦、心痛、语言不畅、掌心热、中指挛痛，则为心包经虚证。

若见尿色深赤或浑浊、口热、舌干、咽肿、咳嗽上气、咽干咽痛、烦心、耳鸣，则为肾经实证；若见腹泻、腰骶部和大腿内侧疼痛、阳痿、手足厥冷、疲倦嗜睡、足心热、足跟痛，则为肾经虚证。

若见心包经经络脉色青为寒证、痛证，色红为实热证，肿胀鼓突并且颜色黑暗为顽症，局部颜色淡一般为虚证。余经同此。

切按时，若心包经经络所过之处皮肤冰凉低温，多属虚证；心包经经络所过之处皮肤发热，局部温度升高，按之疼痛，多属实。余经同此。

5. 砭法调理

根据上述综合检查评估结果，结合人体实际，找出本次调理应该优先处理的经络。

若检查评估为心包经实证，按照心包经实证给予泻法处理。

若检查评估为肾经虚证，按照肾经虚证给予补法处理。

6. 注意事项

基本事项同上。

第八节　子宫肌瘤

1. 概述

子宫肌瘤是由增生的子宫平滑肌组织和少量纤维结缔组织形成的良性肿瘤，为女性生殖器中最常见的肿瘤。发生年龄多在 30 ～ 50 岁，尤多见于不孕的妇女。子宫肌瘤的患者绝大多数无症状，往往在普查或因其他疾病剖腹探查及尸检中发现。因此临床报道的子宫肌瘤发生率远较其真实的发生率为低。临床表现常与肌瘤的生长部位、大小、生长速度等有关。其主要症状有月经改变、压迫症状、阴道分泌物增多、不孕等。

2. 西医认识

子宫肌瘤发生的原因尚不十分清楚。目前普遍认为与雌激素的长期和过度刺激有关。此外，由于子宫肌瘤多数见于未婚、丧偶以及性生活不和谐的妇女，亦有学者认为长期性生活失调而引起盆腔慢性充血，也可能是诱发子宫肌瘤的一个原因。病理大体所见，为单个或多个，大小不一，多为球形的实质性肿瘤，小的直径可仅为数毫米，大的亦有重达数千克。按肌瘤的生长部位可分为宫颈部肌瘤和宫体部肌瘤。绝大多数为宫体部肌瘤。根据肌瘤与子宫肌层的关系又分为肌壁间肌瘤、浆膜下肌瘤及黏膜下肌瘤。治疗方法根据肌瘤大小，采取激素治疗及手术治疗等。

3. 中医认识

子宫肌瘤属于中医学"癥瘕"范畴。中医学认为，本病的形成，多与正气虚弱、血气失调有关。或由经期产后，内伤生冷，或外受风寒，或恚怒伤肝，气逆而血留，或忧思伤脾，气虚而血滞，或积劳积弱，气弱而不行所致。常以气滞血瘀、痰湿内阻等因素结聚而成。且正气虚弱为形成本病的主要病机，一旦形成，邪气愈甚，正气愈伤，故后期则形成正气虚，邪气实，虚实错杂之瘤疾。

4. 检查评估要点

根据上述主要机理认识，重点检查脾、肾、肝、胆等经络循行的部位，通过望诊、闻诊、问诊、触诊，初步判断上述经络的虚实。

若见易怒，焦虑，烦躁不安，胸闷，呕逆，腰痛，乳房红肿热痛，咽喉肿痛，头部正顶痛，眩晕，则为肝经实证；若见月经量少，闭经，不孕，乳癖，视物昏花，疝气，遗尿，小便淋沥不尽，面色发青，筋松软无力，手足指趾枯槁，则为肝经虚证。

若见偏头痛、颔痛、目锐眦痛、缺盆中肿痛、腋下肿、瘰疬、汗出振寒、右侧上腹部疼痛、口苦、眩晕、耳鸣，则为胆经实证；若见头昏，身寒冷重滞，肤色晦暗，胸胁、胁肋部、髋关节、膝外至胫、小腿外侧下段、外踝前皆痛，小趾次趾挛痛，则为胆经虚证。

若见肝经络脉色青为寒证、痛证，色红为实热证，肿胀鼓突并且颜色黑暗为顽症，局部颜色淡一般为虚证。余经同此。

切按时，若肝经经络所过之处皮肤冰凉低温，多属虚证；肝经经络所过之处皮肤发热，局部温度升高，按之疼痛，多属实。余经同此。

5. 砭法调理

根据上述综合检查评估结果，结合人体实际，找出本次调理应该优先处理的

经络。

若检查评估为肝经虚证，按照肝经虚证给予补法处理。

若检查评估为胆经虚证，按照胆经虚证给予补法处理。

6. 注意事项

除了标准操作流程之外，还可以根据实际情况，增加对腰骶部的刮拭。

基本事项同上。

第九节　卵巢肿瘤

1. 概述

卵巢肿瘤是妇科常见的肿瘤，占女性生殖器肿瘤的 32%。卵巢肿瘤可以有不同的性质和形态，有单一型或混合型，一侧或双侧性，囊性或实质性，良性或恶性，并有少数卵巢肿瘤能产生女性或男性性激素。卵巢肿瘤多数为囊性，实质者较少见，囊性瘤多为良性，恶性瘤多为实质性或软硬不均。卵巢肿瘤可发生于任何年龄，但多见于生育期妇女。

2. 西医认识

关于卵巢肿瘤的发病原因至今不明，经研究发现有环境因素和内分泌等因素。临床较为常见的良性卵巢肿瘤有浆液性囊腺瘤、黏液性囊腺瘤、成熟畸胎瘤。还有一些良性卵巢瘤如子宫内膜样瘤、勃勒纳瘤、卵巢纤维瘤、卵泡膜细胞瘤、间质细胞瘤等，临床上较为少见。上述良性卵巢肿瘤虽起源于卵巢不同部位，病理与临床各有特点，但卵巢良性肿瘤一般临床表现有其共性，治疗以手术为主。临床较为常见的恶性卵巢肿瘤有浆液性囊腺癌、黏液性囊腺癌、卵巢内胚窦瘤。还有一些恶性卵巢瘤如子宫内膜样癌、透明细胞癌、未成熟畸胎瘤、无性细胞瘤、颗粒细胞瘤等，临床上较为少见。由于卵巢恶性肿瘤早期无明显症状，恶性者易扩散，晚期病例疗效不佳，成为威胁妇女生命的主要妇科肿瘤。

3. 中医认识

卵巢肿瘤属中医学"癥瘕""积聚""肠覃""石瘕"的范畴。本病的形成多由禀赋不足，外受六淫所侵，内因情志不遂，气血运行失常及脏腑功能失调，邪气内聚冲任，发为积块。病程久延，正气益伤，而邪气益甚，故本病的病理性质总属本虚标实。本病的治疗根据辨证，初起邪实以攻邪为主兼以扶正，后期正虚为主，宜扶正祛邪。

4. 检查评估要点

根据上述主要机理认识，重点检查脾、肾、肝等经络循行的部位，通过望诊、闻诊、问诊、触诊，初步判断上述经络的虚实。

若见易怒，焦虑，烦躁不安，胸闷，呕逆，腰痛，乳房红肿热痛，咽喉肿痛，头部正顶痛，眩晕，则为肝经实证；若见月经量少，闭经，不孕，乳癖，视物昏花，疝气，遗尿，小便淋沥不尽，面色发青，筋松软无力，手足指趾枯槁，则为肝经虚证。

若见尿色深赤或浑浊、口热、舌干、咽肿、咳嗽上气、咽干咽痛、烦心、耳鸣，则为肾经实证；若见腹泻、腰骶部和大腿内侧疼痛、阳痿、手足厥冷、疲倦嗜睡、足心热、足跟痛，则为肾经虚证。

若见肝经络脉色青为寒证、痛证，色红为实热证，肿胀鼓突并且颜色黑暗为顽症，局部颜色淡一般为虚证。余经同此。

切按时，若肝经经络所过之处皮肤冰凉低温，多属虚证；肝经经络所过之处皮肤发热，局部温度升高，按之疼痛，多属实。余经同此。

5. 砭法调理

根据上述综合检查评估结果，结合人体实际，找出本次调理应该优先处理的经络。

若检查评估为肝经实证，按照肝经实证给予泻法处理。

若检查评估为肾经虚证，按照肾经虚证给予补法处理。

6. 注意事项

除了标准操作流程之外，还可以根据实际情况，增加对腰骶部的刮拭。

基本事项同上。

第十三章
儿科疾病

第一节　维生素 D 缺乏性佝偻病

1. 概述

维生素 D 缺乏性佝偻病是小儿常见慢性营养缺乏症，多见于 3 岁以下婴幼儿，占总佝偻病的 9% 以上。本病系因体内维生素 D 缺乏致全身性钙、磷代谢失常，钙盐不能正常沉着于骨骼生长部位，最终致骨骼畸形。近年重度维生素 D 缺乏性佝偻病的发病率已显著减少，但轻、中度佝偻病的发病率仍较高，严重影响小儿正常生长发育，是我国儿科重点防治的疾病。

2. 西医认识

人体维生素 D 的来源有两个途径，一是内源性，二是外源性。人和动物皮肤中的 7- 脱氢胆固醇经日光中紫外线照射转变为胆骨化醇，即内源性维生素 D_3，是人体维生素 D 的主要来源。外源性维生素 D 主要从肝、蛋、乳等动物性及某些植物性食物中获得。二者均无生物活性，需经维生素 D 结合蛋白转运至肝，经 25- 羟化酶的作用转变为 25- 羟胆骨化醇，具有微弱的抗佝偻病作用。

3. 中医认识

中医学认为，小儿脾肺皆不足，肾亦常虚。肾为先天之本，藏精，主骨而生髓，其华在发。脾为后天之本，气血生化之源。若先天不足，后天失调，气血生化乏源，全身失于濡养，亦不能填补肾精，则髓不充骨，骨气不充，则骨弱不坚，致骨骼生长迟缓，发育障碍，出现颅骨软化，前囟宽大，闭合延迟。精髓亏损，督脉虚而脊柱软，日久脊柱弯曲状如龟背。齿为骨之余，髓不充于齿，则齿久不生。肾气虚则发久不生，或虽生不黑而稀。本病在发生发展过程中，先天不足，后天失调往往同时存在，相互影响，而元气未充，脾胃和肾气不足为发病根源。

4. 检查评估要点

根据上述主要机理认识，重点检查胃、脾、肾等经络循行的部位，通过望诊、闻诊、问诊、触诊，初步判断上述经络的虚实。

若见恶心、呕吐、腹痛、大便不成形、腹泻、水肿、黄疸，则为脾经实证；若见失眠、乏力、腹中寒冷疼痛、膝关节寒冷肿痛、脚大趾疼痛麻木，则为脾经虚证。

若见发热，食欲旺盛且排便迅速，时常感到饥饿，前额疼痛，鼻衄，胃痛，反酸，则为胃经实证；若见身冷，食欲不振，胃中寒，腹胀满，倦怠乏力，则为胃经虚证。

若见脾经络脉色青为寒证、痛证，色红为实热证，肿胀鼓突并且颜色黑暗为顽症，局部颜色淡一般为虚证。余经同此。

切按时，若脾经经络所过之处皮肤冰凉低温，多属虚证；脾经经络所过之处皮肤发热，局部温度升高，按之疼痛，多属实。余经同此。

5. 砭法调理

根据上述综合检查评估结果，结合人体实际，找出本次调理应该优先处理的经络。

若检查评估为脾经虚证，按照脾经虚证给予补法处理。

若检查评估为胃经虚证，按照胃经虚证给予补法处理。

6. 注意事项

在病情平稳期，砭法操作可以配合正规治疗方法使用。

其余事项同上。

第二节　维生素D缺乏性手足搐搦症

1. 概述

维生素D缺乏性手足搐搦症又称婴儿性手足搐搦症或佝偻病性低钙惊厥。因维生素D缺乏，以致血清钙低落，神经肌肉兴奋性增高，出现惊厥、手足搐搦或喉痉挛等表现，多见于婴儿期。

2. 西医认识

发病原因与佝偻病相同，但临床表现和血液生化改变不同，总因血清钙离子降低，使神经肌肉兴奋性增高而引起。发热、感染和饥饿可使组织细胞分解释放磷，使血磷增加、钙离子浓度下降，导致抽搐。

3. 中医认识

本病宜归为中医"慢惊风"范畴。传统认为小儿惊风"急由阳盛，慢属阴凝，急缘实病，慢自虚成"，乃因先天不足，后天失调，脾肾不足，土虚木贼，肝亢成风。若发病较急，症见全身抽搐或喉部痉挛，则按急惊风论治。小儿先天不足，肾阳素亏，火不暖土，脾阳亦虚。喂养、调护不当，饮食不节（或不洁），或大吐大泻，或久泻不止，皆可损伤脾胃，致脾虚肝旺，土虚木贼，虚风乃成。热病迁延，或急惊风后耗伤阴液，肾阴亏损，水不涵木，肝木失养，筋失濡润，致虚风内动。本病病位在脾、肾、肝，总以脾肾不足为本，肝亢有余为标。

4. 检查评估要点

根据上述主要机理认识，重点检查脾、肾、肝等经络循行的部位，通过望诊、闻诊、问诊、触诊，初步判断上述经络的虚实。

若见易怒，焦虑，烦躁不安，胸闷，呕逆，腰痛，乳房红肿热痛，咽喉肿痛，头部正顶痛，眩晕，则为肝经实证；若见月经量少，闭经，不孕，乳癖，视物昏花，疝气，遗尿，小便淋沥不尽，面色发青，筋松软无力，手足指趾枯槁，则为肝经虚证。

若见恶心、呕吐、腹痛、大便不成形、腹泻、水肿、黄疸，则为脾经实证；若见失眠、乏力、腹中寒冷疼痛、膝关节寒冷肿痛、脚大趾疼痛麻木，则为脾经虚证。

若见肝经络脉色青为寒证、痛证，色红为实热证，肿胀鼓突并且颜色黑暗为顽症，局部颜色淡一般为虚证。余经同此。

切按时，若肝经经络所过之处皮肤冰凉低温，多属虚证；肝经经络所过之处皮肤发热，局部温度升高，按之疼痛，多属实。余经同此。

5. 砭法调理

根据上述综合检查评估结果，结合人体实际，找出本次调理应该优先处理的经络。

若检查评估为肝经实证，按照肝经实证给予泻法处理。

若检查评估为脾经虚证，按照脾经虚证给予补法处理。

6. 注意事项

在非急性发作期，砭法操作可以配合正规治疗方法使用。

其余事项同上。

第三节 维生素A缺乏症

1. 概述

维生素A缺乏症又称为夜盲症、干眼症及角膜软化症，系因体内缺乏维生素A而引起的全身性疾病，主要表现为暗光下视力差，结膜、角膜干燥，甚至角膜软化、穿孔，皮肤干燥。本病多见于营养不良及长期腹泻的婴幼儿，发病高峰多在1～4岁。该病属中医眼疳、雀盲等范畴，乃因先天不足，喂养不当，食有偏好等，损伤脾胃，脾病及肝，肝肾不足，精气不荣脏腑所致。

2. 西医认识

摄入不足、吸收不良、需要量增加、营养代谢障碍为引起维生素A缺乏的常见病因。长期单纯淀粉喂养而未加辅食及维生素A，致使摄入不足；消化道或肝脏疾病影响维生素A的吸收和代谢，饮食中长期缺乏脂肪或长期摄入矿物油也能影响维生素A吸收；早产儿储量不足，生长发育过快，易致维生素A缺乏；肺炎、麻疹、结核病、长期发热使维生素A消耗过多；蛋白质及锌缺乏时可影响维生素A的代谢及利用。视紫质由维生素A及蛋白质合成，是暗光下视物的必需物质，维生素A缺乏时视紫质不足，出现夜盲。维生素A缺乏亦可破坏上皮细胞膜的稳定性和完整性，引起上皮增生，表层角化脱屑，一般以眼结膜和角膜的病变最为显著，其次为呼吸道、泪腺、食道黏膜、胰管、泌尿和生殖系统的上皮细胞都有相似变化。皮肤过度角化时，皮脂腺、汗腺均可见萎缩。维生素A是小儿生长发育必需的营养素，缺乏时影响蛋白质合成及骨细胞分化。维生素A缺乏者其细胞免疫和体液免疫功能均下降，易患呼吸道和消化道等感染性疾病。

3. 中医认识

中医学认为，小儿先天禀赋不足，后天喂养不当，饮食偏嗜，或泄泻迁延，虫积日久，久病虚羸等，均可使脾胃受损，运化失健。气血不能上荣头面，目失濡养，则干涩羞明。肝阴不足，虚热内生，上蒸于目，则目珠软化，溃烂失明。肌肤筋脉失于濡润，可见形体消瘦，肌肤不泽。本病总因脾病及肝肾，肝、脾、肾三脏俱虚，久则全身虚羸，反复外感。

4. 检查评估要点

根据上述主要机理认识，重点检查脾、肝、膀胱等经络循行的部位，通过望诊、闻诊、问诊、触诊，初步判断上述经络的虚实。

若见易怒，焦虑，烦躁不安，胸闷，呕逆，腰痛，乳房红肿热痛，咽喉肿痛，头部正顶痛，眩晕，则为肝经实证；若见月经量少，闭经，不孕，乳癖，视物昏花，疝气，遗尿，小便淋沥不尽，面色发青，筋松软无力，手足指趾枯槁，则为肝经虚证。

若见尿频、痔疮、疟疾、癫狂、目黄、泪出、鼻塞流涕、鼻衄，则为膀胱经实证；若见头部、项背部、腰部、臀部、腘窝部、小腿后侧、脚发凉且疼痛，则为膀胱经虚证。

若见肝经络脉色青为寒证、痛证，色红为实热证，肿胀鼓突并且颜色黑暗为顽症，局部颜色淡一般为虚证。余经同此。

切按时，若肝经经络所过之处皮肤冰凉低温，多属虚证；肝经经络所过之处皮肤发热，局部温度升高，按之疼痛，多属实。余经同此。

5. 砭法调理

根据上述综合检查评估结果，结合人体实际，找出本次调理应该优先处理的经络。

若检查评估为肝经虚证，按照肝经虚证给予补法处理。

若检查评估为膀胱经虚证，按照膀胱经虚证给予补法处理。

6. 注意事项

在病情平稳期，砭法操作可以配合正规治疗方法使用。

其余事项同上。

第四节　锌缺乏症

1. 概述

锌缺乏症是因人体长期缺乏必需微量元素锌所致的营养缺乏病。临床主要表现为生长发育落后、消化功能紊乱、智力发育障碍、免疫功能受损等。本病中医无特定病名，根据临床表现，分属"厌食"范畴。乃因多种原因，使脾胃受纳运化功能受损所致。

2. 西医认识

摄入不足为常见的原因。缺乏动物性食物，食品过于精制，偏食厌食，均可致摄入不足；长期全部胃肠外营养而未补锌可致锌严重不足；慢性消化系统疾病，特别是慢性腹泻者可导致锌吸收不良，大面积烧伤、创伤可使锌从渗液中丢失，肾脏疾患时肾小球滤锌的能力增强，锌从尿液中丢失过多，生长较快的婴幼儿未及时补充锌制剂，亦可引起锌缺乏；孕妇缺锌，可影响胎儿。这些因素均可导致锌缺乏。

3. 中医认识

中医学认为本病发病机理乃由脏腑娇嫩，脾常不足，若喂养不当，病后体虚，或胃肠内寄生诸虫，均可影响脾胃受纳运化功能，以致食欲不振，诸症丛生。

4. 检查评估要点

根据上述主要机理认识，重点检查脾、肾等经络循行的部位，通过望诊、闻诊、问诊、触诊，初步判断上述经络的虚实。

若见恶心、呕吐、腹痛、大便不成形、腹泻、水肿、黄疸，则为脾经实证；若见失眠、乏力、腹中寒冷疼痛、膝关节寒冷肿痛、脚大趾疼痛麻木，则为脾经虚证。

若见皮肤瘙痒、红疹、腹痛、肠鸣、腹泻、肩背疼痛，则为大肠经实证；若见便秘，腹部胀痛，痔疮，肩背部畏寒怕冷、活动不便乃至僵硬、疼痛，则为大肠经虚证。

若见脾经络脉色青为寒证、痛证，色红为实热证，肿胀鼓突并且颜色黑暗为顽症，局部颜色淡一般为虚证。余经同此。

切按时，若脾经经络所过之处皮肤冰凉低温，多属虚证；脾经经络所过之处皮肤发热，局部温度升高，按之疼痛，多属实。余经同此。

5. 砭法调理

根据上述综合检查评估结果，结合人体实际，找出本次调理应该优先处理的经络。

若检查评估为脾经实证，按照脾经实证给予泻法处理。

若检查评估为大肠经虚证，按照大肠经虚证给予补法处理。

6. 注意事项

在病情平稳期，砭法操作可以配合正规治疗方法使用。

其余事项同上。

第五节　小儿肥胖症

1. 概述

肥胖症是由于长期能量摄入超过消耗，导致体内脂肪积聚过多而引起的疾病。一般认为体重超过按身长计算的平均标准体重20%，或者超过按年龄计算的平均标准体重加上两个标准差以上即归为肥胖病。我国人民生活水平由温饱步入小康，小儿肥胖症发病率有增加趋势。而肥胖症与冠心病、高血压、糖尿病等都有一定关系，故应及早预防。小儿肥胖症大多属单纯性肥胖症（即非内分泌代谢性疾病等引起）。

2. 西医认识

摄食过多为主要原因。摄入过高热量和脂肪类食物，超过机体代谢需要，转化成脂肪贮存体内，导致肥胖；缺乏运动也为肥胖症的重要因素，此时即使未摄入过多的高热量食物也可引起肥胖；肥胖症的发生与遗传因素密切相关。肥胖儿的父母往往体胖，若父母体重均明显地超过正常体重，子代中约有 2/3 出现肥胖。如果双亲中有一人肥胖，子代显示肥胖者约达 40%。此外，某些神经精神疾患有时也可能发生肥胖。

3. 中医认识

中医学认为，饮食自倍，恣食肥甘，先天禀赋不足，多食少动，为本病的主要原因。病理变化当责之于脾肾不足，痰湿内阻。脾胃为后天之本，气血生化之源，小儿脾常不足，肾常虚，在多种诱因作用下，使精微不归正化，水湿内停，聚湿生痰，痰从脂生，脂膏聚于肌肤，则生肥胖。湿痰日久入络，使血行涩滞，气滞血瘀，脂质转化失常，则变证丛生。

4. 检查评估要点

根据上述主要机理认识，重点检查胃、脾、肾、胆等经络循行的部位，通过望诊、闻诊、问诊、触诊初步判断上述经络的虚实。

若见恶心、呕吐、腹痛、大便不成形、腹泻、水肿、黄疸，则为脾经实证；若见失眠、乏力、腹中寒冷疼痛、膝关节寒冷肿痛、脚大趾疼痛麻木，则为脾经虚证。

若见偏头痛、颌痛、目锐眦痛、缺盆中肿痛、腋下肿、瘰疬、汗出振寒、右侧上腹部疼痛、口苦、眩晕、耳鸣，则为胆经实证；若见头昏，身寒冷重滞，肤色晦暗，胸胁、胁肋部、髋关节、膝外至胫、小腿外侧下段、外踝前皆痛，小趾次趾挛痛，则为胆经虚证。

若见胃经络脉色青为寒证、痛证，色红为实热证，肿胀鼓突并且颜色黑暗为顽症，局部颜色淡一般为虚证。余经同此。

切按时，若胃经经络所过之处皮肤冰凉低温，多属虚证；胃经经络所过之处皮肤发热，局部温度升高，按之疼痛，多属实。余经同此。

5. 砭法调理

若检查评估为脾经实证，按照脾经实证给予泻法处理。

若检查评估为胆经虚证，按照胆经虚证给予补法处理。

6. 注意事项

在病情平稳期，砭法操作可以配合正规治疗方法使用。

其余事项同上。

第六节　鹅口疮

1. 概述

鹅口疮又名雪口病，是由白色念珠菌感染所致的口炎。临床表现以口腔、舌面满布白屑，状如鹅口为特征。多见于新生儿及营养不良、腹泻、长期使用广谱抗菌药物或激素的患儿。

2. 西医认识

本病由白色念珠菌感染引起。白色念珠菌常存在于正常人口腔、肠道、阴道、皮肤等处，新生儿可在出生时由产道感染，或被污染的乳具感染而致病。婴儿常因体质虚弱、营养不良、消化不良、长期使用广谱抗菌药物或激素等因素，致消化道菌群失调，白色念珠菌繁殖，故常见霉菌性肠炎的同时并发鹅口疮。

3. 中医认识

中医亦称本病为鹅口疮。一般认为，本病病因有虚实之分。实证为胎热内蕴，口腔不洁，感受秽浊之邪，蕴积于心脾。口为脾之窍，舌为心之苗，脾脉络于舌，心脾积热，上熏口舌而发病。虚证多由胎禀不足，如早产儿生长发育尚未完善，皮肤娇嫩，容易损伤皮肤黏膜，引起本病。又如病后失调，久泻久利，津液大伤，脾胃亦虚，气阴皆耗，虚火循经上炎而致本病。

4. 检查评估要点

根据上述主要机理认识，重点检查心包、脾、肾等经络循行的部位，通过望诊、闻诊、问诊、触诊初步判断上述经络的虚实。

若见手心热、臂肘挛急、腋肿、胸胁支满、心悸、面赤、头昏、头痛，则为心包经实证；若见失眠多梦、健忘心烦、心痛、语言不畅、掌心热、中指挛痛，则为心包经虚证。

若见恶心、呕吐、腹痛、大便不成形、腹泻、水肿、黄疸，则为脾经实证；若见失眠、乏力、腹中寒冷疼痛、膝关节寒冷肿痛、脚大趾疼痛麻木，则为脾经虚证。

若见心包经络脉色青为寒证、痛证，色红为实热证，肿胀鼓突并且颜色黑暗为顽症，局部颜色淡一般为虚证。余经同此。

切按时，若心包经经络所过之处皮肤冰凉低温，多属虚证；心包经经络所过之处皮肤发热，局部温度升高，按之疼痛，多属实。余经同此。

5. 砭法调理

根据上述综合检查评估结果，结合人体实际，找出本次调理应该优先处理的经络。

若检查评估为心包经实证，按照心包经实证给予泻法处理。

若检查评估为脾经虚证，按照脾经虚证给予补法处理。

6. 注意事项

在病情平稳期，根据患儿的年龄和依从性，砭法操作可以配合正规治疗方法使用。

其余事项同上。

第七节　疱疹性口炎及溃疡性口炎

1. 概述

疱疹性口炎与溃疡性口炎是以口腔黏膜、口唇发生疱疹或溃疡为主要特点的疾病。前者由单纯疱疹病毒引起，传染性强，终年可以发生在托幼机构引起小流行；后者由细菌感染所致，亦多见于婴幼儿。

2. 西医认识

单纯疱疹病毒有两型：①单纯疱疹病毒Ⅰ型主要感染口、唇、皮肤及中枢神经系统，偶见于外生殖器；②单纯疱疹病毒Ⅱ型一般与外生殖器和新生儿感染有关，偶见于口腔病变。此病毒广泛存在于人体，密切接触为感染的主要因素。病毒持续存在体内，平时没有症状，当人体疲劳衰弱，机体抵抗力降低时，即可出现口腔炎或口唇、颊内疱疹，有的表现为反复发作性口腔炎。

溃疡性口炎的主要致病菌有链球菌、金黄色葡萄球菌、肺炎双球菌、绿脓杆菌及大肠杆菌等，常发生于急性感染、长期腹泻等机体抵抗力降低时，口腔不洁更利于细菌繁殖而致病。

3. 中医认识

疱疹性口炎与溃疡性口炎均可归属于中医"口疮"范畴。中医认为，小儿口疮多由风热乘脾，心脾积热，肺胃火盛所致。

4. 检查评估要点

根据上述主要机理认识，重点检查胃、脾、膀胱等经络循行的部位，通过望诊、闻诊、问诊、触诊初步判断上述经络的虚实。

若见发热，食欲旺盛且排便迅速，时常感到饥饿，前额疼痛，鼻衄，胃痛，反酸，则为胃经实证；若见身冷，食欲不振，胃中寒，腹胀满，倦怠乏力，则为胃经虚证。

若见尿频、痔疮、疟疾、癫狂、目黄、泪出、鼻塞流涕、鼻衄，则为膀胱经实证；若见头部、项背部、腰部、臀部、腘窝部、小腿后侧、脚发凉且疼痛，则为膀胱经虚证。

若见膀胱经络脉色青为寒证、痛证，色红为实热证，肿胀鼓突并且颜色黑暗为顽症，局部颜色淡一般为虚证。余经同此。

切按时，若膀胱经经络所过之处皮肤冰凉低温，多属虚证；膀胱经经络所过之处皮肤发热，局部温度升高，按之疼痛，多属实。余经同此。

5. 砭法调理

根据上述综合检查评估结果，结合人体实际，找出本次调理应该优先处理的经络。

若检查评估为胃经虚证，按照胃经虚证给予补法处理。

若检查评估为膀胱经实证，按照膀胱经实证给予泻法处理。

6. 注意事项

在非急性感染期，根据患儿的年龄和依从性，砭法操作可以配合正规治疗方法使用。

其余事项同上。

第八节 厌食症

1. 概述

厌食症是小儿时期常见的消化系统疾病，临床表现以长期见食不贪、食欲不振、厌恶进食为特征。各个年龄都可发生，以 1～6 岁为多见，城市儿童发病率较高。

2. 西医认识

引起厌食的原因主要有两类：一是由于局部或全身疾病影响消化功能，使胃肠平滑肌的张力下降，消化液分泌减少，酶活力减低所致；二是中枢神经系统受人体内外环境及各种刺激的影响，其对消化功能调节失去平衡亦致厌食。

3. 中医认识

中医古籍里提到的"纳呆""恶食""不思饮食""不嗜食"等病证与本病相似。本病病位在脾胃。盖胃司受纳，脾主运化，脾胃调和，则知饥欲食。否则食而不化，形成厌食。追究其病因，多由喂养不当、多病久病及先天不足，而致脾胃运化失健引起。其发生无明显季节性，但夏季暑湿当令，可使症状加重。一般来说，预后良好，但长期不愈，可造成气血生化乏源，抵抗力差，易感外邪，甚则转为疳证。

4. 检查评估要点

根据上述主要机理认识，重点检查胃、脾、肾等经络循行的部位，通过望诊、闻诊、问诊、触诊初步判断上述经络的虚实。

若见发热，食欲旺盛且排便迅速，时常感到饥饿，前额疼痛，鼻衄，胃痛，反酸，则为胃经实证；若见身冷，食欲不振，胃中寒，腹胀满，倦怠乏力，则为胃经虚证。

若见胃经络脉色青为寒证、痛证，色红为实热证，肿胀鼓突并且颜色黑暗为顽症，局部颜色淡一般为虚证。余经同此。

切按时，若胃经经络所过之处皮肤冰凉低温，多属虚证；胃经经络所过之处皮肤发热，局部温度升高，按之疼痛，多属实。余经同此。

5. 砭法调理

根据上述综合检查评估结果，结合人体实际，找出本次调理应该优先处理的经络。

若检查评估为胃经虚证，按照胃经虚证给予补法处理。

6. 注意事项

可以根据幼儿的依从性，适当加强对四指掌侧的四缝穴等穴位的刮拭。

其余事项同上。

第九节　便　秘

1. 概述

小儿便秘是指小儿大肠传导功能失常，导致大便秘结，排便周期延长（每周不超过 2 次），或周期不长，但粪质干结难解，或粪质不硬，但排便时间延长的病证。便秘是小儿科临床常见的一个症状，可以单独出现，也可以继发于其他问题的过程中。

2. 西医认识

小儿由于哺乳喂养不当（饮食不足、食物成分不当）、无排便训练、经常使用润滑剂或灌肠或使用药物、精神过度紧张或抑郁等，均可导致便秘。

3. 中医认识

临床上患儿除了大便秘结不通外，常兼有腹痛、腹胀、纳呆、口臭、排便带血以及汗出、气短、头晕、心悸等兼症，严重者可以导致外痔或脱肛，严重影响小儿的生活质量和身心健康。中医学认为本病的发生有虚与实两个方面：一方面小儿脏腑娇嫩，气血未充，若先天禀赋不足，或后天调理失宜，或大病久病之后，均可导致气血不足，气虚则大肠传导无力，血虚则肠道失润，可致虚证便秘。另一方面，小儿乃稚阳之体，素体阳盛，若饮水太少，汗出过多，或嗜食肥甘辛热之品，耗伤津液，或外感热病，循经内传，传于大肠，或燥热内结，伤津耗液，或乳食不节，导致食积，积滞日久生热，或情志失调，郁久化热，热结大肠，耗伤津液，均可使肠道失润，大便艰涩难下，而出现实证便秘。结合实际观察，小儿便秘以大肠积热者居多。

4. 检查评估要点

根据上述主要机理认识，重点检查肺、脾、肾等经络循行的部位，通过望诊、闻诊、问诊、触诊初步判断上述经络的虚实。

若见皮肤瘙痒、红疹、腹痛、肠鸣、腹泻、肩背疼痛，则为大肠经实证；若见便秘，腹部胀痛，痔疮，肩背部畏寒怕冷、活动不便乃至僵硬、疼痛，则为大肠经虚证。

若见手心热，咳嗽，呼吸不畅，咽喉痛，肩背痛，痔疮，小便淋沥不尽，频繁哈欠，则为肺经实证；若见倦怠乏力，少气懒言，面色苍白，容易外感，皮毛干枯，呼吸气短，手足畏寒，情绪低落，甚至悲伤，则为肺经虚证。

若见大肠经络脉色青为寒证、痛证，色红为实热证，肿胀鼓突并且颜色黑暗为顽症，局部颜色淡一般为虚证。余经同此。

切按时，若大肠经经络所过之处皮肤冰凉低温，多属虚证；大肠经经络所过之处皮肤发热，局部温度升高，按之疼痛，多属实。余经同此。

5. 砭法调理

根据上述综合检查评估结果，结合人体实际，找出本次调理应该优先处理的经络。

若检查评估为大肠经实证，按照大肠经实证给予泻法处理。

若检查评估为肺经实证，按照肺经实证给予泻法处理。

6. 注意事项

注意喂养方法的调整。砭法操作时应注意加强皮肤润滑。

其余事项同上。

第十节 智力低下

1. 概述

智力低下为一综合征，是在个体发育时期智力明显低于同龄儿正常水平，伴有适应能力的显著缺陷、小儿精神发育障碍等。表现有智商低于人群均值；适应性行为达不到社会要求标准，18岁前即有智力低下表现。可为多种疾病的表现，亦可原因不明。与不同民族、地区、社会经济状况有关。

2. 西医认识

本病的病因十分复杂，涉及的范围广泛，有待进一步探讨。

3. 中医认识

中医对本病早有记载，认为轻者智力不足，反应呆滞，重者不知人事，生活不能自理，统称痴呆，属"五迟"中的语迟门。《小儿卫生总微论方》认为，"心气怯者，则性痴而迟语"，将本病责之于"心"。先天因素多由于父母精血虚损。此病机之变化，症状的来源，皆因大脑发育不良，心肾功能受损所致。

4. 检查评估要点

根据上述主要机理认识，重点检查脾、肾、胆等经络循行的部位，通过望诊、闻诊、问诊、触诊初步判断上述经络的虚实。

若见面色红赤，心烦，失眠多梦，口苦口干，胸闷，肩、臂内后缘疼痛，则为心经实证；若见面色苍白，神情倦怠，乏力，胸闷气喘，五心烦热，则为心经虚证。

若见心经络脉色青为寒证、痛证，色红为实热证，肿胀鼓突并且颜色黑暗为顽症，局部颜色淡一般为虚证。余经同此。

切按时，若心经经络所过之处皮肤冰凉低温，多属虚证；心经经络所过之处皮肤发热，局部温度升高，按之疼痛，多属实。余经同此。

5. 砭法调理

根据上述综合检查评估结果，结合人体实际，找出本次调理应该优先处理的经络。

若检查评估为心经虚证，按照心经虚证给予补法处理。

6. 注意事项

事项同上。

第十一节　注意力缺陷多动症

1. 概述

注意力缺陷多动症是一种常见的行为异常问题，又称轻微脑功能障碍综合征或注意缺陷障碍。临床特点为多动、注意力不集中、冲动行为、学习成绩落后，但智力基本正常或接近正常的小儿。

2. 西医认识

许多多动症儿童的父母小时候也多动；不少母亲反映患儿在胎儿期就好动，出生后好哭，入睡困难，进食不好，难以照顾。大量研究证实，多动症儿童中枢单胺类物质（一种神经介质，起传递大脑信息的作用，是与精神活动密切相关的化学物质）更新较慢。也有研究发现，维生素缺乏或某些食物添加剂或色素所致的代谢紊乱与儿童多动行为有关。

3. 中医认识

本病在古代医籍中未见专门记载，根据其神志涣散、多语多动、冲动不安，可归入"脏躁""虫证"之中；由于患儿智能接近正常或完全正常，但活动过多，思想不易集中，而导致学习成绩下降，故又与"健忘"证有关。根据实际观察，大多为脾胃虚弱，风动生虫类型。

4. 检查评估要点

根据上述主要机理认识，重点检查胃、大肠等经络循行的部位，通过望诊、闻诊、问诊、触诊初步判断上述经络的虚实。

若见发热，食欲旺盛且排便迅速，时常感到饥饿，前额疼痛，鼻衄，胃痛，反酸，则为胃经实证；若见身冷，食欲不振，胃中寒，腹胀满，倦怠乏力，则为胃经虚证。

若见皮肤瘙痒、红疹、腹痛、肠鸣、腹泻、肩背疼痛，则为大肠经实证；若见便秘，腹部胀痛，痔疮，肩背部畏寒怕冷、活动不便乃至僵硬、疼痛，则为大肠经虚证。

若见胃经络脉色青为寒证、痛证，色红为实热证，肿胀鼓突并且颜色黑暗为顽症，局部颜色淡一般为虚证。余经同此。

切按时，若胃经经络所过之处皮肤冰凉低温，多属虚证；胃经经络所过之处皮肤发热，局部温度升高，按之疼痛，多属实。余经同此。

5. 砭法调理

根据上述综合检查评估结果，结合人体实际，找出本次调理应该优先处理的经络。

若检查评估为胃经实证，按照胃经实证给予泻法处理。

若检查评估为大肠经实证，按照大肠经实证给予泻法处理。

6. 注意事项

事项同上。

第十二节　性早熟

1. 概述

性早熟是指女孩在 8 岁以前、男孩在 9 岁以前呈现第二性征。临床上性早熟分为真性、假性及不完全性三种类型，以真性性早熟最常见。真性性早熟中无特殊原因可查明者，称为特发性真性性早熟，80% ～ 90% 的女性患儿为特发性真性性早熟，而男性患儿多为器质性病变引起，故男性真性性早熟应注意探查原发疾病。

2. 西医认识

中枢性性早熟的临床特征是提前出现性征发育，在青春期前的各个年龄组都可以发病，症状发展快慢不一，男孩和女孩皆有身高和体重过快的增长和骨骼成熟加速。早期患儿身高较同龄儿童高，但由于骨骼的过快增长，可使骨骺融合过早，成年后的身材反而矮小。外周性性早熟的发育男孩性早熟应注意睾丸的大小，睾丸容积增大提示中枢性性早熟。颅内肿瘤所致的性早熟患儿在病程早期仅有性早熟表现，后期始见颅内压增高、视野缺损等定位征象，需加以警惕。

3. 中医认识

儿童本为"稚阴稚阳"之体，易虚易实，易发生阴阳失衡，出现阴虚火旺、阴虚阳亢，对相应的病邪即致病因素存在明显的易感性。长期营养过剩，过食膏粱厚味，耗阴动火，或大量、长期摄入含有性激素的食物或药物，或受到社会心理方面不良因素的影响，更多则是以上致病因素的综合作用。肾藏精，寓元阴元阳，主生殖、发育。肾阴阳失调，肾阴不足不能制阳，相火偏亢，阴虚火旺，性征提前，天癸早至；小儿"肝常有余"，肾虚肝亢，水不涵木，则烦躁易怒；湿热熏蒸于上，则面部出现痤疮；湿热下注，则带下增多。本病主要责之肝肾二脏。

4. 检查评估要点

根据上述主要机理认识，重点检查心包、肾、肝等经络循行的部位，通过望诊、闻诊、问诊、触诊初步判断上述经络的虚实。

若见手心热、臂肘挛急、腋肿、胸胁支满、心悸、面赤、头昏、头痛，则为心包经实证；若见失眠多梦、健忘心烦、心痛、语言不畅、掌心热、中指挛痛，则为心包经虚证。

若见易怒，焦虑，烦躁不安，胸闷，呕逆，腰痛，乳房红肿热痛，咽喉肿痛，头部正顶痛，眩晕，则为肝经实证；若见月经量少，闭经，不孕，乳癖，视物昏花，疝气，遗尿，小便淋沥不尽，面色发青，筋松软无力，手足指趾枯槁，则为肝经虚证。

若见心包经络脉色青为寒证、痛证，色红为实热证，肿胀鼓突并且颜色黑暗为顽症，局部颜色淡一般为虚证。余经同此。

切按时，若心包经经络所过之处皮肤冰凉低温，多属虚证；心包经经络所过之处皮肤发热，局部温度升高，按之疼痛，多属实。余经同此。

5. 砭法调理

根据上述综合检查评估结果，结合人体实际，找出本次调理应该优先处理的经络。

若检查评估为心包经实证，按照心包经实证给予泻法处理。

若检查评估为肝经实证，按照肝经实证给予泻法处理。

6. 注意事项

事项同上。

第十三节　遗尿症

1. 概述

遗尿症又称尿床，是指3周岁以上的小儿睡中小便自遗，醒后方知的一种病证。生后10～18个月的婴幼儿即可开始训练自觉控制排尿，有些幼儿到2～2.5岁时白天虽可控制，而夜间仍有无意识的排尿，仍视为生理现象，如在3岁以后白天不能控制排尿或不能从睡觉中醒来而自觉排尿，称原发性遗尿症或夜尿症。有些小孩在2～3岁时已能控制排尿，在4～5岁以后又出现夜间遗尿，称继发性遗尿症，多见于10岁以下儿童，偶可延长到12～18岁。

2. 西医认识

原发性遗尿是由于膀胱控制排尿功能发育延迟或功能性膀胱容量小，一般无器质性病变，自愈率高，有明显家族倾向。继发性遗尿者多由于精神创伤和行为等问题。

3. 中医认识

由于肾气不足，肺脾气虚，心肾失交，肝经郁热所致。原因主要有肺脾气虚、肾气不足、心肾失交。

4. 检查评估要点

根据上述主要机理认识，重点检查膀胱、心、肾等经络循行的部位，通过望诊、闻诊、问诊、触诊初步判断上述经络的虚实。

若见尿频、痔疮、疟疾、癫狂、目黄、泪出、鼻塞流涕、鼻衄，则为膀胱经实证；若见头部、项背部、腰部、臀部、腘窝部、小腿后侧、脚发凉且疼痛，则为膀胱经虚证。

若见尿色深赤或浑浊、口热、舌干、咽肿、咳嗽上气、咽干咽痛、烦心、耳鸣，则为肾经实证；若见腹泻、腰骶部和大腿内侧疼痛、阳痿、手足厥冷、疲倦嗜睡、足心热、足跟痛，则为肾经虚证。

若见膀胱经络脉色青为寒证、痛证，色红为实热证，肿胀鼓突并且颜色黑暗为顽症，局部颜色淡一般为虚证。余经同此。

切按时，若膀胱经经络所过之处皮肤冰凉低温，多属虚证；膀胱经经络所过之处皮肤发热，局部温度升高，按之疼痛，多属实。余经同此。

5. 砭法调理

根据上述综合检查评估结果，结合人体实际，找出本次调理应该优先处理的经络。

若检查评估为膀胱经虚证，按照膀胱经虚证给予补法处理。

若检查评估为肾经虚证，按照肾经虚证给予补法处理。

6. 注意事项

事项同上。

第十四节　脑性瘫痪

1. 概述

脑性瘫痪是指由于各种原因造成的发育期胎儿或婴儿非进行性脑损伤，临床主要表现为运动发育和姿势异常，运动功能受限。脑性瘫痪儿常伴有智力、感觉、行为异常。

2. 西医认识

许多围生期危险因素被认为与脑性瘫痪的发生有关，主要包括：①围生期脑损伤，如缺血缺氧性脑病、新生儿脑卒中、产伤、颅内出血。②与早产有关的脑损伤，如脑室周围脑白质软化、脑室内出血。③脑发育异常，如脑发育畸形、遗传性或代谢性脑发育异常。④产后脑损伤，如核黄疸、中枢神经系统感染。

3. 中医认识

本病属中医学"五迟""五软"范畴，表现为肌张力低下者，可归属"痿证"，智力严重低下者，可归属"痴呆"。主要原因为患儿先天禀赋不足，"脑为髓之海"，脑髓充实，方能职司神明。产前孕母将养失宜，损及胎儿，导致小儿先天肾精不充，脑髓失养；或产时及产后因素导致瘀血、痰浊阻于脑络，而脑髓失其所用。

4. 检查评估要点

根据上述主要机理认识，重点检查脾、心包、胆等经络循行的部位，通过望诊、闻诊、问诊、触诊初步判断上述经络的虚实。

若见恶心、呕吐、腹痛、大便不成形、腹泻、水肿、黄疸，则为脾经实证；若见失眠、乏力、腹中寒冷疼痛、膝关节寒冷肿痛、脚大趾疼痛麻木，则为脾经虚证。

若见手心热、臂肘挛急、腋肿、胸胁支满、心悸、面赤、头昏、头痛，则为心包经实证；若见失眠多梦、健忘心烦、心痛、语言不畅、掌心热、中指挛痛，则为心包经虚证。

若见心包经络脉色青为寒证、痛证，色红为实热证，肿胀鼓突并且颜色黑暗为顽症，局部颜色淡一般为虚证。余经同此。

切按时，若心包经经络所过之处皮肤冰凉低温，多属虚证；心包经经络所过之处皮肤发热，局部温度升高，按之疼痛，多属实。余经同此。

5. 砭法调理

若检查评估为脾经虚证，按照脾经虚证给予补法处理。

若检查评估为心包经实证，按照心包经实证给予泻法处理。

6. 注意事项

砭法对该问题的调理周期较长，稳定期配合标准治疗方法开展调理。

其余事项同上。

第十四章
耳鼻喉科疾病

第一节　鼻前庭炎

1. 概述

鼻前庭炎是由于鼻腔分泌物刺激、手指挖鼻等不良习惯而反复损伤所引起局部急慢性弥漫性炎症。湿疹或糖尿病患者和接触有害粉末及气体者，更易患此病。

2. 西医认识

本病分为急性和慢性两种。急性者鼻前庭皮肤红肿疼痛，严重者可波及上唇，病变处有压痛，表皮糜烂，并盖有痂皮。慢性者鼻前庭部发痒、灼热，鼻毛脱落，皮肤增厚、皲裂，或盖有鳞屑样痂皮。经常挖鼻、急慢性鼻炎和鼻窦炎变态反应、鼻腔异物（多见于小儿）、分泌物刺激、长期在粉尘（如水泥、石棉、皮毛、烟草等）环境中工作易诱发或加重本病。

3. 中医认识

鼻前庭炎属中医"鼻疳"范畴。主要机理是：肺经素有蕴热，又因起居不慎，复受风热邪毒侵袭；或因鼻前孔附近皮肤受损伤，或鼻疾脓涕经常浸渍，邪毒乘机侵袭，外邪引动肺热，风助热势，上灼鼻窍，熏蒸肌肤而为病。饮食不节，脾胃失和，运化失调，以致湿浊内停，郁而化热，湿热循经上犯，熏蒸鼻之肌肤而发。小儿因脾胃气弱，肌肤娇嫩，易积食化热，积热上攻，熏灼肌肤而致病，故尤为多见。

4. 检查评估要点

根据上述主要机理认识，重点检查肺、脾、胃、膀胱等经络循行的部位，通过望诊、闻诊、问诊、触诊初步判断上述经络的虚实。

若见手心热，咳嗽，呼吸不畅，咽喉痛，肩背痛，痔疮，小便淋沥不尽，频繁哈欠，则为肺经实证；若见倦怠乏力，少气懒言，面色苍白，容易外感，皮毛干枯，

呼吸气短，手足畏寒，情绪低落，甚至悲伤，则为肺经虚证。

若见尿频、痔疮、疟疾、癫狂、目黄、泪出、鼻塞流涕、鼻衄，则为膀胱经实证；若见头部、项背部、腰部、臀部、腘窝部、小腿后侧、脚发凉且疼痛，则为膀胱经虚证。

若见肺经络脉色青为寒证、痛证，色红为实热证，肿胀鼓突并且颜色黑暗为顽症，局部颜色淡一般为虚证。余经同此。

切按时，若肺经经络所过之处皮肤冰凉低温，多属虚证；肺经经络所过之处皮肤发热，局部温度升高，按之疼痛，多属实。余经同此。

5. 砭法调理

根据上述综合检查评估结果，结合人体实际，找出本次调理应该优先处理的经络。

若检查评估为肺经实证，按照肺经实证给予泻法处理。

若检查评估为膀胱经虚证，按照膀胱经虚证给予补法处理。

6. 注意事项

基本事项同上。

第二节　慢性单纯性鼻炎

1. 概述

慢性单纯性鼻炎是一种常见的鼻黏膜慢性炎症。常见的原因有：急性鼻炎反复发作及邻近器官的慢性炎症的影响；职业及环境因素的影响；烟酒过度，长期疲劳，精神紧张，多种维生素缺乏，全身慢性消耗性疾病；内分泌功能失调；药物性鼻炎等。

2. 西医认识

慢性单纯性鼻炎是鼻黏膜由于局部性、全身性或环境性因素所致的可逆性炎症。主要病理改变为鼻黏膜自主神经功能紊乱，黏膜血管扩张，通透性增高；血管和腺体周围有以淋巴细胞和浆细胞为主的细胞浸润；黏液腺功能活跃，分泌物增多。主要症状表现为鼻塞流涕。

3. 中医认识

慢性鼻炎属中医"鼻窒"范畴。本病因外感寒热之邪，伤于皮毛，肺气不利，壅塞鼻窍而致。肺开窍于鼻，肺和则鼻窍通利，嗅觉灵敏；若肺气不足，卫阳不固，则易受邪毒侵袭，失去清肃功能，以致邪滞鼻窍；或饥饱劳倦，损伤脾胃，脾气虚弱，运化不健，失去升清降浊之职，湿浊滞留鼻窍，壅阻脉络，气血运行不畅，而致鼻窍窒塞。又体虚之人，正不胜邪，外邪侵犯鼻窍，邪毒久遏，阻于脉络，以致气滞血瘀，鼻塞加重。

4. 检查评估要点

根据上述主要机理认识，重点检查肺、胃等经络循行的部位，通过望诊、闻诊、问诊、触诊初步判断上述经络的虚实。

若见手心热，咳嗽，呼吸不畅，咽喉痛，肩背痛，痔疮，小便淋沥不尽，频繁哈欠，则为肺经实证；若见倦怠乏力，少气懒言，面色苍白，容易外感，皮毛干枯，呼吸气短，手足畏寒，情绪低落，甚至悲伤，则为肺经虚证。

若见发热，食欲旺盛且排便迅速，时常感到饥饿，前额疼痛，鼻衄，胃痛，反酸，则为胃经实证；若见身冷，食欲不振，胃中寒，腹胀满，倦怠乏力，则为胃经虚证。

若见肺经络脉色青为寒证、痛证，色红为实热证，肿胀鼓突并且颜色黑暗为顽症，局部颜色淡一般为虚证。余经同此。

切按时，若肺经经络所过之处皮肤冰凉低温，多属虚证；肺经经络所过之处皮肤发热，局部温度升高，按之疼痛，多属实。余经同此。

5. 砭法调理

根据上述综合检查评估结果，结合人体实际，找出本次调理应该优先处理的经络。

若检查评估为肺经实证，按照肺经实证给予泻法处理。

若检查评估为胃经虚证，按照胃经虚证给予补法处理。

6. 注意事项

基本事项同上。

第三节　慢性肥厚性鼻炎

1. 概述

慢性肥厚性鼻炎多由慢性单纯性鼻炎发展而来，以鼻黏膜、黏膜下甚至骨质的局限性或弥漫性增生肥厚为特征。

2. 西医认识

慢性肥厚性鼻炎系指鼻黏膜甚至骨膜和鼻甲骨增生肥大，多由慢性单纯性鼻炎发展而来，发病原因与单纯性鼻炎相似。鼻黏膜部分上皮纤毛脱落，变成复层立方上皮，固有层中静脉及淋巴管周围有淋巴细胞及浆细胞浸润，血管扩张，血管壁增厚，黏膜下水肿，继而纤维组织增生和骨膜增殖、骨质增厚，成为不可逆的病变。肥厚部位多以下甲为主，尤其在前后端，下甲后端常呈桑椹状，上皮呈乳头状增生，有时中鼻甲和鼻中隔相对处均有肥厚。病变继续发展时，由于纤维组织压迫，血液循环发生障碍，毛细血管内压增加，管壁变薄，血液成分自壁内经管壁渗入壁外造成组织水肿。由于黏膜增厚的程度各不相同，常以下鼻甲剧烈，中鼻甲前端与下鼻甲前、后端及下缘，可呈乳头状肥厚及息肉样变，鼻中隔黏膜也可肥厚，常多在后段。骨膜增殖反应，造成骨组织有成骨变化，因而鼻甲骨变硬或者呈实质性肥厚。

3. 中医认识

中医把本病称为"鼻窒"。常见的主要机理有风寒、郁热及气虚，并且认为本病病程长，症状重，其病机已不仅仅是清阳不升、脾胃衰弱，更有痰火与血瘀的因素在内。

4. 检查评估要点

根据上述主要机理认识，重点检查肺、脾、胆等经络循行的部位，通过望诊、闻诊、问诊、触诊初步判断上述经络的虚实。

若见手心热，咳嗽，呼吸不畅，咽喉痛，肩背痛，痔疮，小便淋沥不尽，频繁哈欠，则为肺经实证；若见倦怠乏力，少气懒言，面色苍白，容易外感，皮毛干枯，呼吸气短，手足畏寒，情绪低落，甚至悲伤，则为肺经虚证。

若见偏头痛、颔痛、目锐眦痛、缺盆中肿痛、腋下肿、瘰疬、汗出振寒、右侧上腹部疼痛、口苦、眩晕、耳鸣，则为胆经实证；若见头昏，身寒冷重滞，肤色晦暗，胸胁、胁肋部、髋关节、膝外至胫、小腿外侧下段、外踝前皆痛，小趾次趾挛痛，则为胆经虚证。

若见肺经络脉色青为寒证、痛证，色红为实热证，肿胀鼓突并且颜色黑暗为顽症，局部颜色淡一般为虚证。余经同此。

切按时，若肺经经络所过之处皮肤冰凉低温，多属虚证；肺经经络所过之处皮肤发热，局部温度升高，按之疼痛，多属实。余经同此。

5. 砭法调理

根据上述综合检查评估结果，结合人体实际，找出本次调理应该优先处理的经络。

若检查评估为肺经实证，按照肺经实证给予泻法处理。

若检查评估为胆经虚证，按照胆经虚证给予补法处理。

6. 注意事项

基本事项同上。

第四节　变态反应性鼻炎

1. 概述

变态反应性鼻炎分常年性与季节性两类。两者临床表现与发病机理基本相似，主要为吸入了致敏原而引起速发型变态反应。常年性过敏性鼻炎的致敏原多为屋内尘土、螨、霉菌、动物脱屑、禽毛等。季节性变态反应性鼻炎的致敏原多为花粉、蒿类植物，故又称花粉病。本病无论年龄大小均可发病，除鼻和鼻窦受累外，部分病例还可引起哮喘。

2. 西医认识

过敏原使机体释放组织胺，组织胺是可以引起一系列过敏症状的最主要物质。过敏性体质与基因有关，通常为遗传所致。过敏性鼻炎患者大多有过敏家族史，但近年由于工业化进程的加快，大气污染加剧，使有些原本非过敏性体质的人也演变成过敏性体质。尤其是直系亲属患有过敏性疾病（比如哮喘病），则后代有更大的几率患上过敏性疾病，比如过敏性鼻炎。有哮喘或过敏性鼻炎家族史的小儿，发生过敏性鼻炎的风险较普通人群高出 2～6 倍，发生哮喘的风险高出 3～4 倍。多数患儿先是出现鼻炎，而后发生哮喘；少部分患儿先是有哮喘，然后出现鼻炎；或是二者同时发生。可见过敏性鼻炎和哮喘的发病具有明显的相关性。通常，高风险者是否患病以及患病后在呼吸道表现，与遗传基因的易感性，接触过敏原的种类、时间及强度有关。

3. 中医认识

变态反应性鼻炎属中医"鼻塞流涕"范畴。本病主要由于肺气虚，卫气不固，腠理疏松，风寒乘虚而入，犯及鼻窍，邪正相搏，肺气不得通调，津液停聚，鼻窍壅塞，遂致打喷嚏，流清涕。肺气的充实有赖于脾气的输布，而气之根在肾，故本病的表现在肺，但病理变化与脾肾亦有一定关系。

4. 检查评估要点

根据上述主要机理认识，重点检查肺、脾、胃等经络循行的部位，通过望诊、闻诊、问诊、触诊初步判断上述经络的虚实。

若见恶心、呕吐、腹痛、大便不成形、腹泻、水肿、黄疸，则为脾经实证；若见失眠、乏力、腹中寒冷疼痛、膝关节寒冷肿痛、脚大趾疼痛麻木，则为脾经虚证。

若见发热，食欲旺盛且排便迅速，时常感到饥饿，前额疼痛，鼻衄，胃痛，反酸，则为胃经实证；若见身冷，食欲不振，胃中寒，腹胀满，倦怠乏力，则为胃经虚证。

若见脾经络脉色青为寒证、痛证，色红为实热证，肿胀鼓突并且颜色黑暗为顽症，局部颜色淡一般为虚证。余经同此。

切按时，若脾经经络所过之处皮肤冰凉低温，多属虚证；脾经经络所过之处皮肤发热，局部温度升高，按之疼痛，多属实。余经同此。

5. 砭法调理

根据上述综合检查评估结果，结合人体实际，找出本次调理应该优先处理的经络。

若检查评估为脾经实证，按照脾经实证给予泻法处理。

若检查评估为胃经虚证，按照胃经虚证给予补法处理。

6. 注意事项

基本事项同上。

第五节　萎缩性鼻炎

1. 概述

萎缩性鼻炎是一种鼻黏膜及鼻甲骨萎缩的慢性炎症，重者可使鼻的生理功能受到严重的影响。病因不明，可能与内分泌功能紊乱、遗传、营养不良、高温环境、化学气体的刺激、特异性感染和鼻腔手术破坏组织过多等因素有关。部分患者鼻腔有恶臭味，也称臭鼻症。

2. 西医认识

原发性萎缩性鼻炎，传统的观点认为，其发生与内分泌紊乱、自主神经失调、细菌（臭鼻杆菌、类白喉杆菌等）感染、营养不良（维生素 A、B_2、D、E 缺乏）、遗传因素、血中胆固醇含量偏低等因素有关。学说甚多，然尚无定论。近年来发现本病与微量元素缺乏或不平衡有关。免疫学研究则发现本病患者大多有免疫功能紊乱，如人体血清中有对鼻黏膜抗原形成的高效价沉淀素和凝集素等自身抗体，玫瑰花结试验表明 T 淋巴细胞减少，组织化学研究发现鼻黏膜乳酸脱氢酶含量降低等，故又提出本病可能是一种自身免疫性疾病。继发性萎缩性鼻炎病因明确，包括：慢性鼻炎、慢性鼻窦炎脓性分泌物的长期刺激；高浓度有害粉尘、气体的长期刺激；多次或不适当鼻腔手术所致的鼻黏膜广泛损伤；特殊传染病和结核、梅毒和麻风对鼻黏膜的损害。早期黏膜仅呈慢性炎症改变，继而发展为进行性萎缩。表现为黏膜和骨部血管逐渐发生闭塞性动脉内膜炎和海绵状静脉丛炎，血管壁结缔组织增生肥厚，管腔缩小或闭塞，血供不良，导致黏膜、腺体、骨膜和骨质萎缩、纤维化，黏膜上皮鳞状上皮化，甚者蝶腭神经节亦发生纤维变性。

3. 中医认识

萎缩性鼻炎属中医"鼻槁"范畴。因过食辛辣炙煿助阳生热之物，或吐利亡津，病后失养，致肺燥津亏，无以上输，鼻失濡养，则肌膜枯槁而为病；或因气候干燥，或屡感风热燥邪，熏蒸鼻窍，久则耗伤阴津，蚀及肌膜，以致鼻内干燥，肌膜焦萎。又若饮食失节，劳倦内伤，脾失健运，气血精微生化不足，无以上输充肺而濡养鼻窍。兼以脾不化湿，蕴而生热，湿热熏灼，肌膜渐萎。此外，肾为一身阴液之根，肾阴不足则肺津亦少，故肾阴亏虚亦可致鼻失滋养而发病。

4. 检查评估要点

根据上述主要机理认识，重点检查肺、脾、肾等经络循行的部位，通过望诊、闻诊、问诊、触诊初步判断上述经络的虚实。

若见手心热，咳嗽，呼吸不畅，咽喉痛，肩背痛，痔疮，小便淋沥不尽，频繁哈欠，则为肺经实证；若见倦怠乏力，少气懒言，面色苍白，容易外感，皮毛干枯，呼吸气短，手足畏寒，情绪低落，甚至悲伤，则为肺经虚证。

若见尿色深赤或浑浊、口热、舌干、咽肿、咳嗽上气、咽干咽痛、烦心、耳鸣，则为肾经实证；若见腹泻、腰骶部和大腿内侧疼痛、阳痿、手足厥冷、疲倦嗜睡、足心热、足跟痛，则为肾经虚证。

若见肺经络脉色青为寒证、痛证，色红为实热证，肿胀鼓突并且颜色黑暗为顽症，局部颜色淡一般为虚证。余经同此。

切按时，若肺经经络所过之处皮肤冰凉低温，多属虚证；肺经经络所过之处皮肤发热，局部温度升高，按之疼痛，多属实。余经同此。

5. 砭法调理

根据上述综合检查评估结果，结合人体实际，找出本次调理应该优先处理的经络。

若检查评估为肺经实证，按照肺经实证给予泻法处理。

若检查评估为肾经虚证，按照肾经虚证给予补法处理。

6. 注意事项

基本事项同上。

第六节　鼻窦炎

1. 概述

鼻窦炎是指一个或者多个鼻旁窦黏膜的炎症。症状主要包括咳嗽、鼻部症状、发热。其中咳嗽多以夜间为重，伴随有水性或者脓性流涕、鼻后滴漏、鼻塞和（或）鼻部充血。

2. 西医认识

本病一般分为急性和慢性两类，其原因很多，较复杂。急性鼻窦炎多由急性鼻炎导致，慢性鼻窦炎常因急性鼻窦炎未彻底治愈或反复发作而形成。目前认为鼻窦炎的发病原因主要是由于是各种原因引起的窦口阻塞导致鼻窦内的感染，其中鼻息肉是引起鼻窦开口阻塞的重要原因，而鼻窦的炎症刺激反过来又促进鼻息肉的生长。另外，游泳时污水进入鼻窦，邻近器官感染扩散，鼻腔肿瘤妨碍鼻窦引流，以及外伤等，均可引起鼻窦炎。

3. 中医认识

急性鼻窦炎属中医"鼻渊"范畴，风热邪毒，袭表犯肺，或风寒化热，壅遏肺经，肺失清肃，致使邪毒循经上犯，结聚鼻窍，灼伤鼻窦肌膜而为病。慢性鼻窦炎属中医"鼻渊"范畴，可因风热邪毒侵袭，或风寒入里郁久化热，壅遏肺经，久蕴鼻窍而成；也可因情志不畅，恚怒失节，胆失疏泄，气郁化火，胆火循经上犯，移热于脑，伤及鼻窦，燔灼气血，腐灼肌膜，热炼津液而为涕；或邪热犯胆，胆经热盛，上蒸于脑，迫津下渗而为病。若素嗜酒醴肥甘之物，湿热内生，郁困脾胃，运化失常，清气不升，浊阴不降，湿热邪毒循经上蒸，停聚窦内，灼损窦内肌膜，均可致病。

另外，久病体弱，病后失养，肺气不足，卫阳虚弱，也易为邪毒侵犯，且因正虚抗邪不力，邪毒滞留鼻窍，凝聚于鼻窦，伤蚀肌膜而为病。或因饮食不节，劳倦过度，思虑郁结，损伤脾胃，致脾胃运化失调，气血精微生化不足，清阳不升，鼻窍失养，邪毒久羁，肌膜败坏，而成本病。且脾虚生湿，湿浊上泛，困结鼻窍，浸淫鼻窦，腐蚀肌膜，也可致病。

4. 检查评估要点

根据上述主要机理认识，重点检查肺、胆等经络循行的部位，通过望诊、闻诊、问诊、触诊初步判断上述经络的虚实。

若见手心热，咳嗽，呼吸不畅，咽喉痛，肩背痛，痔疮，小便淋沥不尽，频繁哈欠，则为肺经实证；若见倦怠乏力，少气懒言，面色苍白，容易外感，皮毛干枯，呼吸气短，手足畏寒，情绪低落，甚至悲伤，则为肺经虚证。

若见偏头痛、颔痛、目锐眦痛、缺盆中肿痛、腋下肿、瘰疬、汗出振寒、右侧上腹部疼痛、口苦、眩晕、耳鸣，则为胆经实证；若见头昏，身寒冷重滞，肤色晦暗，胸胁、胁肋部、髋关节、膝外至胫、小腿外侧下段、外踝前皆痛，小趾次趾挛痛，则为胆经虚证。

若见肺经络脉色青为寒证、痛证，色红为实热证，肿胀鼓突并且颜色黑暗为顽症，局部颜色淡一般为虚证。余经同此。

切按时，若肺经经络所过之处皮肤冰凉低温，多属虚证；肺经经络所过之处皮肤发热，局部温度升高，按之疼痛，多属实。余经同此。

5. 砭法调理

根据上述综合检查评估结果，结合人体实际，找出本次调理应该优先处理的经络。

若检查评估为肺经实证，按照肺经实证给予泻法处理。

若检查评估为胆经实证，按照胆经实证给予泻法处理。

6. 注意事项

基本事项同上。

第七节　慢性咽炎

1. 概述

慢性咽炎是指长期刺激或感染引起的咽部组织弥漫性病变。常因急性咽炎多次复发，鼻或鼻窦炎下行感染，烟、酒、粉尘和化学物质长期刺激和全身疾病或过敏等而致。

2. 西医认识

慢性单纯性咽炎表现为咽部黏膜慢性充血；慢性肥厚性咽炎主要表现为咽部黏膜充血肥厚，黏膜下有广泛的结缔组织及淋巴组织增生；慢性萎缩性咽炎主要表现为黏膜层及黏膜下层萎缩变薄，咽后壁有痂皮附着，分泌减少。

3. 中医认识

慢性咽炎属中医"虚火喉痹"范畴。本病多因内伤所致。如五劳过极，起居失调，房劳过度，饮食不节等，均可耗伤阴血，克伐元气，致肺肾亏损，津液不足，虚火上扰，循经上蒸，熏蒸咽喉而为病。另若长期受化学气体、粉尘等刺激，也可致本病。

4. 检查评估要点

根据上述主要机理认识，重点检查肺、胆等经络循行的部位，通过望诊、闻诊、问诊、触诊初步判断人体上述经络的虚实。

若见手心热，咳嗽，呼吸不畅，咽喉痛，肩背痛，痔疮，小便淋沥不尽，频繁哈欠，则为肺经实证；若见倦怠乏力，少气懒言，面色苍白，容易外感，皮毛干枯，呼吸气短，手足畏寒，情绪低落，甚至悲伤，则为肺经虚证。

若见偏头痛、颔痛、目锐眦痛、缺盆中肿痛、腋下肿、瘰疬、汗出振寒、右侧上腹部疼痛、口苦、眩晕、耳鸣，则为胆经实证；若见头昏，身寒冷重滞，肤色晦暗，胸胁、胁肋部、髋关节、膝外至胫、小腿外侧下段、外踝前皆痛，小趾次趾挛痛，则为胆经虚证。

若见肺经络脉色青为寒证、痛证，色红为实热证，肿胀鼓突并且颜色黑暗为顽症，局部颜色淡一般为虚证。余经同此。

切按时，若肺经经络所过之处皮肤冰凉低温，多属虚证；肺经经络所过之处皮肤发热，局部温度升高，按之疼痛，多属实。余经同此。

5. 砭法调理

根据上述综合检查评估结果，结合人体实际，找出本次调理应该优先处理的经络。

若检查评估为肺经虚证，按照肺经虚证给予补法处理。

若检查评估为胆经虚证，按照胆经虚证给予补法处理。

6. 注意事项

基本事项同上。

第八节 腺样体肥大

1. 概述

腺样体 10 岁以后逐渐退化，在此以前腺样体肥大而影响邻近器官或全身健康者才做诊断。腺样体本身或其邻近器官感染或变态反应性疾病均可致腺样淋巴组织增生肥大。

2. 西医认识

儿童时期易患急性鼻炎、急性扁桃体炎及流行性感冒等，若反复发作，腺样体可迅速增生肥大，致加重鼻阻塞，阻碍鼻腔引流，鼻炎、鼻窦炎分泌物又刺激腺样体使之继续增生，形成互为因果的恶性循环。多见于儿童，常与慢性扁桃体炎合并存在。

3. 中医认识

小儿系稚阴稚阳之体，形气未充，脏腑娇嫩，肺脾肾常不足，本病的发生多与肺脾气虚、肺肾阴虚和痰瘀阻滞有关。

小儿肺卫不固，易感风寒风热之邪。风寒之邪从皮毛而入，内犯于肺，郁久化热，热郁不散，上蒸咽喉，或风热之邪从口鼻而入，首先犯肺，肺经蕴热，清肃失降，夹热循经蒸灼咽喉，致咽喉开合不利，肺气失司；脾常不足，脾虚运化失司，津液化为痰浊，阻于咽喉，致咽喉开合不利，肺气失司；小儿阳常有余，肾常虚，加之感邪后易化热化火，虚火上灼，痰瘀互结，阻于咽喉，而成本病。

4. 检查评估要点

根据上述主要机理认识，重点检查心包、肝等经络循行的部位，通过望诊、闻诊、问诊、触诊，初步判断上述经络的虚实。

若见手心热、臂肘挛急、腋肿、胸胁支满、心悸、面赤、头昏、头痛，则为心包经实证；若见失眠多梦、健忘心烦、心痛、语言不畅、掌心热、中指挛痛，则为心包经虚证。

若见易怒，焦虑，烦躁不安，胸闷，呕逆，腰痛，乳房红肿热痛，咽喉肿痛，头部正顶痛，眩晕，则为肝经实证；若见月经量少，闭经，不孕，乳癖，视物昏花，疝气，遗尿，小便淋沥不尽，面色发青，筋松软无力，手足指趾枯槁，则为肝经虚证。

若见心包经经络脉色青为寒证、痛证，色红为实热证，肿胀鼓突并且颜色黑暗为顽症，局部颜色淡一般为虚证。余经同此。

切按时，若心包经经络所过之处皮肤冰凉低温，多属虚证；心包经经络所过之处皮肤发热，局部温度升高，按之疼痛，多属实。余经同此。

5. 砭法调理

根据上述综合检查评估结果，结合人体实际，找出本次调理应该优先处理的经络。

若检查评估为心包经实证，按照心包经实证给予泻法处理。

若检查评估为肝经实证，按照肝经实证给予泻法处理。

6. 注意事项

基本事项同上。

第九节 慢性扁桃体炎

1. 概述

慢性扁桃体炎的诊断依据不仅是明显的扁桃体病理形态，更重要的是有反复发作的临床症状和体征。致病菌多为乙型溶血性链球菌、葡萄球菌、肺炎球菌和流感杆菌。急性炎症反复发作，扁桃体隐窝疤痕形成，引流受阻，加之隐藏细菌，易于促成急性发病。病原体及其代谢产物进入体液后产生抗体，并形成自身抗体免疫复合物，它可对组织产生有损害的作用而引发多种扁桃体源性全身疾病。

2. 西医认识

多由急性扁桃体炎反复发作，或因隐窝引流不畅，而致扁桃体隐窝及其实质发生慢性炎症病变。也可发生于某些急性传染病之后。根据免疫学说，扁桃体隐窝内细菌、病毒及代谢产物进入体液后，可引起抗体形成，继之腺体内产生抗原抗体复合物，能产生免疫作用，从而认为慢性扁桃体炎是一种自身免疫反应。由于自身抗原抗体结合时对组织细胞有损害，而有利于感染，感染又促进抗原抗体反应，从而形成恶性循环。

3. 中医认识

慢性扁桃体炎属中医"虚火乳蛾"范畴。本病多因风热乳蛾或风热喉痹治而未愈，缠绵日久，邪热伤阴而致，或因温热病后余邪未清而引发。

4. 检查评估要点

根据上述主要机理认识，重点检查肺、胃、肾等经络循行的部位，通过望诊、闻诊、问诊、触诊，初步判断上述经络的虚实。

若见手心热，咳嗽，呼吸不畅，咽喉痛，肩背痛，痔疮，小便淋沥不尽，频繁哈欠，则为肺经实证；若见倦怠乏力，少气懒言，面色苍白，容易外感，皮毛干枯，呼吸气短，手足畏寒，情绪低落，甚至悲伤，则为肺经虚证。

若见发热，食欲旺盛且排便迅速，时常感到饥饿，前额疼痛，鼻衄，胃痛，反酸，则为胃经实证；若见身冷，食欲不振，胃中寒，腹胀满，倦怠乏力，则为胃经虚证。

若见肺经络脉色青为寒证、痛证，色红为实热证，肿胀鼓突并且颜色黑暗为顽症，局部颜色淡一般为虚证。余经同此。

切按时，若肺经经络所过之处皮肤冰凉低温，多属虚证；肺经经络所过之处皮肤发热，局部温度升高，按之疼痛，多属实。余经同此。

5. 砭法调理

根据上述综合检查评估结果，结合人体实际，找出本次调理应该优先处理的经络。

若检查评估为肺经实证，按照肺经实证给予泻法处理。

若检查评估为胃经虚证，按照胃经虚证给予补法处理。

6. 注意事项

基本事项同上。

第十节　慢性喉炎

1. 概述

慢性喉炎又称慢性非特异性喉炎，多见于持续发声过度的患者，职业用嗓者如教师、演员、售票员等多发。长期吸烟、饮酒、化学气体与粉尘的吸入，鼻、咽部慢性炎症的蔓延，内分泌紊乱，急性喉炎反复发作或迁延不愈等，均可导致本病。

2. 西医认识

慢性喉炎可由急性喉炎逐渐演变而来，也可慢性潜隐形成。如吸入有害气体、化学粉尘，长期发声过度或发声不当，以及鼻、鼻窦、咽或下呼吸道感染，均可成为喉部慢性刺激的来源。人体的主要症状是声嘶，喉部干燥，说话时感喉痛，常因喉部分泌物增加而觉有痰液黏附。病理方面，喉黏膜慢性充血和血管扩张，淋巴细胞浸润，间质性水肿，炎性渗出物，黏膜上皮部分脱落，黏液腺分泌增多。日久病变部位有成纤维细胞形成，致纤维组织增生和黏膜肥厚，黏液腺的分泌变为稠厚，长期病变可萎缩。

3. 中医认识

慢性喉炎与中医的"慢喉喑"相似。病因有素体虚弱，劳累过度，久病失养，以致肺肾阴亏，肺金清肃不行，肾阴无以上承。过度发音，耗伤肺气，肺脾气虚，无以鼓动声门，以致少气而喑。咽喉病后余邪未清，结聚于喉，或过度发音，喉咙脉络受损，致气滞血瘀痰凝，声带肿胀，形成小结、息肉，妨碍发音。

4. 检查评估要点

根据上述主要机理认识，重点检查肺、脾、肾等经络循行的部位，通过望诊、闻诊、问诊、触诊初步判断上述经络的虚实。

若见手心热，咳嗽，呼吸不畅，咽喉痛，肩背痛，痔疮，小便淋沥不尽，频繁哈欠，则为肺经实证；若见倦怠乏力，少气懒言，面色苍白，容易外感，皮毛干枯，

呼吸气短，手足畏寒，情绪低落，甚至悲伤，则为肺经虚证。

若见尿色深赤或浑浊、口热、舌干、咽肿、咳嗽上气、咽干咽痛、烦心、耳鸣，则为肾经实证；若见腹泻、腰骶部和大腿内侧疼痛、阳痿、手足厥冷、疲倦嗜睡、足心热、足跟痛，则为肾经虚证。

若见肺经络脉色青为寒证、痛证，色红为实热证，肿胀鼓突并且颜色黑暗为顽症，局部颜色淡一般为虚证。余经同此。

切按时，若肺经经络所过之处皮肤冰凉低温，多属虚证；肺经经络所过之处皮肤发热，局部温度升高，按之疼痛，多属实。余经同此。

5. 砭法调理

根据上述综合检查评估结果，结合人体实际，找出本次调理应该优先处理的经络。

若检查评估为肺经虚证，按照肺经虚证给予补法处理。

若检查评估为肾经虚证，按照肾经虚证给予补法处理。

6. 注意事项

基本事项同上。

第十一节 声带息肉

1. 概述

声带息肉多见于成年人，常形成于发声不当、发声过度情况下，因精神压抑引起"声气平衡"失调加重机械损伤程度，好发于一侧声带的前中 1/3 边缘，偶有多发性。喉镜检查可见声带前中 1/3 处之小突起、带蒂息肉、基底广的息肉样变及水肿型巨大息肉 4 种形态。

2. 西医认识

声带息肉多为发声不当或过度发声所致，也可为一次强烈发声之后而引起，所以本病多见于职业用声或过度用声的患者，也可继发于上呼吸道感染。慢性喉炎的各种病因，均可引起声带息肉，特别是长期用声过度，或用声不当，有着极其重要的激发因素。吸烟、内分泌紊乱、变态反应也与本病有关。本病主要的病理改变是声带的任克氏间隙发生局限性水肿，血管增生扩张或出血，表面覆盖正常的鳞状上皮，形成淡黄色或粉红色的椭圆形肿物，病程长的息肉其内有明显的纤维组织增生或玻璃样变性。

3. 中医认识

声带息肉主要表现为声音嘶哑，故属中医"声嘶"范畴。本病多因说话过多或诵读太急以及高声大叫等，致肺经蕴热伤及喉窍，气血郁滞，痰浊凝聚而成。

4. 检查评估要点

根据上述主要机理认识，重点检查脾、心包等经络循行的部位，通过望诊、闻诊、问诊、触诊初步判断上述经络的虚实。

若见手心热、臂肘挛急、腋肿、胸胁支满、心悸、面赤、头昏、头痛，则为心包经实证；若见失眠多梦、健忘心烦、心痛、语言不畅、掌心热、中指挛痛，则为心包经虚证。

若见恶心、呕吐、腹痛、大便不成形、腹泻、水肿、黄疸，则为脾经实证；若见失眠、乏力、腹中寒冷疼痛、膝关节寒冷肿痛、脚大趾疼痛麻木，则为脾经虚证。

若见心包经络脉色青为寒证、痛证，色红为实热证，肿胀鼓突并且颜色黑暗为顽症，局部颜色淡一般为虚证。余经同此。

切按时，若心包经经络所过之处皮肤冰凉低温，多属虚证；心包经经络所过之处皮肤发热，局部温度升高，按之疼痛，多属实。余经同此。

5. 砭法调理

根据上述综合检查评估结果，结合人体实际，找出本次调理应该优先处理的经络。

若检查评估为心包经实证，按照心包经实证给予泻法处理。

若检查评估为脾经虚证，按照脾经虚证给予补法处理。

6. 注意事项

可在标准操作之外，加强颈项四周的刮拭力度。

基本事项同上。

第十二节　喉麻痹

1. 概述

喉麻痹是指支配喉部肌肉的运动神经损害引起的声带活动障碍。

2. 西医认识

喉部运动神经主要是喉返神经，其次是喉上神经外支。喉返神经分为左右两支，喉返神经左侧支径路长，绕主动脉弓后再上行，经纵隔与肺之间、甲状腺后方、气管食管沟再入喉，支配左侧喉内各肌。右侧喉返神经径路短，绕锁骨下动脉再上行，经甲状腺后方、气管食管沟入喉，支配右侧喉内各肌。喉返神经受压或损害时引起声带活动障碍，声带外展肌最早出现麻痹，其次为声带张肌，内收肌麻痹出现最晚。临床上喉返神经产生病变最多，喉上神经单独产生病变少。左侧喉返神经径长，左侧发病率比右侧多 1 倍，单侧发病率比双侧发病多 1 倍。周围性喉麻痹最多见，周围性和中枢性两者比约为 10∶1。

3. 中医认识

喉麻痹属中医"声嘶"范畴。本病多因正气虚弱，脉络空虚，风邪乘虚而入，经脉阻滞，以致喉肌麻痹。或由肺气虚弱，致喉窍经气不充，开合不力；或肺阴虚亏，致喉失濡养，喉肌痿废而成。

4. 检查评估要点

根据上述主要机理认识，重点检查胃、膀胱等经络循行的部位，通过望诊、闻诊、问诊、触诊初步判断上述经络的虚实。

若见发热，食欲旺盛且排便迅速，时常感到饥饿，前额疼痛，鼻衄，胃痛，反酸，则为胃经实证；若见身冷，食欲不振，胃中寒，腹胀满，倦怠乏力，则为胃经虚证。

若见尿频、痔疮、疟疾、癫狂、目黄、泪出、鼻塞流涕、鼻衄，则为膀胱经实证；若见头、项背部、腰部、臀部、腘窝部、小腿后侧、脚发凉且疼痛，则为膀胱经虚证。

若见胃经络脉色青为寒证、痛证，色红为实热证，肿胀鼓突并且颜色黑暗为顽症，局部颜色淡一般为虚证。余经同此。

切按时，若胃经经络所过之处皮肤冰凉低温，多属虚证；胃经经络所过之处皮肤发热，局部温度升高，按之疼痛，多属实。余经同此。

5. 砭法调理

根据上述综合检查评估结果，结合人体实际，找出本次调理应该优先处理的经络。

若检查评估为胃经实证，按照胃经实证给予泻法处理。

若检查评估为膀胱经虚证，按照膀胱经虚证给予补法处理。

6. 注意事项

在病情平稳期，砭法操作可以配合正规治疗方法使用。

其余事项同上。

第十三节　分泌性中耳炎

1. 概述

本病系慢性非化脓性中耳炎的一种表现形式，中耳腔内积存非化脓性液体，咽鼓管堵塞或功能紊乱为其发病中心环节。中耳黏膜毛细血管通透性增高，黏膜内杯状细胞增多，病理性黏液腺形成，为积液来源，分泌液内含大量糖蛋白。各种原因引起的咽鼓管功能不良，中耳急性炎症治疗不彻底，上呼吸道变态反应，内分泌或免疫功能障碍，均可导致本病。

2. 西医认识

病因方面尚未完全明确。目前认为主要与咽鼓管功能障碍、感染和免疫反应等有关。病理方面，咽鼓管功能障碍时，外界空气不能进入中耳，中耳内原有的气体逐渐被黏膜吸收，腔内形成相对负压，引起中耳黏膜静脉扩张、淤血，血管壁通透性增强，鼓室内出现漏出液。如负压不能得到解除，中耳黏膜可发生一系列病理变化，主要表现为上皮增厚，上皮细胞化生，鼓室前部低矮的假复层柱状上皮变为增厚的纤毛上皮，鼓室后部的单层扁平上皮变为假复层柱状上皮，杯状细胞增多，分泌亢进，上皮下病理性腺体组织形成，固有层血管周围出现以淋巴细胞及浆细胞为主的圆形细胞浸润。疾病恢复期，腺体逐渐退化，分泌物减少，黏膜渐恢复正常。

3. 中医认识

分泌性中耳炎属中医"耳胀""耳闭"范畴。本病有因肝胆经气不舒，内有郁热，兼之风邪侵袭，引动经热上冲，结于耳窍，以致耳窍经气痞塞不宣，出现耳胀之症。也有因耳胀失治，或反复发作，以致邪毒滞留，气血瘀滞，脉络受阻，耳窍闭塞而成。还可因脾肾虚损，精气不足，不能上注，耳窍失养，以致闭塞失用，成为此病。

4. 检查评估要点

根据上述主要机理认识，重点检查脾、肾、胆等经络循行的部位，通过望诊、闻诊、问诊、触诊初步判断上述经络的虚实。

若见尿色深赤或浑浊、口热、舌干、咽肿、咳嗽上气、咽干咽痛、烦心、耳鸣，则为肾经实证；若见腹泻、腰骶部和大腿内侧疼痛、阳痿、手足厥冷、疲倦嗜睡、足心热、足跟痛，则为肾经虚证。

若见偏头痛、颔痛、目锐眦痛、缺盆中肿痛、腋下肿、瘰疬、汗出振寒、右侧上腹部疼痛、口苦、眩晕、耳鸣，则为胆经实证；若见头昏，身寒冷重滞，肤色晦暗，胸胁、胁肋部、髋关节、膝外至胫、小腿外侧下段、外踝前皆痛，小趾次趾挛痛，则为胆经虚证。

若见肾经络脉色青为寒证、痛证，色红为实热证，肿胀鼓突并且颜色黑暗为顽症，局部颜色淡一般为虚证。余经同此。

切按时，若肾经经络所过之处皮肤冰凉低温，多属虚证；肾经经络所过之处皮肤发热，局部温度升高，按之疼痛，多属实。余经同此。

5. 砭法调理

根据上述综合检查评估结果，结合人体实际，找出本次调理应该优先处理的经络。

若检查评估为肾经虚证，按照肾经虚证给予补法处理。

若检查评估为胆经实证，按照胆经实证给予泻法处理。

6. 注意事项

在病情平稳期，砭法操作可以配合正规治疗方法使用。

其余事项同上。

第十四节　耳　鸣

1. 概述

耳鸣为患者在耳部或头内感到的一种声音。可分为主观性和客观性两类。前者较常见，外耳、中耳、耳蜗、蜗后及中枢听觉径路病变，甚至全身性疾病或精神因素，均可引起；后者较少见，耳鸣声他人及患者均能听到，为血管源性、肌源性、咽鼓管异常开放、颞颌关节病变等原因所致。

2. 西医认识

耳鸣的病因比较复杂，一般可分为两大类：①耳源性疾病（即与耳部疾病相关），往往伴有听力下降，多由耳毒性药物中毒、病毒感染、内耳供血不足等引起。②非耳源性疾病，这类患者除了有耳鸣外，常伴有相应疾病的其他症状，如心血管疾病、高血压病、糖尿病、脑外伤等。

耳鸣是一种主观感觉，能与杂音和噪声区别，后者检查者能听到，而患者也常能听到。耳鸣性质可能是嗡嗡声、铃声、轰鸣声、哨声、嘶嘶声及其他更复杂的声音，而这些声音始终在变。它可以是间断性、持续性或搏动性（与心跳同步）。通常伴有耳聋。

耳鸣产生的机制不明。

3. 中医认识

中医把耳鸣的病因病理分为虚实两类。实证有因风邪外袭，侵及耳窍；有因肝气郁结上逆，阻塞清窍，或肝郁化火，上扰清窍；有因痰郁化火上壅，阻塞气道。虚证有因肾精亏虚，髓海不足；有因脾胃虚弱，气血化生不足，不能上奉于耳。

4. 检查评估要点

根据上述主要机理认识，重点检查脾、肾、膀胱等经络循行的部位，通过望诊、闻诊、问诊、触诊初步判断上述经络的虚实。

若见尿色深赤或浑浊、口热、舌干、咽肿、咳嗽上气、咽干咽痛、烦心、耳鸣，则为肾经实证；若见腹泻、腰骶部和大腿内侧疼痛、阳痿、手足厥冷、疲倦嗜睡、足心热、足跟痛，则为肾经虚证。

若见尿频、痔疮、疟疾、癫狂、目黄、泪出、鼻塞流涕、鼻衄，则为膀胱经实证；若见头、项背部、腰部、臀部、腘窝部、小腿后侧、脚发凉且疼痛，则为膀胱经虚证。

若见肾经络脉色青为寒证、痛证，色红为实热证，肿胀鼓突并且颜色黑暗为顽症，局部颜色淡一般为虚证。余经同此。

切按时，若肾经经络所过之处皮肤冰凉低温，多属虚证；肾经经络所过之处皮肤发热，局部温度升高，按之疼痛，多属实。余经同此。

5. 砭法调理

根据上述综合检查评估结果，结合人体实际，找出本次调理应该优先处理的经络。

若检查评估为肾经虚证，按照肾经虚证给予补法处理。

若检查评估为膀胱经虚证，按照膀胱经虚证给予补法处理。

6. 注意事项

在病情平稳期，砭法操作可以配合正规治疗方法使用。

其余事项同上。

第十五节 突发性耳聋

1. 概述

突发性耳聋（以下简称突聋）是一种突然发生的原因不明的感觉神经性耳聋，又称暴聋。

2. 西医认识

突聋病因不明，文献记载引起本病的原因共一百多种，其中许多是罕见的。本病的病因顺序依次为病毒感染、血管疾病、膜迷路积水、迷路膜破裂，更多的是上述诸因素联合致病。

3. 中医认识

突然发生的明显的听力减退，称为暴聋，为多种疾病的共有症状之一。暴聋，又称卒聋、风聋、火聋、厥聋等。暴聋多为实证，多因邪气壅实而致。暴聋可发生于各种年龄，无性别差异，无明显季节性，多为一侧性，亦可为双侧性。若能及早治疗，多能恢复一定的听力。若治疗不及时或治疗不当，则听力难以恢复。①风邪袭肺，邪闭耳道。风邪之性浮越，易侵人体上部器官。若肺卫不固，腠理疏松，则风邪乘虚而入，导致肺卫不和。邪客于肺，循经上扰龙葱，则龙葱为邪所蒙，司理听觉之功能失职，乃致暴聋。风邪亦常与寒邪、热邪兼夹而侵犯人体，风寒犯肺，肺气失宣；风热外袭，肺失清肃。两者皆可导致暴聋。②肝胆火盛，上犯清窍。耳为肝胆经脉所辖，若情志不遂，气机失畅，肝胆气郁，上逆于头，可致清窍受蒙而暴聋失聪。若肝气郁结，久而化火，循经上扰耳窍，亦能致暴聋。③痰火上扰，壅结耳窍。饮食不节，素嗜炙煿，或思虑过度，脾胃受伤，运化无权，津液不行，水湿内停，聚而为痰，痰浊阻滞，清阳不升，浊阴上蒙耳窍，乃致暴聋。痰湿久蕴，化热生火，痰火互结，痰借火势上壅耳窍，亦可致暴聋。④气滞血瘀，经脉痞塞。心主血脉，寄窍于耳。若七情郁结，心气不舒，经气不行，气病及血，血行不畅，乃致瘀阻于耳窍脉络，则清窍闭塞，不能纳音，而致暴聋。耳之闻声，内归于脑，耳脑通路若有瘀滞，亦致暴聋不聪。

4. 检查评估要点

根据上述主要机理认识，重点检查心包、肝、膀胱等经络循行的部位，通过望诊、闻诊、问诊、触诊初步判断上述经络的虚实。

若见易怒，焦虑，烦躁不安，胸闷，呕逆，腰痛，乳房红肿热痛，咽喉肿痛，头部正顶痛，眩晕，则为肝经实证；若见月经量少，闭经，不孕，乳癖，视物昏花，疝气，遗尿，小便淋沥不尽，面色发青，筋松软无力，手足指趾枯槁，则为肝经虚证。

若见尿频、痔疮、疟疾、癫狂、目黄、泪出、鼻塞流涕、鼻衄，则为膀胱经实证；若见头、项背部、腰部、臀部、腘窝部、小腿后侧、脚发凉且疼痛，则为膀胱经虚证。

若见肝经络脉色青为寒证、痛证，色红为实热证，肿胀鼓突并且颜色黑暗为顽症，局部颜色淡一般为虚证。余经同此。

切按时，若肝经经络所过之处皮肤冰凉低温，多属虚证；肝经经络所过之处皮肤发热，局部温度升高，按之疼痛，多属实。余经同此。

5. 砭法调理

若检查评估为肝经实证，按照肝经实证给予泻法处理。

若检查评估为膀胱经实证，按照膀胱经实证给予泻法处理。

6. 注意事项

在病情平稳期，砭法操作可以配合正规治疗方法使用。

其余事项同上。

第十五章
老年科疾病

第一节　尿失禁

1. 概述

尿失禁指尿液不能自主地排出或不能控制的尿液滴沥。尿失禁的种类常见的有压力性尿失禁、急迫性尿失禁、混合性压力性／急迫性尿失禁、充盈性尿失禁，其中以压力性尿失禁（指咳嗽、打喷嚏和跑跳等增加腹压活动时出现的尿失禁）最为多见。尿失禁是老年人常见的病证，有学者调查统计，老人尿失禁的发生率为25%～40%，妇女居多，且随年龄的增长而程度加重。中医认为本病属于"小便不禁"的范畴。

2. 西医认识

老年性尿失禁多数是由于大脑皮质排尿中枢功能减退而引起膀胱收缩力增强，容量减少。有脑血管病后遗症的患者，神经受损更易产生尿失禁。此外，经产妇膀胱括约肌松弛、老年性阴道炎及尿路感染可产生尿失禁；做前列腺摘除术时，若损伤膀胱括约肌亦可引起尿失禁；在环境变化、精神受强烈刺激时某些老年人亦会发生尿失禁。

3. 中医认识

老年性尿失禁的病位在膀胱，与肾、肝、肺、脾、三焦密切相关。老年性尿失禁病性以本虚为主，亦与湿热、瘀血相关，而呈虚实夹杂之证。其起病缓慢，久渐成疾，基本病机是年老体衰，脏腑亏虚，肝失疏泄，湿热蕴结，致使膀胱失约，水液无制，而发为小便不禁。在病变过程中，病机之间可相互转化。湿热久稽，可耗伤肾阴，阴伤及气，则出现气阴两虚；阴损及阳，或过用寒凉，亦可致脾肾阳虚；肝郁气滞，化火伤阴，可导致肾阴亏虚；而脾肾虚衰，则易感外邪，且正气不足，外邪留恋难去，出现虚实夹杂之证。

4. 检查评估要点

根据上述主要机理认识，重点检查肺、脾、肾、膀胱、肝等经络循行的部位，通过望诊、闻诊、问诊、触诊初步判断上述经络的虚实。

若见易怒，焦虑，烦躁不安，胸闷，呕逆，腰痛，乳房红肿热痛，咽喉肿痛，头部正顶痛，眩晕，则为肝经实证；若见月经量少，闭经，不孕，乳癖，视物昏花，疝气，遗尿，小便淋沥不尽，面色发青，筋松软无力，手足指趾枯槁，则为肝经虚证。

若见尿色深赤或浑浊、口热、舌干、咽肿、咳嗽上气、咽干咽痛、心烦、耳鸣，则为肾经实证；若见腹泻、腰骶部和大腿内侧疼痛、阳痿、手足厥冷、疲倦嗜睡、足心热、足跟痛，则为肾经虚证。

若见肝经络脉色青为寒证、痛证，色红为实热证，肿胀鼓突并且颜色黑暗为顽症，局部颜色淡一般为虚证。余经同此。

切按时，若肝经经络所过之处皮肤冰凉低温，多属虚证；肝经经络所过之处皮肤发热，局部温度升高，按之疼痛，多属实。余经同此。

5. 砭法调理

根据上述综合检查评估结果，结合人体实际，找出本次调理应该优先处理的经络。

若检查评估为肝经虚证，按照肝经虚证给予补法处理。

若检查评估为肾经虚证，按照肾经虚证给予补法处理。

6. 注意事项

在病情平稳期，砭法操作可以配合正规治疗方法使用。

其余事项同上。

第二节 抑郁症

1. 概述

抑郁症是常见的易复发的心理疾病。老年抑郁症是指60岁以上老年人出现以情绪低落、抑郁心境为主要临床表现的综合征。

抑郁症相当于中医"郁证"范畴。郁有广义与狭义之分。广义的郁，包括外邪、情志等因素所致的郁在内。狭义的郁，即单指情志不舒为病因的郁。

2. 西医认识

老年期间，由于生理和心理的老化，其对躯体疾病和缓冲各种各样的精神创伤的耐受能力下降，往往是本病发生、发展的重要原因。另外，老年人中抑郁症的发病率较高，可能与中枢神经系统呈衰老性变化有关。

3. 中医认识

郁证的病因多属情志所伤，发病与肝的关系最为密切，其次涉及心、脾。肝失疏泄，脾失健运，心失所养，脏腑阴阳气血失调，是郁证的主要病机。郁证成因主要为七情所伤，情志不遂，或郁怒伤肝，导致肝气郁结而为病。肝喜条达而主疏泄，长期肝郁不解，情志不畅，肝失疏泄，可引起五脏气血失调。肝气郁结，横逆乘土，则出现肝脾失和之证。肝郁化火，可致心火偏亢。忧思伤脾，思则气结，既可导致气郁生痰，又可因生化无源，气血不足，而形成心脾两虚，或心神失养之证。更有甚者，肝郁化火，火郁伤阴，心失所养，肾阴被耗，还可出现阴虚火旺或心肾阴虚之证。

由于本病始于肝失条达，疏泄失常，故以气机郁滞不畅为先。气郁则湿不化，湿郁则生痰，而致痰气郁结。气郁日久，由气及血而致血郁，又可进而化火等，但均以气机郁滞为病理基础。病理性质初起多实，日久转虚或虚实夹杂。本病虽以气、血、湿、痰、火、食六郁邪实为主，但病延日久则易由实转虚，或因火郁伤阴而导致阴虚火旺、心肾阴虚之证；或因脾伤气血生化不足，心神失养，而导致心脾两虚之证。本病虽然预后一般良好，但必须重视情志调护，避免精神刺激，防其病情反复波动，迁延难愈。

4. 检查评估要点

根据上述主要机理认识，重点检查肺、脾、肾、胆等经络循行的部位，通过望诊、闻诊、问诊、触诊初步判断上述经络的虚实。

若见恶心、呕吐、腹痛、大便不成形、腹泻、水肿、黄疸，则为脾经实证；若见失眠、乏力、腹中寒冷疼痛、膝关节寒冷肿痛、脚大趾疼痛麻木，则为脾经虚证。

若见偏头痛、颔痛、目锐眦痛、缺盆中肿痛、腋下肿、瘰疬、汗出振寒、右侧上腹部疼痛、口苦、眩晕、耳鸣，则为胆经实证；若见头昏，身寒冷重滞，肤色晦暗，胸胁、胁肋部、髋关节、膝外至胫、小腿外侧下段、外踝前皆痛，小趾次趾挛痛，则为胆经虚证。

若见胆经络脉色青为寒证、痛证，色红为实热证，肿胀鼓突并且颜色黑暗为顽症，局部颜色淡一般为虚证。余经同此。

切按时，若胆经经络所过之处皮肤冰凉低温，多属虚证；胆经经络所过之处皮肤发热，局部温度升高，按之疼痛，多属实。余经同此。

5. 砭法调理

根据上述综合检查评估结果，结合人体实际，找出本次调理应该优先处理的经络。

若检查评估为脾经虚证，按照脾经虚证给予补法处理。

若检查评估为胆经虚证，按照胆经虚证给予补法处理。

6. 注意事项

基本事项同上。

第三节　老年失眠综合征

1. 概述

老年失眠综合征（简称老年性失眠）是泛指发生于老年期（60岁或以上者），因各种原因导致睡眠时间和（或）睡眠质量不能满足并影响白天社会生活的一种主观体验，老年失眠的发生率约为 56.7%。其相当于中医的"不寐""目不得眠""不得卧"等病证。

2. 西医认识

老年人由于主控睡眠的大脑松果体分泌减少，对睡眠的调节能力减弱，入睡时间延长，深睡时间减少。常见于思虑过多、外伤后应激、被迫退休、与社会隔离、参加社区活动少等情况。某些疾病，如神经变性疾病（帕金森病、阿尔茨海默病）、不宁腿综合征、心血管疾病、呼吸系统疾病和各种疼痛等亦可导致。

3. 中医认识

老年失眠症多由年迈体虚、七情所伤、思虑劳倦太过等引起。病位在心，因为心主神志，神不安则不寐生。主要病机为心、胆、脾、肾的阴阳失调，气血不和，以致心神失养或心神不安。

4. 检查评估要点

根据上述主要机理认识，重点检查肺、脾、肾等经络循行的部位，通过望诊、闻诊、问诊、触诊初步判断上述经络的虚实。

若见尿色深赤或浑浊、口热、舌干、咽肿、咳嗽上气、咽干咽痛、烦心、耳鸣，则为肾经实证；若见腹泻、腰骶部和大腿内侧疼痛、阳痿、手足厥冷、疲倦嗜睡、足心热、足跟痛，则为肾经虚证。

若肾经络脉色青为寒证、痛证，色红为实热证，肿胀鼓突并且颜色黑暗为顽症，局部颜色淡一般为虚证。余经同此。

切按时，若肾经经络所过之处皮肤冰凉低温，多属虚证；肾经经络所过之处皮肤发热，局部温度升高，按之疼痛，多属实。余经同此。

5. 砭法调理

根据上述综合检查评估结果，结合人体实际，找出本次调理应该优先处理的经络。

若检查评估为肾经实证，按照肾经实证给予泻法处理。

若检查评估为肾经虚证，按照肾经虚证给予补法处理。

6. 注意事项

基本事项同上。

第四节 慢性疼痛

1. 概述

国际疼痛学会定义疼痛是一种不愉快的感觉和情绪上的感受，伴随着现有的或潜在的组织损伤。疼痛是主观性的，每个人在生命的早期就通过损伤的经验学会了表达疼痛的确切词汇。疼痛是身体局部或整体的感觉。

慢性疼痛是指疼痛持续 1 个月或超过一般急性病的进展，或者超过受伤愈合的合理时间，或与引起持续疼痛的慢性病理过程有关，或者经过数月或数年的间隔时间疼痛复发。急性疼痛是疾病的一个主症，而慢性疼痛本身就是一种疾病。慢性疼痛作为一种持续性的疼痛，对人体尤其老年人的影响不容忽视。

2. 西医认识

慢性疼痛的主要病因是陈旧的软组织损伤留下的病证。紧张性疼痛常由心理冲突所致，以头痛、背痛、牙痛和腰痛最为多见。这是一种解脱压力、摆脱窘境的心理转换方式的疼痛。暗示性疼痛，患者的上腹出现持续闷痛，且伴有恶心、呕吐，并反复发作，但多项检查未查出器质性病因，最后经心理治疗方愈。抑郁性疼痛早期以头痛最为常见，其程度和性质随心境的变化而变化，之后可发展为躯体其他部位的疼痛，如背痛、腹痛、腰痛。

3. 中医认识

中医学认为，身体内外产生的一种难以忍受的苦楚叫痛，痛中带有一些酸感叫疼。脏腑气血津液等任何一个方面出现失衡或破坏，产生难于忍受的苦楚，即疼痛，我们把这些以"疼痛"为主症的疾病总称为"痛证"。临床上痛证有多种表现，如胀痛、刺痛、冷痛、灼痛、绞痛、游走性疼痛、固定性疼痛等；痛证的主要机理也多种多样，既有气滞、寒邪、痰浊、食积、湿邪等实证，也有气虚、血虚、阴虚、阳虚等虚证。

中医认为疼痛的原因为气血瘀阻，不通则痛，或气血不足，不荣则痛。慢性痛为久病气血耗伤，内伤于肝，肝郁气滞，气血运行不畅而作痛，呈胀痛、钝痛、窜痛或痛无定处。气滞而致血瘀者，胀痛有定处，遇恼怒加重。久痛血虚者，因心血不足，心神失养，疼痛轻重不一，表现为反复不休，绵绵而痛，麻木尤甚，喜按喜热，伴有心悸不眠，疲惫健忘，心烦意乱，自汗畏寒等。慢性疼痛由急性期的实证进入了以虚为主，或夹瘀、夹湿等正虚邪实的病理状态。

4. 检查评估要点

根据上述主要机理认识，重点检查脾、肾、膀胱等经络循行的部位，通过望诊、闻诊、问诊、触诊初步判断上述经络的虚实。

若见尿频、痔疮、疟疾、癫狂、目黄、泪出、鼻塞流涕、鼻衄，则为膀胱经实证；若见头、项背部、腰部、臀部、腘窝部、小腿后侧、脚发凉且疼痛，则为膀胱经虚证。

若见膀胱经络脉色青为寒证、痛证，色红为实热证，肿胀鼓突并且颜色黑暗为顽症，局部颜色淡一般为虚证。余经同此。

切按时，若膀胱经经络所过之处皮肤冰凉低温，多属虚证；膀胱经经络所过之处皮肤发热，局部温度升高，按之疼痛，多属实。余经同此。

5. 砭法调理

根据上述综合检查评估结果，结合人体实际，找出本次调理应该优先处理的经络。

若检查评估为膀胱经实证，按照膀胱经实证给予泻法处理。

若检查评估为膀胱经虚证，按照膀胱经虚证给予补法处理。

6. 注意事项

基本事项同上。

第五节 跌 伤

1. 概述

跌伤是严重威胁老年人身心健康的一大危险因素。由于老年人自身的生理、病理、心理、生活方式和行为特点以及社会、环境等因素，导致跌伤极易发生。跌伤发生率女性高于男性，农村高于城市。有研究报告显示，每年65岁以上的老年人有1/3 ~ 1/2发生跌伤，80岁以上高龄老人跌伤发生率可高达50%，老年人跌伤住院治疗者为其他伤害人数的5倍。跌伤的主要原因有视力和听力减退，因病服用易引起肌无力、平衡障碍或直立性低血压的药物，家庭环境因素所致平地滑倒、绊倒以及从高处跌落（楼梯上跌落）的伤害。如果老年人已患骨质疏松症，身体只要受到轻微的外力就极易发生骨折，由此带来各种并发症，可致残或死亡。调查显示，老年髋部骨折1年内病死率达20% ~ 25%，幸存者中50%以上致残。因此，要在老年人中积极开展跌伤的预防和控制工作。

2. 西医认识

软组织伤以物理调理为主，如发生骨折，现场进行急救处理，然后尽快送医院调理。中老年人骨折好发部位有股骨颈、桡骨远端、踝关节和腰椎。发生骨折后，受伤处失去自主活动能力，局部疼痛、畸形或伴有出血，甚至发生休克。

3. 中医认识

跌伤属于外伤范围，伤处多有疼痛、肿胀、出血或骨折、脱臼等，也可能出现内脏损伤，与肾脏关系密切。

4. 检查评估要点

根据上述主要机理认识，重点检查脾、肾、肝等经络循行的部位，通过望诊、闻诊、问诊、触诊初步判断上述经络的虚实。

若见尿色深赤或浑浊、口热、舌干、咽肿、咳嗽上气、咽干咽痛、烦心、耳鸣，则为肾经实证；若见腹泻、腰骶部和大腿内侧疼痛、阳痿、手足厥冷、疲倦嗜睡、足心热、足跟痛，则为肾经虚证。

若见肾经络脉色青为寒证、痛证，色红为实热证，肿胀鼓突并且颜色黑暗为顽症，局部颜色淡一般为虚证。余经同此。

切按时，若肾经经络所过之处皮肤冰凉低温，多属虚证；肾经经络所过之处皮肤发热，局部温度升高，按之疼痛，多属实。余经同此。

5. 砭法调理

根据上述综合检查评估结果，结合人体实际，找出本次调理应该优先处理的经络。

若检查评估为肾经虚证，按照肾经虚证给予补法处理。

6. 注意事项

在病情平稳期，砭法操作可以配合正规治疗方法使用。

其余事项同上。

第六节　老年性高血压病

1. 概述

老年性高血压是指年龄超过 65 岁，血压值持续或非同日 3 次以上超过正常血压，即收缩压 ≥ 140mmHg 和（或）舒张压 ≥ 90mmHg 者。长期研究表明，老年高血压是危害老年人生存和生活质量的重要因素，积极治疗可明显降低脑卒中等重要心脑血管事件危险性。无论年龄大小，都应该在医生的指导下控制血压，使之尽量降至正常范围。

其在中医病证中属"眩晕"范畴。

2. 西医认识

随着年龄增长，特别是 60 岁以后，主动脉及其主要分支（即容量血管）的弹性下降，僵硬程度不断增加，大动脉僵硬度的增高可以直接影响脉搏波的传导速度，使其传导增快。这样，反射回来的脉搏波提前到达，并与前向的压力波重叠，进一步导致收缩压升高。有研究显示，与血压正常组比较，老年单纯收缩期高血压患者的外周血管阻力只有临界性升高，而大动脉僵硬度的增加和反射波的提前是导致收缩压升高的最主要原因。

除了上述大动脉僵硬度增加引起收缩压升高、脉压增大以外，老年人其他生理功能的变化也会导致血压升高。如末梢血管阻力增加直接与血压升高有关。体液调节能力下降，肾小球滤过率下降，盐敏感性上升，而随着盐敏感性升高的同时，老年人中枢的口渴感也减退，由于不易感受口渴，容易造成摄盐过多状态。

3. 中医认识

中医认为，老年人高血压的原因在于气阴两虚、脏腑亏虚、阴阳失调等，病之标为风、火、痰、瘀，是虚实相兼的病证。病变部位在肝、肾、心、脾，尤以肝、肾的阴阳平衡最为重要。阴阳失调可始于肝，也可始于肾。

4. 检查评估要点

根据上述主要机理认识，重点检查心、脾、肾、膀胱、肝等经络循行的部位，通过望诊、闻诊、问诊、触诊初步判断上述经络的虚实。

若见尿色深赤或浑浊、口热、舌干、咽肿、咳嗽上气、咽干咽痛、心烦、耳鸣，则为肾经实证；若见腹泻、腰骶部和大腿内侧疼痛、阳痿、手足厥冷、疲倦嗜睡、足心热、足跟痛，则为肾经虚证。

若见尿频、痔疮、疟疾、癫狂、目黄、泪出、鼻塞流涕、鼻衄，则为膀胱经实证；若见头、项背部、腰部、臀部、腘窝部、小腿后侧、脚发凉且疼痛，则为膀胱经虚证。

若见肾经络脉色青为寒证、痛证，色红为实热证，肿胀鼓突并且颜色黑暗为顽症，局部颜色淡一般为虚证。余经同此。

切按时，若肾经经络所过之处皮肤冰凉低温，多属虚证；肾经经络所过之处皮肤发热，局部温度升高，按之疼痛，多属实。余经同此。

5. 砭法调理

根据上述综合检查评估结果，结合人体实际，找出本次调理应该优先处理的经络。

若检查评估为肾经虚证，按照肾经虚证给予补法处理。

若检查评估为膀胱经虚证，按照膀胱经虚证给予补法处理。

6. 注意事项

在病情平稳期，砭法操作可以配合正规治疗方法使用。

其余事项同上。

第七节 慢性支气管炎

1. 概述

老年人咳嗽、咳痰或伴喘息反复发作，每年患病至少持续 3 个月，连续 2 年以上，并排除心肺其他疾病者，称为老年慢性支气管炎。老年慢性支气管炎是慢性阻塞性肺气肿和肺心病的主要前驱病证，对老年人的肺、心功能有直接影响，为损害老年人健康的常见病。

2. 西医认识

本病的病因尚未彻底弄清，近年来认为病因与下列因素有关：①理化刺激，如吸烟、大气污染、寒冷。②呼吸道感染，是慢性支气管炎发病和加剧的重要因素。一般认为病毒感染先造成呼吸道上皮损坏，有利于细菌的感染，最终引起炎症的发生。

3. 中医认识

本病的发生与发展常与外邪的反复侵袭，肺、脾、肾三脏功能失调密切相关。

急性发作期，大多因肺气虚弱，卫外不固，外邪入侵，以致咳嗽反复发作；或因久咳不已，反复发作，或因年老体虚，肺脾肾气虚，水津不布，痰饮内停，阻遏于肺，引起长期咳喘；或因吸烟、饮酒等因素伤及于肺，进而形成本病。病变经久不愈，则由肺脾损及于肾，故病情严重者常伴有气喘、不能平卧、动则尤甚等肾不纳气之候。

4. 检查评估要点

根据上述主要机理认识，重点检查脾、肾、胆等经络循行的部位，通过望诊、闻诊、问诊、触诊初步判断上述经络的虚实。

若见偏头痛、颔痛、目锐眦痛、缺盆中肿痛、腋下肿、瘰疬、汗出振寒、右侧上腹部疼痛、口苦、眩晕、耳鸣，则为胆经实证；若见头昏，身寒冷重滞，肤色晦暗，胸胁、胁肋部、髋关节、膝外至胫、小腿外侧下段、外踝前皆痛，小趾次趾挛痛，则为胆经虚证。

若见恶心、呕吐、腹痛、大便不成形、腹泻、水肿、黄疸，则为脾经实证；若见失眠、乏力、腹中寒冷疼痛、膝关节寒冷肿痛、脚大趾疼痛麻木，则为脾经虚证。

若见胆经络脉色青为寒证、痛证，色红为实热证，肿胀鼓突并且颜色黑暗为顽症，局部颜色淡一般为虚证。余经同此。

切按时，若胆经经络所过之处皮肤冰凉低温，多属虚证；胆经经络所过之处皮肤发热，局部温度升高，按之疼痛，多属实。余经同此。

5. 砭法调理

根据上述综合检查评估结果，结合人体实际，找出本次调理应该优先处理的经络。

若检查评估为胆经虚证，按照胆经虚证给予补法处理。

若检查评估为脾经虚证，按照脾经虚证给予补法处理。

6. 注意事项

在病情平稳期，砭法操作可以配合正规治疗方法使用。

其余事项同上。

第八节　老年性肺炎

1. 概述

肺炎是指终末气道、肺泡和肺间质的炎症，可由病原微生物、理化因素、免疫损伤及药物所致，但以病原微生物多见，其中又以细菌性肺炎常见。老年人肺炎一般指年龄超过 65 岁的人所患的肺炎。老年性肺炎的临床表现可不典型，可能仅表现部分呼吸系统症状，甚至出现其他表现，包括头痛、乏力、腹泻、意识模糊、跌倒、食欲下降等，容易漏诊和误诊。

中医学根据其临床表现，将其归属于"肺炎喘嗽""肺热病""咳嗽""喘证""外感发热"等病证范畴。

2. 西医认识

高龄（年龄超过 60 岁）、合并基础疾病（糖尿病、高血压、脑卒中等）、意识障碍和胃食管反流是吸入性肺炎发生的独立危险因素。此外，反复吸痰、吞咽困难、体位不当、鼻饲饮食也会诱发吸入性肺炎的发生。

3. 中医认识

老年体弱，外感六淫邪气，邪犯肺卫，卫气被郁，肺失宣降；热邪壅肺，炼液成痰，痰热郁蒸，或热伤肺络，甚则内陷心包，灼伤气阴，致阴竭阳脱，为其病理转归。本病属虚实错杂，本虚标实。故辨证首当辨虚实标本主次。急性期以标实为主。初起为风寒湿热毒等外邪犯肺，继而外邪入里，壅遏于肺，或肺热腑实，热毒内陷，应辨别痰、热、毒、瘀孰轻孰重。缓解期正虚为气阴耗伤，要辨清阴虚肺热与肺脾气虚。临证还要注意危重症的出现，如呼吸困难，颜面青紫，面色苍白，四肢不温，神志不清，呼吸不匀等，均属危候。本病依据病邪性质和病程的演变，分别采用祛邪、扶正之法。风热毒邪和痰热瘀结于肺为本病的中心环节，总以清热解毒、宣肺化痰平喘为基本原则。

4. 检查评估要点

根据上述主要机理认识，重点检查肺、脾、肾等经络循行的部位，通过望诊、闻诊、问诊、触诊初步判断上述经络的虚实。

若见手心热，咳嗽，呼吸不畅，咽喉痛，肩背痛，痔疮，小便淋沥不尽，频繁哈欠，则为肺经实证；若见倦怠乏力，少气懒言，面色苍白，容易外感，皮毛干枯，呼吸气短，手足畏寒，情绪低落，甚至悲伤，则为肺经虚证。

若见恶心、呕吐、腹痛、大便不成形、腹泻、水肿、黄疸，则为脾经实证；若见失眠、乏力、腹中寒冷疼痛、膝关节寒冷肿痛、脚大趾疼痛麻木，则为脾经虚证。

若见肺经经络脉色青为寒证、痛证，色红为实热证，肿胀鼓突并且颜色黑暗为顽症，局部颜色淡一般为虚证。余经同此。

切按时，若肺经经络所过之处皮肤冰凉低温，多属虚证；肺经经络所过之处皮肤发热，局部温度升高，按之疼痛，多属实。余经同此。

5. 砭法调理

根据上述综合检查评估结果，结合人体实际，找出本次调理应该优先处理的经络。

若检查评估为肺经虚证，按照肺经虚证给予补法处理。

若检查评估为脾经虚证，按照脾经虚证给予补法处理。

6. 注意事项

在病情平稳期，砭法操作可以配合正规治疗方法使用。

其余事项同上。

第九节 老年性阴道炎

1. 概述

老年性阴道炎又名萎缩性阴道炎，是一种非特异性阴道炎。主要表现为绝经前后多种原因所致的阴道局部抵抗力低下，致病菌感染所致的阴道炎症，严重时可引起阴道狭窄甚至闭锁。多发生在绝经期后的妇女，但是，双侧卵巢切除后或哺乳期妇女也可出现。

2. 西医认识

主要原因是因卵巢功能衰退，体内雌激素水平低落或缺乏，阴道上皮细胞糖原减少，阴道内 pH 值增高，呈碱性或接近中性，杀灭病原菌能力降低。同时，由于阴道黏膜萎缩，上皮层变薄，血运不足，使阴道抵抗力降低，可使其他致病菌成为优势菌，细菌侵入繁殖，引起炎症病变。另外，个人卫生习惯不良，营养缺乏，尤其是 B 族维生素缺乏，可能与发病有关。

3. 中医认识

老年性阴道炎在中医学中归属为"带下""阴痒"的范畴。由于许多中草药具有清热解毒、杀虫止痒的作用，因此用于治疗老年性阴道炎时既能解除外阴瘙痒，又能抗炎杀菌，一举两得，疗效很好。老年性阴道炎的病位在阴道，与肝肾密切相关。其基本病机为年老体衰，肝肾亏损，任脉不固，带脉失约，体虚日久，湿热之邪乘虚而入，流注下焦而发生。其起病缓慢，以肝肾亏虚为本，湿热为标，属本虚标实、虚实夹杂之病。

4. 检查评估要点

根据上述主要机理认识，重点检查肝、膀胱等经络循行的部位，通过望诊、闻诊、问诊、触诊初步判断上述经络的虚实。

若见易怒，焦虑，烦躁不安，胸闷，呕逆，腰痛，乳房红肿热痛，咽喉肿痛，头部正顶痛，眩晕，则为肝经实证；若见月经量少，闭经，不孕，乳癖，视物昏花，疝气，遗尿，小便淋沥不尽，面色发青，筋松软无力，手足指趾枯槁，则为肝经虚证。

若见尿频、痔疮、疟疾、癫狂、目黄、泪出、鼻塞流涕、鼻衄，则为膀胱经实证；若见头、项背部、腰部、臀部、腘窝部、小腿后侧、脚发凉且疼痛，则为膀胱经虚证。

若见肝经络脉色青为寒证、痛证，色红为实热证，肿胀鼓突并且颜色黑暗为顽症，局部颜色淡一般为虚证。余经同此。

切按时，若肝经经络所过之处皮肤冰凉低温，多属虚证；肝经经络所过之处皮肤发热，局部温度升高，按之疼痛，多属实。余经同此。

5. 砭法调理

根据上述综合检查评估结果，结合人体实际，找出本次调理应该优先处理的经络。

若检查评估为肝经虚证，按照肝经虚证给予补法处理。

若检查评估为膀胱经虚证，按照膀胱经虚证给予补法处理。

6. 注意事项

基本事项同上。

第十节　子宫脱垂

1. 概述

子宫脱垂指子宫从正常位置沿阴道下降，宫颈外口达坐骨棘水平以下，甚至子宫全部脱出于阴道口以外者，常伴发阴道前壁和阴道后壁脱垂。临床表现主要为阴道有物脱出，阴道分泌物增加，腰骶部有酸痛、下坠感等。本病可发生于妇女生命中的各个阶段，但以老年妇女发病率为高。

2. 西医认识

分娩损伤为子宫脱垂最主要的病因。在分娩过程中，特别是经阴道手术助产或第二产程延长者，盆底肌、筋膜以及子宫韧带均过度伸展，张力降低，甚至出现撕裂。当上述各组织在产后尚未恢复正常时，若产妇过早参加体力劳动，特别是重体力劳动，势必使极度撑胀的盆底组织难以恢复正常张力，造成日后的子宫脱垂。多次分娩也是子宫脱垂的病因。卵巢功能减退不容小视。绝经后子宫脱垂发病率上升的主要原因是此期卵巢功能减退，雌激素减少或缺乏，使筋膜等支持结构开始退行性变，变得薄弱、松弛甚至萎缩，加上年长，肌张力低下，结果盆底组织薄弱而使生殖道发生脱垂，甚至伴尿道脱垂及压力性尿失禁。

3. 中医认识

本病属中医学"阴挺"范畴，又称"阴菌""阴脱"。早在隋代巢元方的《诸病源候论》妇人杂病篇中就专门列有"阴挺出下脱候"及相关论述。直到清代才对子宫脱垂才明确称为"子宫脱出"。本病的发生多因分娩用力太过，或产后劳动过早，致劳倦伤脾，气虚下陷，收摄无权；或因分娩时处理不当，伤损胞络、宗筋；或因房劳产众，肾气亏虚，任带不固；或素体虚弱，年老久病，便秘努责，失于固摄所致。子宫脱垂病因总为正虚，临床上应着重区分气虚、肾虚或虚中夹实。神疲气馁，小腹下坠者，多属气虚；经常腰酸膝软，小腹下坠，多属肾虚；脱垂的子宫表面溃烂，带下淋沥者，乃兼夹湿热。

4. 检查评估要点

根据上述主要机理认识，重点检查脾、肝等经络循行的部位，通过望诊、闻诊、问诊、触诊初步判断上述经络的虚实。

若见易怒，焦虑，烦躁不安，胸闷，呕逆，腰痛，乳房红肿热痛，咽喉肿痛，头部正顶痛，眩晕，则为肝经实证；若见月经量少，闭经，不孕，乳癖，视物昏花，疝气，遗尿，小便淋沥不尽，面色发青，筋松软无力，手足指趾枯槁，则为肝经虚证。

若见恶心、呕吐、腹痛、大便不成形、腹泻、水肿、黄疸，则为脾经实证；若见失眠、乏力、腹中寒冷疼痛、膝关节寒冷肿痛、脚大趾疼痛麻木，则为脾经虚证。

若见肝经络脉色青为寒证、痛证，色红为实热证，肿胀鼓突并且颜色黑暗为顽症，局部颜色淡一般为虚证。余经同此。

切按时，若肝经经络所过之处皮肤冰凉低温，多属虚证；肝经经络所过之处皮肤发热，局部温度升高，按之疼痛，多属实。余经同此。

5. 砭法调理

根据上述综合检查评估结果，结合人体实际，找出本次调理应该优先处理的经络。

若检查评估为肝经虚证，按照肝经虚证给予补法处理。

若检查评估为脾经虚证，按照脾经虚证给予补法处理。

6. 注意事项

在病情平稳期，砭法操作可以配合正规治疗方法使用。

其余事项同上。

第十一节　骨质疏松症

1. 概述

骨质疏松症是骨强度（包括骨密度和骨质量两个方面）下降导致的骨脆性增加和骨折危险升高的代谢性骨病。骨的强度是依赖骨吸收和骨形成的动态平衡来实现，骨吸收增加或骨形成减少都可能导致这个平衡失调，故骨质疏松症最常见的并发症是骨折。

2. 西医认识

骨质疏松症可分为原发性、特发性和继发性三大类。原发性骨质疏松症源于生理因素，其中一种是与年龄有关的老年性骨质疏松症，65 岁以上人群发病率约为 60% 以上，以女性更为显著；另一类是绝经后的女性或月经不正常、过早闭经及因双侧卵巢切除，雌激素下降的女性多见的。遗传因素对骨质疏松症及其引起的骨折起决定性作用。继发性骨质疏松症源于其他全身性疾病，如内分泌疾病、肾病、消化疾病、营养代谢性疾病、类风湿关节炎、严重肝病等，长期使用糖皮质激素、免疫抑制药、巴比妥、苯妥英钠、肝素、抗癌药、含铝抗酸药、质子泵抑制药等亦可诱发骨质疏松症。此外，低体重，自身免疫力状况较差，长期低钙饮食或食物缺维生素 D、硼、镁，缺乏营养，户外运动少，久坐及长期卧床，吸烟和酗酒、长期饮咖啡和浓茶等生活习惯，均是引起中老年人骨质疏松的主要危险因素。

3. 中医认识

肾虚脾亏是骨质疏松的基本病理因素。脾为后天之本，肾为先天之本，脾之健运，化生精微，需借助于肾的温煦，而肾中精气亦有待于水谷精微的培育和充养，才能不断充盈和成熟，脾肾相关，脾旺则肾壮。因此，健脾养胃是治疗骨质疏松症的一个重要环节。女子以肝血为本，有气多血少的特点，故对绝经后骨质疏松症在补肾健脾的同时，要注意疏肝养血。骨质疏松症多涉及肾、脾、肝三脏，临床在补肾、健脾、疏肝等方法的基础上兼顾痰、瘀、寒湿等合邪犯病，注意化痰祛瘀、温阳化湿、利水渗湿等药物的运用，使肾精充盈，脾得健运，肝得疏泄，气血调和，痰消瘀祛，如此，才能达到标本同治、内外兼顾、正胜邪却的治疗目的。

4. 检查评估要点

根据上述主要机理认识，重点检查脾、肾等经络循行的部位，通过望诊、闻诊、问诊、触诊初步判断上述经络的虚实。

若见尿色深赤或浑浊、口热、舌干、咽肿、咳嗽上气、咽干咽痛、心烦、耳鸣，则为肾经实证；若见腹泻、腰骶部和大腿内侧疼痛、阳痿、手足厥冷、疲倦嗜睡、足心热、足跟痛，则为肾经虚证。

若见肾经络脉色青为寒证、痛证，色红为实热证，肿胀鼓突并且颜色黑暗为顽症，局部颜色淡一般为虚证。余经同此。

切按时，若肾经经络所过之处皮肤冰凉低温，多属虚证；肾经经络所过之处皮肤发热，局部温度升高，按之疼痛，多属实。余经同此。

5. 砭法调理

根据上述综合检查评估结果，结合人体实际，找出本次调理应该优先处理的经络。

若检查评估为肾经实证，按照肾经实证给予泻法处理。

若检查评估为肾经虚证，按照肾经虚证给予补法处理。

6. 注意事项

在病情平稳期，砭法操作可以配合正规治疗方法使用。

其余事项同上。

第十二节　老年皮肤瘙痒症

1. 概述

老年性皮肤瘙痒症是指随着年龄的增长，由于内外各种因素致使皮脂腺和汗腺的分泌功能低下，而出现的皮肤干燥和退行性萎缩引起的皮肤有痒感但无原发损害的皮肤病。以皮肤瘙痒剧烈，搔抓后引起抓痕、血痂、皮肤肥厚、苔藓样变等病损为特征，是一种常见的老年性皮肤病，也是许多皮肤病共有的一种自觉症状，但如仅有皮肤痒而无任何原发性损害时则称为瘙痒病。临床上有局限性、泛发性两种。局限性者以阴部、肛门周围最为多见；泛发性者可泛发全身。中医学"痒风""风瘙痒""风痒"，与本病的认识十分接近。中医认为瘙痒病是由风、湿、燥、热、虚诸因素引起，多见于老年人和体质虚弱之人。

2. 西医认识

皮肤瘙痒症是一种无原发皮损的慢性皮肤病，属于神经功能障碍性皮肤病。本病的发病因素很多，机理还未完全清楚。内脏的炎症、肿瘤、代谢性疾病（如糖尿病、甲亢等）、神经官能症、季节的变换、温度的突然改变、机械性摩擦以及精神、饮食、药物、寄生虫、消毒剂、杀虫剂、去臭剂、染料、植物、花粉的刺激等内外因均可引起皮肤瘙痒。可能的发病机制有皮肤腺功能减退，皮肤干燥萎缩，性激素分泌减少，神经性反射，皮肤中胆盐、胆汁色素、尿素及其他代谢产物的增多等。西医将此病分成全身性和局限性瘙痒病。

3. 中医认识

中医认为本病的发生或因于感受风寒、风热而外邪入侵，或因于脏腑功能失调，血热湿热内蕴，阻于体内而发于肌肤，或因于年老体弱，肝肾不足，形成血虚风燥。

老年皮肤瘙痒为皮肤病变，其病位在皮肤，与心、肝、脾、肾密切相关。内因为发病的基础，为本；外因为发病的条件，为标。本病内因为肝肾不足，阴血亏损；外因为风寒、风热之邪外侵。病理因素以风湿热瘀为主，为虚实夹杂之证。

4. 检查评估要点

根据上述主要机理认识，重点检查肺、心包等经络循行的部位，通过望诊、闻诊、问诊、触诊初步判断上述经络的虚实。

若见手心热、臂肘挛急、腋肿、胸胁支满、心悸、面赤、头昏、头痛，则为心包经实证；若见失眠多梦、健忘心烦、心痛、语言不畅、掌心热、中指挛痛，则为心包经虚证。

若见手心热，咳嗽，呼吸不畅，咽喉痛，肩背痛，痔疮，小便淋沥不尽，频繁哈欠，则为肺经实证；若见倦怠乏力，少气懒言，面色苍白，容易外感，皮毛干枯，呼吸气短，手足畏寒，情绪低落，甚至悲伤，则为肺经虚证。

若见心包经经络脉色青为寒证、痛证，色红为实热证，肿胀鼓突并且颜色黑暗为顽症，局部颜色淡一般为虚证。余经同此。

切按时，若心包经经络所过之处皮肤冰凉低温，多属虚证；心包经经络所过之处皮肤发热，局部温度升高，按之疼痛，多属实。余经同此。

5. 砭法调理

根据上述综合检查评估结果，结合人体实际，找出本次调理应该优先处理的经络。

若检查评估为心包经实证，按照心包经实证给予泻法处理。

若检查评估为肺经虚证，按照肺经虚证给予补法处理。

6. 注意事项

在病情平稳期，砭法操作可以配合正规治疗方法使用。

其余事项同上。

第十三节　阿尔茨海默病

1. 概述

阿尔茨海默病是一种原因未明、发生在老年期及老年前期的、后天的智能损害，主要由大脑神经细胞弥漫性变性引起脑高级活动损害而造成的以认知障碍为特征的疾病。临床特征为隐袭起病，进行性智能衰退，多伴有人格改变。一般症状持续进展，病程通常为 5 ～ 10 年。主要表现是记忆障碍、失语、失用、失认、视空间技能损害、执行功能障碍以及人格和行为改变等全面性痴呆表现。

2. 西医认识

病因至今仍不清楚，目前有多种学说，包含神经毒性损伤、感染、炎症反应、氧化应激和免疫功能缺陷等。也可能包含环境因素。

3. 中医认识

老年期痴呆的病位在脑，与肾、心、肝、脾功能失调密切相关。年高正气亏虚及七情所伤、情志失调是本病的重要病机，主要病机为精、气、血亏损不足，使髓海失充，脑失所养，及风、火、痰、瘀诸邪内阻，上扰清窍，清窍受蒙，终致神明失用，痴呆遂生。其病性是本虚标实，临床多见虚实夹杂证。

4. 检查评估要点

根据上述主要机理认识，重点检查脾、肾、胆等经络循行的部位，通过望诊、闻诊、问诊、触诊初步判断上述经络的虚实。

若见偏头痛、颌痛、目锐眦痛、缺盆中肿痛、腋下肿、瘰疬、汗出振寒、右侧上腹部疼痛、口苦、眩晕、耳鸣，则为胆经实证；若见头昏，身寒冷重滞，肤色晦暗，胸胁、胁肋部、髋关节、膝外至胫、小腿外侧下段、外踝前皆痛，小趾次趾挛痛，则为胆经虚证。

若见恶心、呕吐、腹痛、大便不成形、腹泻、水肿、黄疸，则为脾经实证；若见失眠、乏力、腹中寒冷疼痛、膝关节寒冷肿痛、脚大趾疼痛麻木，则为脾经虚证。

若见胆经络脉色青为寒证、痛证，色红为实热证，肿胀鼓突并且颜色黑暗为顽症，局部颜色淡一般为虚证。余经同此。

切按时，若胆经经络所过之处皮肤冰凉低温，多属虚证；胆经经络所过之处皮肤发热，局部温度升高，按之疼痛，多属实。余经同此。

5. 砭法调理

若检查评估为胆经实证，按照胆经实证给予泻法处理。

若检查评估为脾经虚证，按照脾经虚证给予补法处理。

6. 注意事项

在病情平稳期，砭法操作可以配合正规治疗方法使用。

其余事项同上。